Hippokrates

Checkliste Akupunktur

Peter Velling
Elmar T. Peuker
Angelika Steveling
Hans-Ulrich Hecker

2., überarbeitete und erweiterte Auflage

134 Abbildungen
30 Tabellen

Hippokrates Verlag · Stuttgart

Bibliografische Information
der Deutschen Nationalbibliothek

Die Deutsche Nationalbibliothek verzeichnet diese Publikation in der Deutschen Nationalbibliografie; detaillierte bibliografische Daten sind im Internet über http://dnb.d-nb.de abrufbar.

Anschrift der Autoren:

Dr. med. Peter Velling
Plittersdorfer Str. 65
53173 Bonn
E-Mail: peter.velling@elk-berlin.de

Dr. med. Elmar T. Peuker
Schaumburgstr. 1
48145 Münster
E-Mail: info@integrative-medizin.de

Dr. med. Angelika Steveling
Grönemeyer Institut für Mikrotherapie
Abteilung Traditionelle Medizin und Schmerztherapie
Universitätsstr. 140
44799 Bochum
E-Mail: steveling@microtherapy.de

Dr. med. Hans-Ulrich Hecker
Segeberger Landstr. 81
24145 Kiel
E-Mail: H.U.Hecker@t-online.de

1. Auflage 2006

Oswald-Hesse-Straße 50, 70469 Stuttgart

Unsere Homepage: www.hippokrates.de

Printed in Germany

Umschlaggestaltung: Thieme Verlagsgruppe
Umschlagfoto: Corbis
Satz: Druckhaus Götz GmbH, Ludwigsburg
Satzsystem: APP V9.1 Unicode
Druck: Firmengruppe APPL · aprinta Druck GmbH, Wemding

ISBN 978-3-8304-5406-9 1 2 3 4 5 6

Wichtiger Hinweis: Wie jede Wissenschaft ist die Medizin ständigen Entwicklungen unterworfen. Forschung und klinische Erfahrung erweitern unsere Erkenntnisse, insbesondere was Behandlung und medikamentöse Therapie anbelangt. Soweit in diesem Werk eine Dosierung oder eine Applikation erwähnt wird, darf der Leser zwar darauf vertrauen, dass Autoren, Herausgeber und Verlag große Sorgfalt darauf verwandt haben, dass diese Angabe **dem Wissensstand bei Fertigstellung des Werkes** entspricht.

Für Angaben über Dosierungsanweisungen und Applikationsformen kann vom Verlag jedoch keine Gewähr übernommen werden. **Jeder Benutzer ist angehalten,** durch sorgfältige Prüfung der Beipackzettel der verwendeten Präparate und gegebenenfalls nach Konsultation eines Spezialisten festzustellen, ob die dort gegebene Empfehlung für Dosierungen oder die Beachtung von Kontraindikationen gegenüber der Angabe in diesem Buch abweicht. Eine solche Prüfung ist besonders wichtig bei selten verwendeten Präparaten oder solchen, die neu auf den Markt gebracht worden sind. **Jede Dosierung oder Applikation erfolgt auf eigene Gefahr des Benutzers.** Autoren und Verlag appellieren an jeden Benutzer, ihm etwa auffallende Ungenauigkeiten dem Verlag mitzuteilen.

Vorwort zur 2. Auflage

Im Jahr 2002 wurde die Akupunktur in die Weiterbildungsordnung der Bundesärztekammern aufgenommen. Auf dem Deutschen Ärztetag 2003 wurde dann die Zusatzbezeichnung Akupunktur neu in die Weiterbildungsordnung eingeführt. Beide Entwicklungen waren der Grund für das Verfassen der 1. Auflage der *Checkliste Akupunktur*. Mittlerweile ist die Akupunktur in Praxen und Kliniken etabliert und kann zum Teil im Einheitlichen Bewertungsmaßstab (EBM) abgerechnet werden.

Die Landesärztekammern haben ihre Curricula an die Weiterbildungsordnung angepasst und die Ausbildungsordnung für Akupunktur in Deutschland vereinheitlicht. Daraufhin ist es Auszubildenden nun möglich, zwischen Bundesländern und Kursanbietern zu wechseln.

Auch in der 2. Auflage wurde das Konzept beibehalten, die Akupunkturpunkte in ihrem funktionellen und räumlichen Zusammenhang an den Körperregionen darzustellen. Wir haben versucht, die dreidimensionale Darstellung eines Akupunkturmodells in ein Buch zu übertragen. So kann man beim Lernen und Vertiefen von schon bekannten Punkten ausgehen, sieht ebenso benachbarte, gemeinsam behandelte Punkte in einer Abbildung. Die Punkte sind durchgängig an gut nachvollziehbaren, anatomischen Leitstrukturen orientiert, die das Auffinden sicher, einfach und einprägsam machen.

Unser Buch legt den Schwerpunkt auf die Schmerztherapie mittels Akupunktur. Die Therapiekonzepte wollen wir nicht als „Kochrezepte" verstanden wissen, sondern als ein mögliches therapeutisches Beispiel. Reduziert auf häufige Erkrankungsmuster (Disharmonien) stellen wir die differenzialtherapeutischen Überlegungen dar. So ergeben sich rational nachvollziehbare Behandlungsvorschläge, die individuell auf die Patienten angepasst werden können.

Der Therapieteil wurde gegenüber der 1. Auflage deutlich erweitert. Neben der Schmerzbehandlung werden auch Krankheitsbilder aus den Fachbereichen Augenheilkunde, Gynäkologie, HNO-Heilkunde, Immunologie, Innere Medizin, Neurologie und Urologie besprochen. Ergänzende Behandlungstechniken der Chinesischen Medizin werden vorgeschlagen.

Wir möchten mit diesem Buch Neueinsteigern die Chance geben, den kompletten Ausbildungsinhalt in einem Buch zu finden. Es soll aber auch als Nachschlagewerk dienen, in dem sich bei neuen Befundkonstellationen schnell adäquate Behandlungskonzepte und die Lokalisation der Punkte finden lassen.

Danken möchten wir allen, die geholfen haben, damit dieses Buch erscheinen konnte: Monika Grübener und Blanche Neuwirth vom Hippokrates Verlag, Stephan Lamerz für die redaktionelle Bearbeitung.

Bonn, Münster, Essen, Kiel, im April 2009 *Die Autoren*

Inhalt

Teil 1

Teil 2

Teil 3

Teil 4

Anhang

Teil 1

Grundlagen

1 Das Checklistenkonzept

- praxisorientierte Inhalte für sofortige Umsetzung aufbereitet
- klare Struktur – ideal für den Einstieg, aber auch zum Nachschlagen und Wiederholen geeignet
- kompletter Überblick über alle wichtigen Themen

In der Checkliste Akupunktur finden Sie

im gelben Teil:

- wissenschaftliche Grundlagen
- Grundlagen der Chinesischen Medizin

im dunkelgrünen Teil:

Körperakupunkturpunkte

- Darstellung der Wandlungsphasen
- Beschreibung der den Wandlungsphasen zugeordneten Organe
- Punktbeschreibungen nach Wandlungsphasen

im hellgrünen Teil:

Mikrosysteme

- Lokalisation und Indikation der Ohrakupunktur

im blauen Teil:

Behandlungskonzepte

- Gliederung nach Fachbereich und westlichen Indikationen

im roten Teil:

Behandlungspraxis

- Fallseminare und Praxiskurse
- Patienteninformation
- Praxisorganisation

im grauen Teil:

Anhang

- Literatur

2 Geschichte der Akupunktur und der Chinesischen Medizin

2.1 Anfänge und Entwicklung

2.1.1 Akupunktur und Moxibustion

Die Anfänge der Akupunktur sind nur schwer zu datieren. Eine erstmalige Erwähnung in der Literatur findet sich im Jahre 90 v. Chr. in der Doppelbiografie des Wanderarztes Bian Que und des Kornspeicher-Verwalters Chunyu Yi im Shi Ji (historische Berichte, durch Si Ma Jain [145–85 v. Chr.], einen Historiker der frühen Han-Dynastie).

Schon früher gab es allerdings Holzfiguren mit Leitungsbahnen, wie sie z. B. in einem Grab aus der frühen Han-Dynastie (200 v. Chr.–9 n. Chr.) gefunden wurden. Man geht derzeit davon aus, dass die Einstichöffnungen (Akupunkturpunkte) erst später hinzukamen. Hierbei handelte es sich zunächst um sechs Öffnungen an Unterarmen und Unterschenkeln, die in Analogie zu einem Flussverlauf bezeichnet wurden:

- Quelle
- Bach
- Fluss (wo er schiffbar wird)
- Strom
- Mündung
- Ebene (zwischen Strom und dem Ort, an dem der Fluss schiffbar wird)

Die ältesten Funde, die im weitesten Sinne mit chinesischer Medizin zu tun haben, stammen aus der Zeit der Shang-Dynastie (16.–11. Jh. v. Chr.), in der sich eine „Orakelmedizin" entwickelte.

In China sind von alters her Akupunktur und Moxibustion fest miteinander verbunden, was in dem ursprünglichen Terminus „Zhen-Jiu" zum Ausdruck kommt, eine Zusammensetzung aus Zhen = Nadel und Jiu = Brennen. Der Begriff „Moxa" wird vom japanischen „Mogusa" (Yomigi-Pflanze) abgeleitet, einer Heilpflanze, deren Blätter an Akupunkturpunkten abgebrannt werden, um therapeutische Effekte zu erzielen.

Zur Moxatherapie ist mittlerweile die Verwendung von Artemisia sinensis oder vulgaris, chinesischem oder europäischem (gewöhnlichem) Beifuß, gängig.

2.1.2 Chinesische Medizin

Schriftliche Aufzeichnungen über die Chinesische Medizin reichen mehr als drei Jahrtausende zurück.

- **475 – 221 v. Chr.:** Während der „Zeit der streitenden Reiche" entstanden bereits die ersten Schriften, die Volksmedizin und den Einfluss verschiedener philosophischer Schulen miteinander verbanden.
- **3. Jh. v. Chr.:** Der Daoismus begann sich herauszubilden, der als eine der wichtigen Säulen der klassischen Chinesischen Medizin betrachtet werden kann.
- **500 – 300 v. Chr.:** Aus diesen Jahren datiert das bekannteste klassische Grundlagenwerk der Chinesischen Medizin, das „Huang Di Nei Jing Su Wen" („Lehrbuch der Inneren Medizin des Gelben Kaisers").
  - Es besteht aus einem theoretischen Abschnitt (Su Wen) und einem praktischen Teil (Ling Shu). Der theoretische Teil behandelt die überwiegend daoistischen Grundlagen der Chinesischen Medizin, die auf Lao Tse zurückgehen. Der praktische Teil beschreibt einige Therapiemodalitäten der Chinesischen Medizin: Akupunktur, Moxibustion, Kräutertherapie und die chirurgische Behandlung.
  - Dargestellt werden die Inhalte in einem fiktiven Zwiegespräch zwischen dem legendären Gelben Kaiser Huang Di und seinem Leibarzt und Premierminister Chi Po (ca. um 2600 v. Chr.), beides keine geschichtlich bewiesenen Personen. Nach Unschuld wird die Auseinandersetzung zwischen der bisherigen Geistermedizin (Kaiser) und einer begründeten Heilkunst (Chi Po) dargestellt.
- **Bis etwa 200 n. Chr.:**
  - Es entstand u. a. das „Shen Nong Ben Cao", in dem bereits 365 Arzneimittel beschrieben wurden, und das „Mai Jing", in dem erstmals 24 Pulse differenziert wurden.

- Darüber hinaus wurde das medizinische Wissen der Chinesen u. a. im Bereich der Arzneitherapie, der Pulsdiagnostik und der Diätetik um indische und iranische Einflüsse ergänzt.

- **265–420 n. Chr.:** Während der Jin-Dynastie kam es zu einer Spezialisierung der medizinischen Literatur. So entstanden z. B. Werke über Innere Medizin, Pädiatrie, Gynäkologie usw., außerdem über die verschiedenen Therapieformen wie Akupunktur und Moxibustion.
- **618–907 n. Chr.:** In der Tang-Dynastie wurde in China ein Medizinalamt mit staatlicher Ärzteausbildung gegründet.
- **960–1279 n. Chr.:** Song-Dynastie:
  - Daraus sind lebensgroße Bronzefiguren mit Akupunkturpunkten erhalten, die wohl mit einer Wachsschicht überzogen waren. Sie dienten dazu, das Aufsuchen der Akupunkturpunkte zu üben. Weil die Figuren mit Wasser gefüllt werden konnten, trat dieses beim Auffinden und richtigen Nadeln durch die Wachsschicht aus.
  - Ebenfalls in dieser Epoche entstand das wichtige Werk „Sanyin Jiyibing Fanglun" („Drei Gründe der Erkrankungen"), in dem äußere, innere sowie „nicht äußere und nicht innere" Krankheitsursachen aufgelistet und erläutert werden.
- **1368–1644:** In der Zeit der Ming-Dynastie entstand die größte systematische Sammlung landesweit und lokal verwendeter Arzneien. Sie umfasst 52 Bände, in denen 1892 Arzneien und 11 096 Rezepturen enthalten sind.
- **Bis in das 12. Jh. n. Chr.** war die Akupunktur in China eines der – wenn nicht das – zentrale therapeutische Mittel. Bis zu dieser Zeit existierten getrennte Traditionen für die Arznei- und Rezeptliteratur und die Akupunktur/Moxibustion:
  - Akupunktur/Moxibustion basierte auf den konfuzianisch-legalistischen Korrespondenztheorien Yin/Yang und fünf Wandlungsphasen.
  - Die Arznei- und Rezeptliteratur der chinesischen Phytotherapie kam ohne diese aus und gehorchte eher daoistischen Prinzipien.
- **11.–15. Jh.:** In der Song-Jin-Yuan-Zeit wurden die Korrespondenztheorien dann auch auf die Arzneidrogen ausgedehnt.

2.1.3 Konfuzianismus

Konfuzius wurde 551 v. Chr. in der Provinz Shandong geboren und starb 479 v. Chr. Er war als Verwalter u. a. für Lagerhäuser und Viehherden zuständig. Weit überwiegend war er allerdings als Privatlehrer tätig und soll mehr als 3000 Schüler gehabt haben. Er gilt heute als der chinesische Denker und Philosoph, dessen Lehre die chinesische Gesellschaft entscheidend geprägt hat.

- Die Konfuzius zugeschriebenen sog. „9 klassischen Bücher" – von denen man nicht weiß, ob sie von ihm oder von seinen Schülern verfasst oder zusammengetragen wurden – enthalten überwiegend Verhaltensgrundsätze und moralische Vorschriften, die immer die Gesellschaft und Politik als Primat darstellen. Das bekannteste dieser Bücher ist das „Buch der Wandlungen", das „I Ging".
- Grundlegende Tugenden sind nach Konfuzius Menschlichkeit, Rechtschaffenheit, Schicklichkeit, Weisheit und Loyalität unter Betonung traditioneller Strukturen und Werte. Diese sollten zentrales Moment der Erziehung sein.
- Extreme sollten vermieden und ein goldener Mittelweg gesucht werden.
- Die Lehre des Konfuzius hat folglich insbesondere ordnenden Charakter.

Merke *Übertragen auf die Medizin ergibt sich aus den Lehren des Konfuzius eine Strukturierung von Symptomen und Therapien, die sich z. B. in der Kategorisierung entlang der fünf Wandlungsphasen und Yin und Yang wiederfindet.*

2.1.4 Daoismus

Der Daoismus (auch Taoismus) geht auf Lao Tse zurück, der ca. im 6. Jh. v. Chr. – zur Zeit der streitenden Reiche – gelebt haben soll. Ihm wird u. a. das „Dao-te Jing" zugeschrieben, welches die Grundlage des Daoismus darstellt.

- Lao Tse bestreitet die Existenz eines Gottes oder eines Himmels. An deren Stelle setzt er das Dao.
- Dao ist das Ordnungs- und Regulationsprinzip, das allen Zuständen und Handlungen zugrunde liegt.
  - Es meint somit den unfasslichen Urgrund der Welt, ein übergeordnetes, absolutes Gesetz, welches nicht erkannt, aber durch intensive Betrachtung der Natur erfühlt werden kann.
  - Das Dao existierte lange vor der Erschaffung des physischen Universums.
- Ausgehend vom Dao wird alles durch die Vitalkraft Qi durchdrungen.
  - Qi beinhaltet das Yin und Yang. Alle Elemente des Universums sind aus zwei einander entgegengesetzten Elementen oder Prinzipien zusammengesetzt. Jedem Yin steht ein Yang gegenüber. Erst die Vereinigung aus Yin und Yang führt zur umfassenden Harmonie in einem sich ständig ändernden Ganzen.
  - Lao Tse betont die „Einheit von Gegensätzen", die sich ineinander verwandeln könnten, z. B. Glück und Unglück, Stärke und Schwäche, Wahrheit und Unwahrheit usw. Diese Umwandlungen seien absolut und bedingungslos und würden in Form eines endlosen Kreises geschehen.
- Lao Tse lehnt die Theorie der Menschlichkeit und der Förderung einer moralischen, tugendhaften Entwicklung ab, wie sie z. B. von Konfuzius und Mo Zi (ca. 468–376 v. Chr.), dem Begründer des Mohismus, gefordert wurden. Der Daoismus empfiehlt, der Natur und ihren Gesetzmäßigkeiten zu folgen.
- In der Politik schlug sich der Daoismus in dem Konzept des „Handelns ohne Streben" nieder.
- Der Daoismus entwickelte sich später zur einzigen in China entstandenen Religion.

Merke *Medizinisch steht Dao für eine ganzheitliche Diagnose bzw. Therapie. Ein Krankheitsgeschehen wird als Störung des universalen Gleichgewichts innerer und äußerer Kräfte gesehen.*

Tab. 2.1 Zeittafel der chinesischen Epochen und Dynastien.

Xia-Dynastie	21.–16. Jh. v. Chr.
Shang-Dynastie	16.–11. Jh. v. Chr.
Westliche Zhou-Dynastie	11. Jh.–771 v. Chr.
Östliche Zhou-Dynastie	770–256 v. Chr.
Frühlings- und Herbstperiode	770–476 v. Chr.
Zeit der Streitenden Reiche	475–221 v. Chr.
Qin-Dynastie	221–207 v. Chr.
Westliche Han-Dynastie	206 v. Chr.–24 n. Chr.
Östliche Han-Dynastie	25–220
Wei-Dynastie	220–265
Shu-Dynastie	221–263
Wu-Dynastie	222–280
Westliche Jin-Dynastie	265–316
Östliche Jin-Dynastie	317–420
Südliche Song-Dynastien	420–479
Südliche Qi-Dynastien	479–502
Südliche Liang-Dynastien	502–557
Südliche Chen-Dynastien	557–589
Nördliche Wei-Dynastien	386–354
Östliche Wei-Dynastien	534–550
Nördliche Qi-Dynastien	550–577
Westliche Wei-Dynastien	535–556
Nördliche Zhou-Dynastien	557–581
Sui-Dynastie	581–618
Tang-Dynastie	618–907
Späte Liang-Dynastie	907–923
Späte Tang-Dynastie	923–936
Späte Jin-Dynastie	936–946
Späte Han-Dynastie	947–950
Späte Zhou-Dynastie	951–960
Nördliche Song-Dynastie	960–1127
Südliche Song-Dynastie	1127–1279
Liao-Dynastie	916–1119
Jin-Dynastie	1115–1234
Yuan-Dynastie	1279–1368
Ming-Dynastie	1368–1644
Qing-Dynastie	1644–1911
Republik China	1912–1949
Volksrepublik China	Seit 1949

2.2 Traditionelle Chinesische Medizin und westliche Medizin

2.2.1 Westliche Medizin in China

- **19. Jh. n. Chr.:** systematische Einführung der westlichen Medizin in China, vorwiegend durch Missionare.
  - Sie fanden allerdings kein homogenes System einer Traditionellen Chinesischen Medizin vor, sondern ein Konglomerat verschiedenster Vorstellungen zu Pathogenese, Diagnostik und Therapie, geprägt durch Korrespondenztheorien, Spekulation und Aberglauben, religiöse Erfahrungen und wirtschaftliche Interessen.
  - Diese Vorstellungen wurden damals nur innerhalb von Familien an deren Mitglieder weitergegeben und die eigene Tradition möglichst nicht verändert.

Faktisch hat es wohl zu keiner Zeit ein Heilsystem gegeben, das der im Rückblick aus verschiedenen – auch wirtschaftlichen – Interessen dargestellten holistischen sog. Traditionellen Chinesischen Medizin entsprochen hätte. Vielmehr handelt es sich bei dieser Begrifflichkeit allenfalls um eine Fehlbezeichnung für eine Medizin der (zahlenmäßig nur einen Bruchteil der Bevölkerung ausmachenden) Oberschicht (nach Unschuld).

Insbesondere in der Bekämpfung grassierender Epidemien wie Cholera oder Pest waren die westlichen Missionare – schon durch Beachtung von Hygienemaßnahmen – der Chinesischen Medizin überlegen, was zu einer weiteren Hinwendung zur westlichen Medizin führte.

- **1822:** Die Akupunktur an Mitgliedern der Kaiserfamilie wurde verboten und unter Strafe gestellt.
- **1911:** Mit der Gründung der Republik China im Jahre 1911 erfolgte eine staatlich erwünschte Hinwendung zur westlichen Medizin und der Versuch eines Verbotes der traditionellen Medizin. **1914** erklärte der für die medizinische Versorgung zuständige Minister für Erziehungswesen: „Ich habe mich entschieden, die chinesische Medizin

abzuschaffen und auch keine chinesischen Arzneimittel mehr anzuwenden."

- **1929:** Unter dieser Ankündigung kam es zu einer Einigung der zuvor zerstrittenen Schulen (Familien) der Chinesischen Medizin, woraufhin das Verbot fallen gelassen wurden. Dennoch wurde in der darauf folgenden Zeit beinahe ausschließlich die westliche Medizin vom Staat gefördert.
- **1930–1940:** Mao Tse-Tung (1893–1976) vertrat während der Zeit des Kampfes gegen die Kuomintang (Nationale Volksarmee unter Chiang Kaishek) ebenfalls eine eher negative Einstellung gegenüber der Chinesischen Medizin.
- **Ende der 50er-Jahre** führte die schlechte medizinische Versorgung der chinesischen Bevölkerung dazu, dass die traditionelle Medizin wieder größeren Stellenwert erlangte und von Mao als „großartiges Schatzhaus" bezeichnet wurde. Er forderte, dass sich die chinesische Medizin die Wissenschaftlichkeit der westlichen Medizin aneignen solle, damit das „Schatzhaus freigelegt werden könnte" und der Standard erhöht würde.
- **1956:** Gründung von vier großen Instituten für chinesische Medizin in Peking, Kanton, Chengdu und Shanghai. Seither gibt es Versuche, *eine* Traditionelle Chinesiche Medizin darzustellen.
- **Ab 1966:** Die Kulturrevolution brachte wieder Rückschritte in der Erforschung der chinesischen Medizin.
- **Anfang der 80er-Jahre:** Es setzt wieder eine staatlich erwünschte Förderung der traditionellen Medizin ein, ebenso die Würdigung der Theorien und Verfahren als nationales Kulturerbe, was einer unbefangenen Erforschung nicht immer förderlich ist.

2.2.2 Wege in den Westen

- Marco Polo (1254–1324) berichtete im Zusammenhang mit der Chinesischen Medizin von „berühmten Naturärzten, die die Geheimnisse der Natur kennen".
- Der niederländischen Arzt Willem Ten Rhijne (1647–1700) beschrieb als einer der ersten Europäer die Nadeltherapie und Moxibustion, die

er als Arzt der Ost-Indien-Gesellschaft in Japan beobachten konnte, und prägte dabei 1683 den Begriff der Akupunktur.

- Der Arzt und Botaniker Engelbert Kaempfer (1651–1716) gab basierend auf seinen Beobachtungen in Japan die erste eingehende Beschreibung der Akupunktur. Die Reaktion der Fachwelt war jedoch ablehnend und die chinesische Heilkunde blieb für den Westen weitestgehend im Dunkeln.
- Der französische Diplomat und Sinologe Soulié de Morant ging um die Jahrhundertwende des letzten Jahrhunderts nach China und blieb dort zwei Jahrzehnte. Er ließ sich in Akupunktur ausbilden und verfasste nach seiner Rückkehr das erste westliche Standardwerk der Akupunktur, welches immer noch die Basis der meisten westlichen Akupunkturbücher bildet.
- Einen entscheidenden Bekanntheitsschub im Westen erlebte die Akupunktur 1971. James Reston, Reporter der New York Times erfuhr Akupunkturtherapie bei postoperativen Schmerzen nach seiner Blinddarmoperation in Peking – er begleitete die US-Tischtennis-Nationalmannschaft auf der Chinareise. Reston machte aus seinen positiven Erfahrungen eine Titelstory der New York Times (26.07.1971): „Now, Let Me Tell You About My Appendectomy in Peking …“.
- Präsident Nixon war 1972 auf Chinareise und beauftragte seinen Leibarzt, sich über die Möglichkeiten der Schmerzbehandlung und Narkose mittels Akupunktur in China zu informieren. Der Schwerpunkt des aufflammenden westlichen Interesses lag aufgrund dieser Fragestellung zumeist auf der analgetischen Wirkung der Akupunktur. Die Berichte nach Nixons Besuch waren wohl der Auslöser für die heutige große Verbreitung der Chinesischen Medizin in Europa und den USA und insbesondere auch der Beginn der systematischen Erforschung der Wirkungsweise der Akupunktur im Westen.
- Beendet wurde die Diskussion über den Stellenwert in den USA 1996 – die Federal Drug Association (FDA) der USA ließ die Akupunkturnadel zur Behandlung zu. Im November 1997 empfahl das National Institute of Health (NIH) nach einer Konsensuskonferenz die Akupunkturtherapie zur Kostenübernahme durch die Versicherungen der USA und beauftragte umfangreiche Studien zur Klärung weiterer Indikationen und der Wirkweisen.

- Inzwischen gibt es zahlreiche Fachgesellschaften für Akupunktur und Chinesische Medizin in der westlichen Welt. Nach jüngsten Umfragen unter Medizinern in Deutschland hat inzwischen jeder vierte Arzt zumindest eine Kurzausbildung in Akupunktur absolviert.
- 2003 beschloss der Deutsche Ärztetag in Köln, die Akupunktur in die Weiterbildungsordnung für Ärzte aufzunehmen.
- Seit 2007 ist Akupunktur bei chronischen LWS-Schmerzen und Knieschmerzen im Einheitlichen Bewertungsmaßstab (EBM) enthalten.

2.2.3 Wirtschaftliche Aspekte

Zurzeit stehen die traditionelle und die westliche Medizin in China mehr oder weniger gleichberechtigt nebeneinander. Nicht vernachlässigen darf man dabei die wirtschaftlichen Aspekte.

- Viele chinesische Kliniken bestreiten einen beträchtlichen Teil ihrer Kosten mit der Ausbildung westlicher Mediziner und Heilpraktiker in der Traditionellen Chinesischen Medizin.
- Auf der anderen Seite wird die Traditionelle Chinesische Medizin in Europa und den USA zunehmend vermarktet. Chinesische Mediziner unterschiedlichster Qualifikationen praktizieren mittlerweile in allen Ländern des Westens und erzielen auf diese Weise Einkünfte, die sie in China selbst mit ihren Fähigkeiten nie erreichen könnten.
- Hersteller traditioneller pharmazeutischer Produkte in China und Japan entwickeln Strategien, wie sie ihre Erzeugnisse auf den internationalen Märkten verkaufen können.
- Chinesische Behörden tragen dazu bei, die Rezeption der Akupunktur im Westen in Bahnen zu lenken, die den chinesischen Interessen entsprechen.
- In diesem Zusammenhang ist auch das einschlägige Interesse in- und ausländischer Anbieter von Produkten und Aus-, Fort- und Weiterbildungsmaßnahmen der sogenannten oder angeblichen „Traditionellen Chinesischen Medizin" zu interpretieren, ein möglichst altes und holistisches System zu präsentieren. Eine wirkliche Einheit der Chinesischen Medizin als holistisches Diagnose- und Therapiesystem hat jedoch nie bestanden. Erst unter Mao wurde versucht, eine Zusammenführung und Vereinheitlichung herbeizuführen und nach außen darzustellen.

- Ebenso kritisch hinterfragt werden müssen die Spekulationen einiger westlicher Akupunkteure, die einen Ursprung der Akupunktur in Europa mutmaßen, indem sie die Vermutung äußern, dass Tätowierungen des Ötzi (ca. 3300 v. Chr) „chinesischen Akupunkturpunkten" entsprächen und wohl zur Schmerztherapie eingesetzt worden wären.
- Die Erkenntnis, dass in vielen Kulturen schon vor Tausenden von Jahren Reizverfahren wie Skarifikationen, Kauterisationen und Tätowierungen ebenso wie z. B. das Schröpfen Anwendung fanden, ist dabei ebenso wenig neu wie die Nutzung ähnlicher Körperregionen in der Schmerztherapie.

3 Wissenschaftliche Grundlagen der Akupunktur

3.1 Einführung

Unabhängig von vermittelnden Theorien und empirisch gewachsenen sowie kulturell geprägten Vorstellungen über die Wirkmechanismen der Akupunktur darf angenommen werden, dass die invasive Nadelung entlang ihres Stichkanals v. a. nerval vermittelte, gewebespezifische und/oder zelluläre Reaktionen auslösen kann. Hierbei stehen Einflüsse auf die Schmerzwahrnehmung und -verarbeitung im Vordergrund, spiegeln jedoch nicht das ganze Wirkspektrum der Akupunktur wider. Im Folgenden werden die gängigen wissenschaftlichen Theorien zu Wirksubstrat und Wirkungsweise der Körperakupunktur dargestellt und – so weit wie möglich – bewertet. Die Grundlagen der Schmerzakupunktur finden sich aus didaktischen Gründen im Kapitel Schmerzakupunktur (s. Kap. 4.12), die wissenschaftlichen Grundlagen der Mikrosysteme – speziell der Ohrakupunktur – werden in dem entsprechenden Kapitel behandelt (s. Kap. 6).

3.2 Morphologie

Über Jahrzehnte wurde immer wieder versucht, eine spezifische Struktur für den Akupunkturpunkt und für die Leitbahnen zu finden. Entsprechende Untersuchungen stammen zu einem Großteil aus der westlichen Welt, möglicherweise auch dadurch bedingt, dass ein Dissektionswesen in China bis in das 19. Jh. hinein unbekannt war. Letzteres erklärt auch einige Unterschiede der Organbeschreibung und Funktionszuordnung.

3.2.1 Morphologische Grundlage der Leitbahnen

Im Laufe der Zeit wurden verschiedene Vorschläge für morphologische Substrate der Leitbahnen gemacht:

- So wurde mithilfe von Radiotracer-Studien versucht, den Verlauf der Leitbahnen nachzuweisen, indem in ihre Endpunkte radioaktive Substanzen eingespritzt und deren Verteilung röntgenologisch verfolgt wurde. Der beobachtete Verlauf entsprach demjenigen großer Lymphgefäße, die z.T. (gerade an der unteren Extremität) ähnlich den Leitbahnen ziehen.
- Weit verbreitet ist auch die These, dass die Leitbahnen den Überlappungszonen von Dermatom, Myotom und Sklerotom entsprechen, was bei genauerer Analyse aber nicht haltbar ist.
- Aktueller Kompromiss ist die Darstellung von Leitbahnen als biomechanische Ketten. Dieses Konzept ist tragfähig, allerdings dahingehend zu relativieren, dass sich zahllose entlang der Körper- und Extremitätenachsen denkbare Linien als biomechanische Ketten konstruieren ließen.

Merke *Zusammenfassend lässt sich festhalten, dass ein einheitliches morphologisches Korrelat von Leitbahnen bisher nicht existiert.*

3.2.2 Morphologische Grundlage der Akupunkturpunkte

Es gab in der Vergangenheit zahlreiche Versuche, ein anatomisches Korrelat der Akupunkturpunkte zu finden. In diesem Zusammenhang wurden verschiedene Vorschläge gemacht:

Anhäufung von Rezeptoren

- Es wurde vermutet, dass es an Akupunkturpunkten zu einer Anreicherung bestimmter Rezeptoren käme. Benannt wurden hierbei sowohl Mechanorezeptoren (z.B. Ruffini- oder Pacini-Körperchen) als auch Schmerzrezeptoren im Sinne einer besonders hohen Dichte an freien Nervenendigungen.

- Obwohl in Einzelfällen eine höhere Dichte der jeweils vermuteten Strukturen an Akupunkturpunkten nachweisbar war, fehlte doch immer ein Nachweis der Spezifität, d. h., entsprechende Anhäufungen lassen sich als zufällig erklären.

Perforation der Körperfaszie

- In Deutschland weit verbreitet ist die Auffassung, dass Akupunkturpunkte einer Perforation der oberflächlichen Körperfaszie durch spezifische Gefäß-Nerven-Bündel entsprächen. Entsprechende Vermutungen wurden nach zahlreichen Untersuchungen erstmals in den 70er- und 80er-Jahren des vergangenen Jahrhunderts geäußert (z. B. Dung, Bossy, Plummer, Rabischong) und in Deutschland von Heine aufgegriffen und weiter ausgeführt, bis hin zur These des „Akupunkturpunktes als Meridianorgan".
- Umfängliche Untersuchungen verschiedener Arbeitsgruppen zeigen in der Tat, dass derartige Faszienperforationen häufig in der Nähe von Akupunkturpunkten liegen, andererseits aber mehrtausendfach über den ganzen Körper verteilt zu finden sind. Auch hier lässt sich folglich eine Spezifität für die klassischen Akupunkturpunkte nicht ableiten.
- In diesem Zusammenhang geäußerte Vermutungen, dass hierdurch eine Reduktion des Hautwiderstandes an Akupunkturpunkten bedingt sei, ließen sich ebenso wenig verifizieren wie Hautwiderstands- bzw. -leitfähigkeitsänderungen an Akupunkturpunkten überhaupt.

Zielstrukturen

Wesentlich ist, dass nicht nur die Struktur, die von der Nadelspitze erreicht wird, verantwortliches morphologisches Korrelat der Wirkungsauslösung sein kann. Bei einer (innervierten) Gefäßadventitia ist das plausibel. Bei der Passage von Haut und bindegewebigen Strukturen mit Ziel einer intramuskulären Lage der Nadelspitze kommen jedoch vielleicht auch mehrere andere und sogar kombinierte Effekte zum Tragen.

Man kann davon ausgehen, dass entsprechend den unterschiedlichen Akupunkturwirkungen auch das morphologische Substrat vielschichtig ist (z. B. Dung, Peuker et al., Ma et al.). Diese These ist im englischsprachigen Raum mittlerweile weitestgehend akzeptiert, im deutschsprachigen Kontext dominiert noch sehr die Theorie der Körperfaszienperforation.

Dennoch lassen sich den Akupunkturpunkten jeweils eine oder mehrere postulierte Zielstrukturen zuordnen. Die Definition von Zielstrukturen soll dem besseren Verständnis und damit der Optimierung der Akupunkturwirkung dienen und mehr Sicherheit für Patienten und Therapeuten bedingen. Die wesentlichen Zielstrukturen (korrekte Nadelung und typische anatomische Verhältnisse vorausgesetzt) sind:

- Septen, Bindegewebsplatten und Faszien
- Gelenkkapseln
- Periost
- epineurale Scheiden
- bindegewebige Hüllen von Gefäßbündeln

Jede dieser anatomischen Entitäten hat ihre Besonderheit hinsichtlich der Funktion, nervösen und vaskulären Versorgung, die sich in der jeweiligen Morphologie widerspiegelt:

Gefäßinnervation

- Die (vegetative) Innervation der Gefäße bis in die Peripherie z. B. ist eine Besonderheit des Menschen im Sinne der Anpassung an den aufrechten Gang, der eine durch die Schwerkraft bedingte besondere Regulationsnotwendigkeit nach sich zog, die beim Tier kaum zu finden ist.
- Daher relativieren sich etwa darauf bezogene Tierversuche, die darauf zielen, den Wirkmechanismus der Humanakupunktur bezüglich der Zielstruktur Gefäßscheide zu ergründen.
- In der Konsequenz kann man unterschiedliche Wirksamkeit z. B. abhängig vom Alter oder vorliegenden Pathologien mutmaßen.

Bindegewebe

Auffällig ist, dass in den Versuchen besonders häufig bindegewebige Strukturen im Gebiet der Nadelspitze lagen.

- Bindegewebe wird üblicherweise auf seine mechanische Bedeutung reduziert.
- Tatsächlich ist es jedoch auch typischerweise stark innerviert.

- Das gilt für die Registrierung von Spannungen zur Regulation von muskulären Rückkopplungen etwa bei Haltearbeiten oder zur Stabilisierung von Gelenkstellungen ebenso wie z. B. für das Feedback zur Muskelkontraktion.
- An vielen Stellen ist allerdings die konkrete Bedeutung nachgewiesener Rezeptoren nicht bekannt.

Da der Mensch die Kontrolle seiner Motorik und seines Gleichgewichtes über unterschiedliche, teils redundante Systeme vornehmen kann und diese im Laufe seines Lebens unterschiedlich trainiert, ist das Augenmerk der Untersuchungen einerseits bisher auf die großen Sinnesorgane konzentriert gewesen, andererseits hinsichtlich der Bedeutung der Bindegewebsinnervation längst nicht abgeschlossen. Neuere Arbeiten zeigen einen direkten Einfluss der Nadelung (mit leichter Nadeldrehung) auf die Bindegewebsfasern (Langevin). Berücksichtigt man die Kopplung zwischen Kollagenfasern und produzierenden Bindegewebszellen über Integrine und die Beeinflussbarkeit der Produktion und Zusammensetzung der Extrazellularmatrix, lässt sich eine tragfähige Brücke zum System der Grundregulation (Pischinger und Heine) schlagen und somit Akupunktur mit klassischen Naturheilverfahren verbinden.

- Eine eingestochene und leicht im Gewebe gedrehte Nadel wickelt die Bindegewebsfasern um sich.
- Ausmaß und zeitliches Eintreten dieser Wicklung sind u. a. abhängig von der Oberflächenbeschaffenheit der Akupunkturnadeln:
  - Je rauer die Oberfläche ist, desto mehr Angriffsfläche bietet sich für den vorgenannten Effekt.
  - Je glatter die Oberfläche (z. B. bei einer Silikonbeschichtung der Nadeln) ist, desto weniger stark ist die Adhäsion der Fasern an die Nadeln und der Effekt auf das Bindegewebe.
- Eine faser- und integrinvermittelte Zugwirkung auf die Bindegewebszellen führt zu einer Steigerung der Produktion von Extrazellulärmatrix sowie zu einer Verminderung der Kollagenasesynthese (Chiquet).

3.3 Einflüsse auf vegetatives Nerven- und Immunsystem

3.3.1 Anteile des vegetativen Nervensystems

Das vegetative Nervensystem besteht aus drei Anteilen:

- Sympathikus
- Parasympathikus
- autonomes Darmnervensystem

Parasympathikus

- Die parasympathischen Kerngebiete sind kranial und sakral lokalisiert.
- Der Parasympathikus ist im Bereich der Extremitäten und des Körperstammes nicht vertreten.

Sympathikus

- Die Ursprungsgebiete finden sich thorakolumbal in der Pars intermediolateralis der Segmente C8–L2/3 des Rückenmarkes.
- Von dort aus erfolgt die vegetative Versorgung des ganzen Körpers.

Merke *Das Stufengesetz der sympathischen Innervation (nach Ricker) besagt, dass schwache Reize zu einer Gefäßdilatation, stärkere zu einer Gefäßkonstriktion führen.*

- Präganglionäre Fasern des Sympathikus treten über den R. communicans albus zum Grenzstrang, von wo aus sich die Efferenzen als R. communicans griseus dem Spinalnerven anlagern.
  - Die synaptischen Verschaltungen müssen hierbei nicht ipsisegmental erfolgen, sondern können auch in benachbarten oder entfernten Segmenten lokalisiert sein.
  - Die Relation prä- zu postganglionären Fasern beträgt 1 : 4 bis 1 : 176.
- Weitere Fasern ziehen ohne Umschaltung zu prävertebralen Ganglien im Abdominalbereich.

- Die sympathische Versorgung des Kopfes, der oberen Extremitäten und des Brustraumes erfolgt durch drei zervikale Grenzstrangganglien und die ersten sechs thorakalen Grenzstrangganglien.

3.3.2 Steuerung des vegetativen Nervensystems

HPA-System

Gesteuert werden die vegetativen Efferenzen u. a. durch zentrale Mechanismen (z. B. parasympathische Efferenzen über das HPA-System = Hypothalamus-Hypophysen-Nebennieren-System):

- Ein Entzündungsreiz in der Peripherie führt zu zentraler TNF-α und IL-1β-Ausschüttung.
- Dadurch wird die HPA-Achse zirkumventrikulärer Kerngebiete aktiviert.
- Diese Aktivierung führt zur Ausschüttung von Glukokortikoiden sowie zur Acetylcholin-Ausschüttung aus parasympathischen Nerven, welche antiinflammatorisch wirkt (Tracey, 2002) und zu einer Synthesehemmung für TNF-α und IL-1β.

Aktivierung des HPA-Systems

Ein Input für das stressinduzierte HPA-System kann unterschiedlicher Genese sein:

- Sensorische Reize aus der Peripherie, sowohl somatoafferent als auch vegetativ-afferent. Dieses ist ein Ansatzpunkt der Akupunktur.
- Kognitive/emotionale Reize (aus den präfrontalen Kortexarealen und dem limbischen System). Hier könnten die unspezifischen Effekte bei Plazebogabe geortet werden.
- Chemosensoren, die z. B. auf Medikamente reagieren.
- Hypothalamische integrative Komponenten, wie sie z. B. durch zirkadiane Hormonspiegel abgebildet werden.

Antientzündliche Wirkungen

Antiinflammatorische Reflexe lassen sich über humorale und neuronale Mechanismen darstellen.

- Humoral findet sich eine vermehrte Ausschüttung von Proopiomelanocortin (POMC).
- Neuronal kommt es zu einer vermehrten Noradrenalin- und Acetylcholinausschüttung. Als Stimuli kommen infrage:
  - Vagusefferenzen
  - Vagusafferenzen
  - somatische Afferenzen
  - Plazeboeffekt

3.3.3 Studien zu den Grundlagen

Einfluss der Akupunktur auf Schwitzen

Ogata et al. konnten z. B. einen Einfluss der Akupunktur auf die basale Schwitzrate nachweisen. Sie verwendeten dazu die Akupukturpunkte Ma 36 und Mi 6 im Vergleich zur Kontrollgruppe ohne Akupunktur.

- Um die Schwitzrate anzuheben, bedienten sie sich der etablierten Methode einer mentalen Stressapplikation durch das Lösen von Rechenaufgaben.
- **Ergebnis:** Es zeigte sich eine signifikante Reduktion der Schwitzrate in der Akupunkturgruppe.

Einfluss der Akupunktur bei Herzinsuffizienz

Die Arbeitsgruppe um Frau Middlekauff untersuchte den Einfluss von Akupunktur auf die Sympathikusaktivität von Patienten mit Herzinsuffizienz. Diese haben prinzipiell eine erhöhte Sympathikusaktivität, Patienten mit der höchsten Sympathikusaktivierung haben die schlechteste Prognose. Untersucht wurden Patienten mit einer Herzinsuffizienz NYHA II/III. Kontrollen umfassten Gruppen ohne und mit Scheinakupunktur.

- Auf die Patienten wurde mentaler Stress ausgeübt.
- Messwerte waren die MSNA (muscle symphatetic nerve activity), Blutdruck und Herzfrequenz.

- **Ergebnis:**
  - Die MSNA wurde durch die Verumakupunktur signifikant gegenüber den Kontrollgruppen gesenkt.
  - Ein signifikanter Unterschied hinsichtlich Blutdruck und Herzfrequenzänderung fand sich nicht.

3.3.4 Klinische Studien

Die umfänglichsten Studien zur Akupunkturtherapie bei schmerzhaften Erkrankungen wurden in den Jahren 2002–2005 in Deutschland durchgeführt (GERAC-Studien – German Acupuncture Trials). Darin enthalten waren Studien zu chronischer Lumbalgie und zu chronischem Gonarthroseschmerz, in denen bundesweit insgesamt über 2000 Patienten randomisiert den Therapiegruppen Verumakupunktur (an klassischen Akupunkturpunkten), Scheinakupunktur (an Punkten in der Nähe klassischer Akupunkturpunkte) oder leitlinienorientierte Standardtherapie (medikamentös, physikalisch) zugeordnet wurden. Als Zielparameter wurden Schmerzscore-Werte sechs Monate nach Randomisierung erhoben. Verum- und Scheinakupunktur wirkten besser als eine Standardtherapie. Kritisch angemerkt werden muss, dass auch die Nadelung von Nichtakupunkturpunkten im gleichen Innervationsareal zur Aktivierung segmentaler und nicht segmentaler Hemmmechanismen führt (s. Kap. 4.12.3). Darüber hinaus sind invasive Therapieverfahren prinzipiell geeignet, unspezifische Mechanismen zu aktivieren (s. HPA-System).

In einem weiteren Studienarm bei chronischen Kopfschmerzen wurden ebenfalls Verum- und Scheinakupunktur mit medikamentösen Verfahren verglichen (Trizyklika beim Spannungskopfschmerz und Betablocker zur Migräneprophylaxe). Auch hier fand sich eine näherungsweise gleiche Wirkung aller Verfahren. Die o.g. Kritikpunkte treffen auch auf diesen Studienarm zu. Darüber hinaus ist eine Migräneprophylaxe mit Betablockern zwischenzeitlich nicht mehr Goldstandard.

3.3.5 Zusammenfassung

Es finden sich verschiedene Ansatzpunkte und Wirkmechanismen der Akupunktur. Sie nehmen mittels des vegetativen und somatischen Nervensystems u. a. auf die übergeordneten Steuerungssysteme der Immunreaktion, der Schmerzwahrnehmung und -verarbeitung, des Endokriniums sowie der vegetativen Erfolgsorgane Einfluss.

Eine einheitliche und spezifische morphologische Grundstruktur der Akupunkturpunkte und/oder der Leitbahnen lässt sich nicht finden.

4 Grundlagen der Akupunktur

4.1 Die Nomenklatur

Das chinesische Wort „Xue“ bedeutet eigentlich Loch oder Öffnung – übersetzt wird es bei uns mit Akupunkturpunkt.

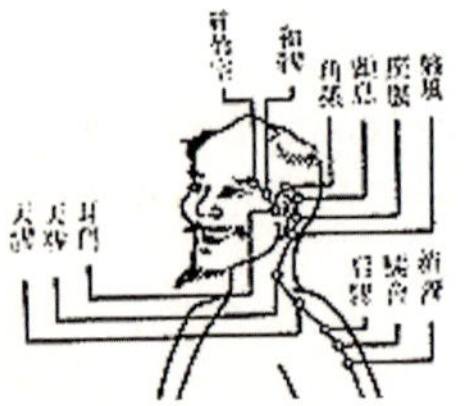

Abb. 4.1 Antike Darstellung Xue.

Traditionell wird ein Punkt in den antiken Zeichnungen durch einen Kreis gekennzeichnet. Über den Akupunkturpunkt nimmt man Einfluss auf den Qi-Fluss im Leitbahnsystem.

- Die von uns verwendete Nomenklatur aus Abkürzung des Leitbahnnamens und Nummerierung der Punkte vom Beginn zum Ende der Leitbahn ist eine europäische Entwicklung, die nicht ursprünglich aus China stammt.
- In der chinesischen Nomenklatur hat jeder Punkt einen eigenen Namen, angegeben in Schriftzeichen. Pinyin ist die offizielle Schreibweise dieser chinesischen Schriftzeichen in unserer Schrift.

4.1.1 Leitbahnen

In der Chinesischen Medizin boten dafür die von West nach Ost ziehenden großen Flüsse und die von Nord nach Süd ziehenden – die Flüsse verbindenden – Kaiserkanäle des antiken Chinas das Vorbild für die Leitbahnen. Die Leitbahnen werden synonym auch als Meridiane bezeichnet (s. **Abb. 4.2**).

Ordentliche Leitbahnen

Die Nomenklatur ist einheitlich, wenn ein Organ Namensgeber ist. Folgende Bezeichnungen und Abkürzungen in Klammern werden international gleich in der jeweiligen Sprache benannt:

- Lunge (Lu)
- Dickdarm (Di)
- Magen (Ma)
- Milz (Mi)
- Herz (He)
- Dünndarm (Dü)
- Perikard (Pe)
- Blase (Bl)
- Niere (Ni)
- Leber (Le)
- Gallenblase (Gb)
- Die zwölfte ordentliche Leitbahn San Jiao (SJ), die keinem Organ, sondern den drei Körperhöhlen (Erwärmer) entspricht, wird synonym als Dreifacher Erwärmer (3 E) bezeichnet.

Außerordentliche Leitbahnen

Auch diese haben eine synonyme Nomenklatur nach Pinyin und deutscher Nomenklatur:

- Du Mai (Du) – Lenkergefäß (LG)
- Ren Mai (Ren) – Konzeptionsgefäß (KG)

Diese beiden Leitbahnen besitzen eigene Punkte.

Bei den folgenden außerordentlichen Leitbahnen handelt es sich um Verbindungen zwischen Akupunkturpunkten ordentlicher Leitbahnen. In der deutschen Nomenklatur werden diese nicht abgekürzt:

- Durchdringungsgefäß (Chong Mai)
- Gürtelgefäß (Dai Mai)
- Yin-Fersengefäß (Yin Qiao Mai)
- Yang-Fersengefäß (Yang Qiao Mai)
- Yin-Verbindungsgefäß (Yin Wei Mai)
- Yang-Verbindungsgefäß (Yang-Wei Mai)

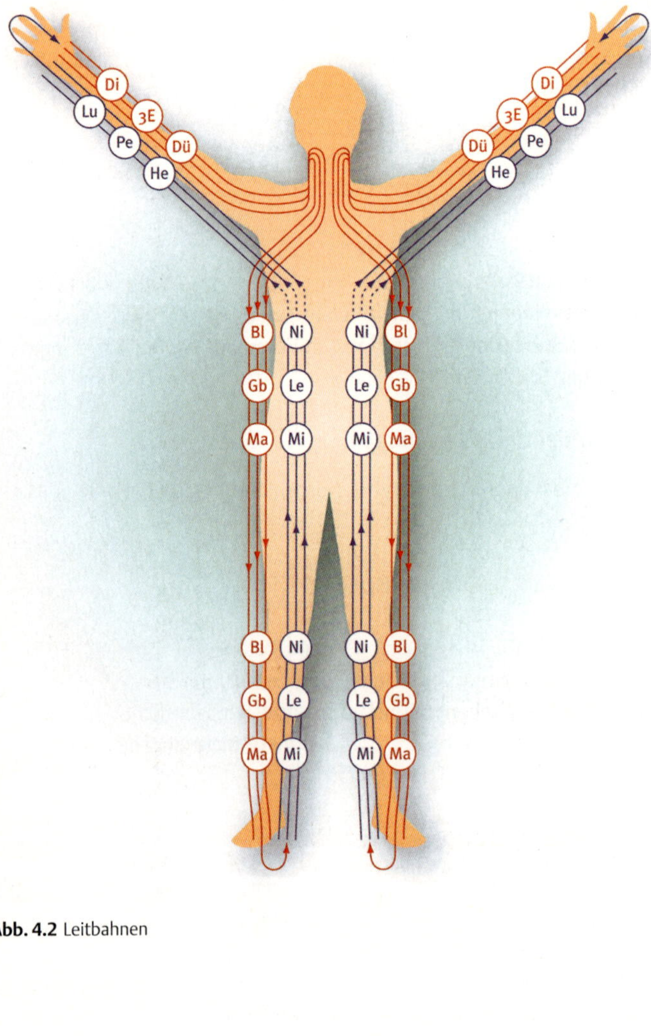

Abb. 4.2 Leitbahnen

4.1.2 Akupunkturpunkte

Klassische Akupunkturpunkte

- Sie liegen auf den 12 ordentlichen Leitbahnen paarig.
- Sie liegen auf dem Lenker- und dem Konzeptionsgefäß einzeln.
- Es sind insgesamt 361 Punkte (Angaben schwanken je nach Literatur).

Extrapunkte

- Sie liegen außerhalb der Leitbahnen, sind aber genau lokalisiert.
- Sie haben einen chinesischen Eigennamen.
- Sie werden bei uns angegeben nach Körperregion:
  - Kopf – Hals (KH)
  - Brust – Bauch (BB)
  - Rücken (R)
  - Arm – Hand (AH)
  - Bein – Fuß (BF)
- Sie werden innerhalb der Region von proximal nach distal durchnummeriert.

Ashi-Punkte

- Sie sind bei der Untersuchung druckschmerzhafte Punkte.
- Sie gehören zu keiner der obigen Kategorien.
- Sie tragen keinen Namen („Dawos-Punkte" = Da wo's weh tut).

4.1.3 Die Bedeutung der Namen

- Jeder Punkt hat seinen eindeutigen Pinyin-Eigennamen, aber die deutsche Übersetzung ist nicht eindeutig.
- Die deutschen Namen variieren je nach Ursprungstext aus französischen, portugiesischen oder englischen Quellen.
- Im Chinesischen entsprechen die Punktnamen oft der Lokalisation oder Funktion des Punktes. Kommt z. B. das Zeichen „Shen" im

Namen vor, beeinflussen die Punkte Störungen des Shen, Windpunkte beinhalten „Feng“ als Schriftzeichen.

4.2 Qi

Im chinesischen Schriftzeichen Qi sind die Worte Dampf und ungekochter Reis enthalten. Es bedeutet gleichzeitig Masse (Reis) und Energie (Dampf). Alle Lebensformen sind Ausdruck von Qi in verschiedenen Formen seiner Materialisierung: Shen (Geist) ist sehr immateriell, Knochen z. B. ist feste Substanz.

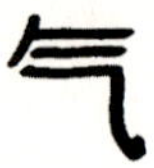

Abb. 4.3 Schriftzeichen Qi.

- Qi ist Ursprung von
  - Xue (Blut)
  - Jin Ye (Körperflüssigkeit)
  - Jing (Essenz)
  - Shen (Bewusstsein)
- Die Wurzel des Qi liegt in der Niere, im Mingmen, dem Yang-Aspekt der Niere.

4.2.1 Formen des Qi

Yuan Qi – Ursprungs-Qi („Lebensbatterie“)

- Es setzt sich aus zwei Anteilen zusammen:
  - **Xian Tian Zhi Jing:** vorgeburtliches Qi, das von den Eltern vererbt wird,
  - **Ying Qi:** nachgeburtliches Qi = Nähr-Qi, das zeitlebens das vorgeburtliche Qi ergänzt.
- Es ist, was die Funktion anbelangt, der Essenz-Jing äußerst ähnlich – es ist deren veränderlicher Aspekt.

- Während die Essenz-Jing in den Nieren gespeichert ruht, ist das Yuan Qi in der Lage, in den Leitbahnen zu fließen.
- Es tritt an den Yuan-Qi-Punkten jeder Leitbahn aus.
- Es aktiviert alle Organe.
- Es fördert Wachstum und Entwicklung des Körpers.

Gu Qi – Nahrungs-Qi

- Es wird durch die Funktionen von Magen und Milz aus der Nahrung gewonnen.
- Es ist vom Körper direkt noch nicht verwertbar.

Zong Qi – Atmungs-Qi, Sammel-Qi

- Es wird durch die Funktion der Lunge aus dem Qing Qi der Atemluft und dem Gu Qi der Milz gebildet.
- Durch weitere Transformationsprozesse entsteht aus ihm das Zhen Qi.

Zhen Qi – Wahres Qi

- Das Zhen Qi ist die letzte Form der Umwandlung des Zong Qi.
- Es kann zwei Formen annehmen:
  - Wei Qi
  - Ying Qi

Wei Qi – Abwehr-Qi

- Es sitzt in den äußeren Körperschichten zwischen Haut und Muskulatur.
- Es hat zwei Aufgaben:
  - **Schutz:** Es schützt vor äußeren pathogenen Faktoren, d. h., es hat die Bedeutung unserer Infektabwehr. Gemäß chinesischen Vorstellungen erfolgt der Schutz vor äußeren pathogenen Faktoren durch Kontrolle der Porentätigkeit. Durch ein Schließen der Poren wird ein Eindringen pathogener Faktoren vermieden.
  - **Wärme:** Es wärmt die äußere Schicht des Körpers (Haut, Muskulatur).

Ying Qi – Nähr-Qi

- Es fließt in den Leitbahnen und Blutgefäßen.
- Es ernährt den Körper.
- Es kann in Xue (Blut) umgewandelt werden.

4.2.2 Funktionen des Qi

- **Es bewegt** Nahrung durch den Verdauungstrakt, Blut durch die Gefäße, Säfte durch den Körper.

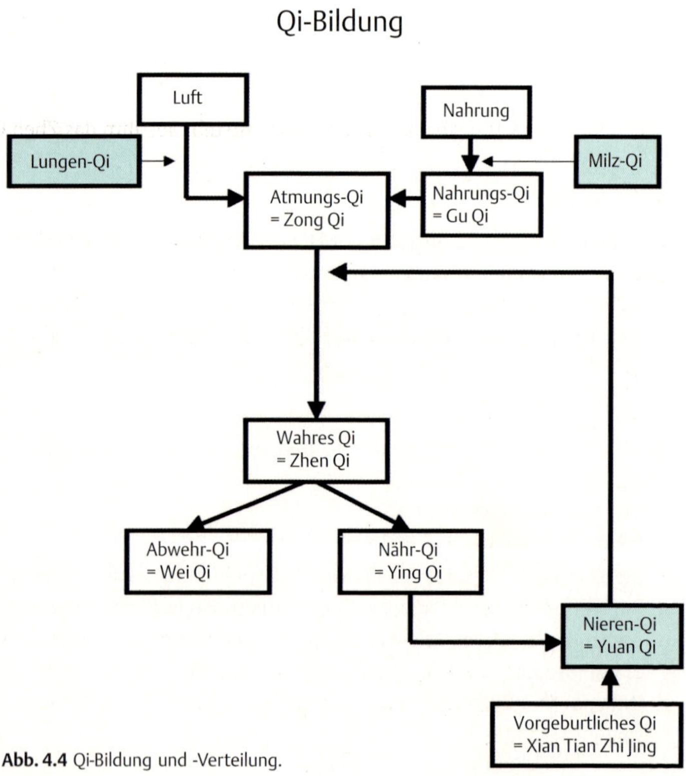

Abb. 4.4 Qi-Bildung und -Verteilung.

- **Es wandelt** Jing, Qi, Säfte und Xue ineinander um. Es wandelt die trüben Säfte in Dampf (Ausatmung), Schleim und Urin um.
- **Es kontrolliert** das Wasserlassen, das Schwitzen, den Stuhlgang. Es hält das Blut in den Gefäßen.
- **Es schützt** vor äußeren pathogenen Faktoren.
- **Es wärmt** den Körper und lässt die Organe funktionieren.
- **Es nährt** den Körper durch das Ying Qi.

4.3 Yin und Yang

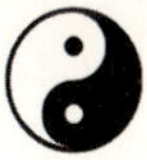

Abb. 4.5 Monade

Das ursprüngliche Bild der Begriffe ist ein Berg, wobei Yin der Schattenseite und Yang der Sonnenseite des Berges entspricht (s. **Abb. 4.6**).

Die Theorie von Yin und Yang entspringt der daoistischen Naturphilosophie und besagt, dass alle Dinge aus zwei Polaritäten bestehen, dem Yin- und dem Yang-Aspekt. Alle Erscheinungen des Lebens und alle Naturphänomene lassen sich aus dem Zusammenspiel von Yin und Yang ableiten. Die erste schriftliche Quelle dieser Theorie ist das I Ging, das Buch der Wandlungen (s. Kap. 2).

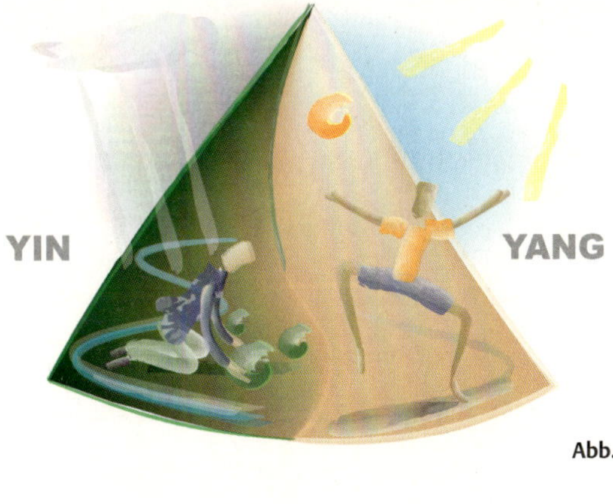

Abb. 4.6 Yin-Yang-Berg

4.3.1 Beziehung zwischen Yin und Yang

Obwohl es sich um Gegensätze handelt, beinhaltet Yin immer schon den Aspekt des Yang und umgekehrt. Der Gegensatz ist relativ, nicht absolut. So ist z. B. der Frühling in Relation zum Winter Yang, im Verhältnis zum Sommer jedoch Yin.

Tab. 4.1 **Beispiele von Yin- und Yang-Aspekten beim Menschen.**

Körperliche Strukturen		**Krankheitszeichen**	
Yin	**Yang**	**Yin**	**Yang**
Frau	Mann	absteigend	aufsteigend
Rechts	Links	chronisch	akut
Bauch, vorne	Rücken, hinten	langsamer Beginn	plötzlicher Beginn
Körperinneres	Körperäußeres	Kältegefühl, sucht Wärme, Kälte verschlechtert	Hitzegefühl, sucht Kälte Wärme verschlechtert
Abwärts der Taille	Aufwärts der Taille	Blässe: z. B. blasses Gesicht, blasse Zunge	Rötungen: z. B. gerötetes Gesicht, rote Zunge, gelber Belag
Zang-Organe	Fu-Organe	Ruhe, Müdigkeit	Aktivität, Unruhe
Xue	Qi	rollt sich zusammen	streckt sich aus
Ying Qi	Wei Qi	leise Stimme	laute Stimme
Knochen/Organe	Haut/Muskulatur	Feuchtigkeit, z. B. weicher Stuhlgang, viel, klarer Urin, Ödeme, feuchter Zungenbelag	Trockenheit, z. B. Verstopfung, konzentrierter Urin, trockene Schleimhäute und Zunge

- Aus dieser jahreszeitlichen Beziehung kann man die beiderseitige Abhängigkeit erkennen:
  - Yin und Yang kontrollieren einander wie das Wasser das Feuer oder die Nacht den Tag.
  - Übermacht oder Schwäche eines Aspektes führen zu Störungen des gesamten Systems.
- Yin und Yang können sich ineinander verwandeln:
  - So wird im Laufe eines Tages morgens die eine Seite eines Berges von der Sonne beschienen, nachmittags die andere Seite, d. h., je nach Tageszeit ist eine Seite des Berges mal Yin, mal Yang.
  - Wichtig ist, dass Yin und Yang gleichwertig sind, beide brauchen einander.

4.3.2 Yin und Yang in der Therapie

In der Chinesischen Medizin wird jede Erkrankung letztlich auf das Gleichgewicht zwischen Yin und Yang zurückgeführt. Dies wird besonders bei den Ba Gang (Acht diagnostische Kriterien) im Kap. 4.11.2 und im Kap. 7 besprochen.

4.4 Wandlungsphasen

Die fünf Wandlungsphasen (Wu Xing) sind ein wesentliches und wahrscheinlich das älteste philosophische Konzept in der Chinesischen Medizin. Es stammt aus dem 3. Jh. v. Chr. und bringt die Beobachtung vom jahreszeitlichen Verlauf der Natur in Zusammenhang mit Leben und Gesundheit des Menschen. Wichtig ist, dass es sich um einen Kreislauf handelt, in dem fließende Übergänge bestehen (s. **Abb. 4.7**). Daher ist die manchmal genutzte Übersetzung „fünf Elemente" nicht adäquat.

- In jedem Menschen sind die fünf Wandlungsphasen repräsentiert, die Verteilung spiegelt die Persönlichkeit, kann aber auch durch Krankheit und Lebensalter verändert sein.
- Die Wandlungsphasen sind Holz, Feuer, Erde, Metall, Wasser. Sie bilden einen fördernden Kreislauf und eine kontrollierende Paarung.

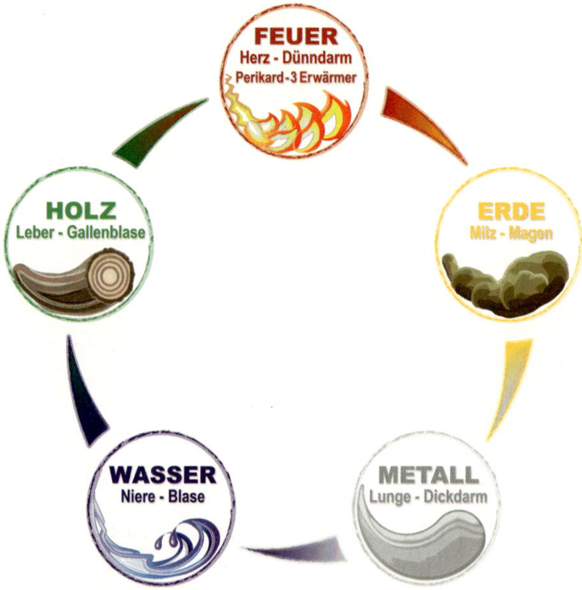

Abb. 4.7 Kreis der Wandlungsphasen.

- Die Wandlungsphasen sind nicht isoliert zu betrachten. Zwischen ihnen bestehen fließende, sich gegenseitig beeinflussende Funktionszusammenhänge. Bekannt ist insbesondere die Mutter-Sohn-Regel (s. u.).
- Jede Wandlungsphase beinhaltet ein Yin-und-Yang-Leitbahnpaar. Nur die Wandlungsphase Feuer beinhaltet zwei Leitbahnpaare.
- Man sucht in der Diagnostik nach der Wandlungsphase, die in Fülle oder Leere, d. h. energetisch pathologisch verändert ist. Dabei sucht man nach körperlichen Veränderungen von Gewebe, nach Störungen von Sinnesorganen, nach veränderter Gesichtsfarbe, aber auch nach Bevorzugungen von Klimafaktoren, Geschmäckern oder Farben. Ebenso identifiziert man die vorherrschende Emotion (s. **Tab. 4.3**).

Mutter-Sohn-Regel: Möchte man Störungen einer Wandlungsphase regulieren, besteht eine Möglichkeit in der Verwendung von Sedierungs-

oder Tonisierungspunkt des zu therapierenden Funktionskreises der Wandlungsphase. Sedierungs- und Tonisierungspunkt liegen zwischen 1.–5. antiken Punkt und sind für jede Leitbahn verschieden. Sie lassen sich aus der Abfolge der antiken Punkte einer Leitbahn gemäß Mutter-Sohn-Regel herleiten. Nach antiken chinesischen Vorstellungen der Familienkonstellationen – die auch heute noch gut nachvollziehbar sind –, ist eine Mutter jederzeit bereit, Energie an ihre Kinder (ihren Sohn) weiterzugeben und diese(n) zu nähren, also zu stärken. Der Sohn ist jederzeit geneigt, Energie von der Mutter abzuziehen und diese hierdurch zu schwächen. Die Mutter unterstützt den Sohn wenn möglich. Dieser Gedanke der Familienkonstellation wird bei der Festlegung von Tonisierungs- und Sedierungspunkt auf die 5 antiken Punkte übertragen. Der Mutterpunkt wird als Tonisierungspunkt bezeichnet, der Sohnpunkt gilt als Sedierungspunkt. Sedierungs- und Tonisierungspunkt werden in Beziehung zum Elementpunkt einer Leitbahn ermittelt. Als Elementpunkt gilt derjenige antike Punkt, dessen Elementzuordnung dem Element der Leitbahn entspricht. Wie aus **Tab. 4.2** ersichtlich ist, besitzen Yin- und Yang-Leitbahnen eine unterschiedliche Abfolge der Elementzuordnung der antiken Punkte. Der distale antike Punkt (1. antiker Punkt) ist bei Yin-Leitbahnen der Holzpunkt, bei den Yang-Leitbahnen der Metallpunkt.

Der Elementpunkt der Yin-Leitbahn Lunge z. B. ist der Metallpunkt (Lunge ist dem Element Metall zugeordnet), d. h. der 4. antike Punkt oder der Jing-Fluss-Punkt – es ist Lu 8. Der Elementpunkt der Yang-Leitbahn Dickdarm ist ebenso der Metallpunkt (Dickdarm ist ebenso wie

Tab. 4.2 Elementzuordnung der antiken Punkte.

Antiker Punkt	Yin-Leitbahn	Yang-Leitbahn
1. Jing-Brunnen-Punkt	Holz-Punkt	Metall-Punkt
2. Ying-Quell(topf)-Punkt	Feuer-Punkt	Wasser-Punkt
3. Shu-Bach-Punkt	Erde-Punkt	Holz-Punkt
4. Jing-Fluss-Punkt	Metall-Punkt	Feuer-Punkt
5. He-Meer-Punkt	Wasser-Punkt	Erde-Punkt

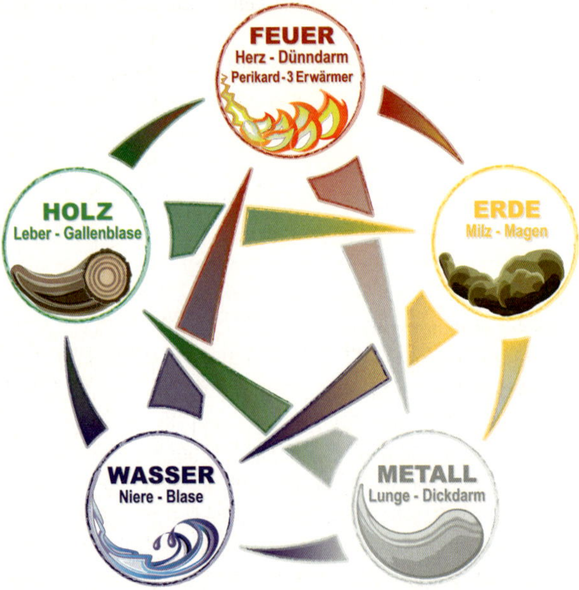
FEUER
Herz - Dünndarm
Perikard - 3 Erwärmer
ERDE
Milz - Magen
METALL
Lunge - Dickdarm
WASSER
Niere - Blase
HOLZ
Leber - Gallenblase

Abb. 4.8 Ke-Zyklus

Lunge dem Element Metall zugeordnet), d. h. der 1. antike Punkt oder Jing-Brunnen-Punkt – es ist Di 1.

Bei dieser Regel verwirrt unsere „unchinesische" Nummerierung der Punkte, wobei die Yin-Meridiane mit der höchsten Nummerierung an der Hand enden. In der Chinesischen Medizin beginnt jeder Meridian an dem Nagelfalz der Finger mit seinem 1. antiken Punkt und hat den 5. antiken Punkt an der Ellbeuge. Wir müssen daher bei den Yin-Meridianen der Hand rückwärts zählen, von dem Nagelfalz zum Ellbogen.

Der Mutterpunkt geht in der Abfolge der antiken Punkte (s. Kap. **4.8.4**) dem Elementpunkt voran. Auf der Lungen-Leitbahn ist Lu 9 der Punkt, der von distal nach proximal dem Lu 8 vorangeht, er ist somit der Tonisierungspunkt der Leitbahn. Lu 5 folgt dem Elementpunkt Lu 8 (wie der Sohn) und ist der Sedierungspunkt. Im Falle der Dickdarm-Leitbahn geht Di 11 (bei Vorstellung einer kreisförmigen Schleife der antiken Punkte) dem Elementpunkt Di 1 voran und ist der Mutter- oder Tonisierungspunkt. Di 2 folgt von distal nach proximal dem Elementpunkt und wird als Sohn- oder Sedierungspunkt bezeichnet.

Fülle-Störungen eines Funktionskreises bedürfen der Therapie über den Sedierungspunkt, bei Leere-Störungen wird der Tonisierungspunkt eingesetzt.

Regel des Ke-Zyklus: Möchte man den Füllezustand einer Wandlungsphase kontrollieren, wendet man die Regel des Ke-Zyklus an. Auch beim Ke-Zyklus (=Kontrollzyklus) findet sich das Denkmodell der familiären Konstellationen wieder. Eine Mutter hat gemäß der Mutter-Sohn-Regel im energetischen Sinne eine fördernde, d. h. Energie zuführende Funktion an ihr Kind. Ist das Kind jedoch bereits in Fülle, ist es möglich, es „durch die Großmutter zu bändigen". Eine sedierende, also Energie ableitende Therapie einer Wandlungsphase ist also durch Stärkung der Großmutter, d. h. durch Stärkung der Wandlungsphase, die zwei Phasen zuvor liegt, möglich. Ist z. B. Metall die gestörte Wandlungsphase, wird Erde als Mutter bezeichnet und Feuer als Großmutter.

Jeder Wandlungsphase werden bestimmte charakteristische Eigenschaften zugeordnet, die im Folgenden dargestellt werden.

4.4.1 Wandlungsphase Holz (Yang-Phase)

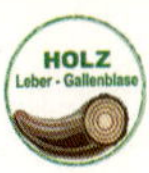

Abb. 4.9 Der Wandlungsphase Holz sind Leber und Gallenblase zugeordnet.

Holz steht für die Kraftbereitstellung, für das Aufkeimende, das Herannahende, wie ein austreibender Baum im Frühjahr.

- **Charakteristika:** energie- und spannungsgeladene Menschen voller progressiver Kreativität, ausgeglichen auf der körperlichen wie seelischen Ebene
- **Pathologie, Psychosomatik:** Verspannung, Stimmungsschwankungen, Unzufriedenheit, (Auto-)Aggression, spannungsgeladene Erkrankungen wie z. B. Migräne, prämenstruelles Syndrom, Myopie

4.4.2 Wandlungsphase Feuer (Yang-Phase)

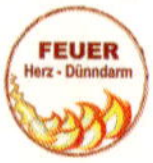

Abb. 4.10 Der Wandlungsphase Feuer sind Herz und Dünndarm sowie Perikard und 3 Erwärmer zugeordnet.

Feuer steht für die höchste Aktivitätsentfaltung, für Energiefreisetzung, Extroversion, wie die Sommerhitze.

- **Charakteristika:** lebenslustige, kommunikationsfreudige, quirlige Menschen mit viel Charisma und „aufflackerndem" Intellekt
- **Pathologie, Psychosomatik:** Hektik, Sprachstörungen, Prüfungsangst, funktionelle Herzbeschwerden, Schlafstörungen

4.4.3 Wandlungsphase Erde (Neutrale Phase)

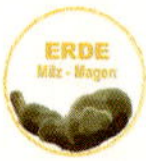

Abb. 4.11 Der Wandlungsphase Erde sind Milz und Magen zugeordnet.

Erde steht für die Phase der Wandlung, für Ausgleich, Reife, Zentriertheit und Mitte, wie das reife Korn.

- **Charakteristika:** realitätsbezogene, gemütliche Menschen mit Zeit, Sinn für gutes Essen und Sozialkontakten
- **Pathologie, Psychosomatik:** Grübelei, (körperliche und) seelische Trägheit, Hypochondrie, gluckenhafte Bemutterung

4.4.4 Wandlungsphase Metall (Yin-Phase)

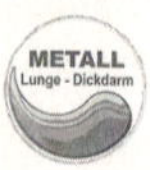

Abb. 4.12 Der Wandlungsphase Metall sind Lunge und Dickdarm zugeordnet.

Metall steht für Einkehr, Introversion, Ruhe nach der Aktivität, wie die eingebrachte Ernte, aber auch für die Körperoberfläche und damit für den Kontakt zur Umwelt.

- **Charakteristika:** sensible, zurückgezogene Menschen mit Sinn für Detailtreue, Fähigkeit zum Einlassen und Loslassen
- **Pathologie, Psychosomatik:** Depression, Erkrankungen mit hohem Anteil an sensiblen Reaktionsmustern wie Neurodermitis, Asthma

4.4.5 Wandlungsphase Wasser (Yin-Phase)

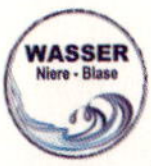

Abb. 4.13 Der Wandlungsphase Wasser sind Niere und Blase zugeordnet.

(Tiefes oder gefrorenes) Wasser steht für Ruhephase, Regeneration, wie ein gefrorener See. „Alles Leben kommt aus dem Wasser", es ist auch der Ursprung von Wachstum und Fortpflanzung.

- **Charakteristika:** ordnungsliebende Menschen mit Stabilität, Sicherheit und Urvertrauen
- **Pathologie, Psychosomatik:** Zwanghaftigkeit, Kontrollzwang, Pedanterie, existenzielle Ängste

4.4.6 Das Entsprechungssystem der Wandlungsphasen

Alle fünf Wandlungsphasen zeigen bestimmte Eigenschaften und stehen miteinander in Beziehung.

- Sie sind gleichzeitig in einem Menschen präsent, aber in ihrer Ausprägung verschieden und einem lebenslangen Wandel unterzogen.
- Die typischen Eigenschaften einer Wandlungsphase (s. **Tab. 4.3**) helfen, die vorherrschende(n) Wandlungsphase(n) zu erkennen, Änderungen wahrzunehmen und emotionale Faktoren zu berücksichtigen. Aus Zang-Fu-Organ, Gewebe, Sinnesorgan, Emotion kann man aber auch ableiten, in welcher Wandlungsphase der Ursprung einer Erkrankung liegt oder über welche Wandlungsphase die Behandlung eingeleitet wird.

Tab. 4.3 Entsprechungssystem der Wandlungsphasen.

Aspekt/ Wandlungsphase	Holz	Feuer	Erde	Metall	Wasser
Entwicklung	Keimen	Wachstum	Umwandlung	Reifen	Speicherung
Jahreszeit	Frühling	Sommer	Spätsommer	Herbst	Winter
Klimafaktor	Wind	Hitze	Feuchtigkeit	Trockenheit	Kälte
Geschmack	Sauer	Bitter	Süß	Scharf	Salzig
Zang-Organ	Leber	Herz	Milz	Lunge	Niere
Fu-Organ	Gallenblase	Dünndarm	Magen	Dickdarm	Harnblase
Sinnesorgan	Auge	Zunge	Mund	Nase	Ohr
Gewebe	Sehnen, Bänder, Nägel	Blutgefäße	Muskeln, Fett-, Bindegewebe	Haut, Körperhaare	Knochen, Zähne, Kopfhaare
Emotion	Wut/Zorn	Freude, Hektik	Grübeln, Sorgen	Traurigkeit	Angst
Farbe	Grün	Rot	Gelb	Weiß	Schwarz/Blau
Richtung	Osten	Süden	Mitte	Westen	Norden
Laut	Schreien	Lachen	Singen	Weinen	Stöhnen

4.5 Umläufe und Leitbahnen

„Jing Mai“ ist der chinesische Begriff für Leitbahn. „Jing Luo“ bezeichnet das System eines Yin-Yang-Leitbahnpaares mit seiner Luo-Verbindung. Das System entspricht in seinem gedanklichen Ursprung dem chinesischen Fluss- und Kanalsystem der Kaiserzeit. Der geografische Aspekt hat wohl zu dem synonym verwendeten Wort Meridian geführt. Im Leitbahnsystem fließen Qi, Xue und Jin Ye (Säfte), und so werden – wie in einem Fluss-System – Nährstoffe und Qi verteilt.

4.5.1 Aufbau der Leitbahnen und Netzgefäße

- **Die zwölf Leitbahnen (Jing Mai)** laufen über die Oberfläche und haben eine innere Verbindung zu dem Organ, welches der Leitbahn den Namen gibt, z. T. bestehen weitere innere Verbindungen. Ein anatomisches Korrelat für die Leitbahnen fehlt, das System entspricht sicher nicht Nervenverläufen. Beschrieben wurde es nach den Nadelsensationen, die von Patienten gespürt wurden.
- **Die acht außerordentlichen Leitbahnen (Jing Ba Mai)** beeinflussen Körperfunktionen, die nicht den Yin-Organen selbst zugeordnet sind.
- **Die 15 Netzgefäße (Luo Mai)** stellen die Verbindung der zwölf Leitbahnen mit ihren gekoppelten Leitbahnen dar; außerdem existieren die Luo „Verbindung von Ren Mai“, „Verbindung von Du Mai“ und „Gefäß der Milz“.
- **Die Achsen** sind die beiden Yin- oder die beiden Yang-Leitbahnen eines Umlaufs, z. B. Dickdarm und Magen. Sie verbinden Arm und Bein (s. **Abb. 4.14**). Bei der Auswahl von Fernpunkten werden die Achsen besonders beachtet.
- **Die Paare** („gekoppelte Leitbahnen“) sind die benachbarten Yin- und Yang-Leitbahnen des Armes oder Beines einer Wandlungsphase (s. **Abb. 4.15**), z. B. Lunge und Dickdarm. Über die Luo-Verbindung nutzt man die gekoppelten Leitbahnen zur Unterstützung der Therapie des betroffenen Organs.

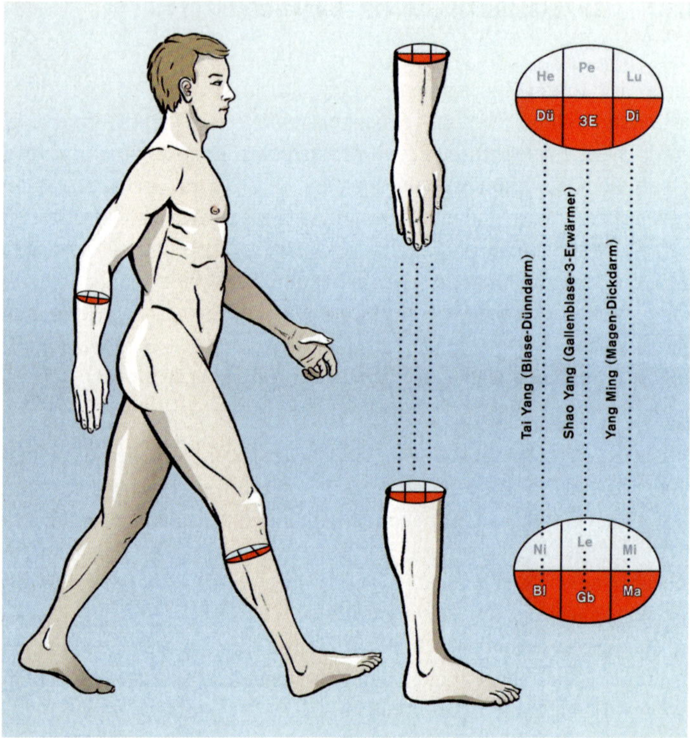

Abb. 4.14 Leitbahn-Achsen

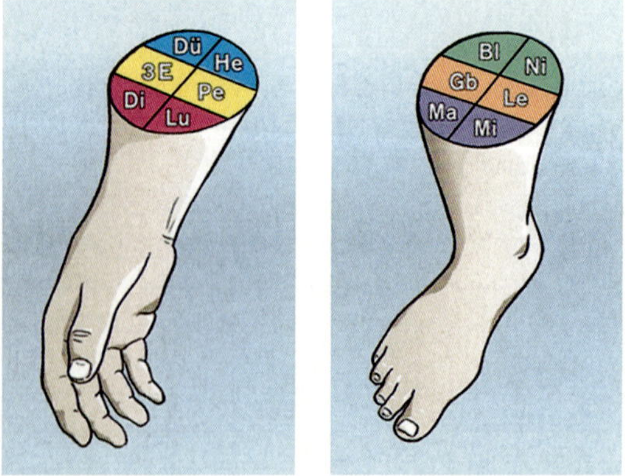

Abb. 4.15 Leitbahn-Paare

4.5.2 Die Umläufe der Leitbahnen

Es gibt einen ventralen, einen dorsalen und einen lateralen Umlauf, bestehend aus je vier Leitbahnen (s. **Abb. 4.16**). Jeder Umlauf bildet eine energetische Einheit. Die Energie wird von einem Endpunkt in den Anfangspunkt weitergegeben.

- Jeder Umlauf beginnt am Thorax:
  - Die Yin-Leitbahn führt zur Hand,
  - von der Hand führt die gekoppelte Yang-Leitbahn zum Kopf,
  - vom Kopf führt die – in der Achse entsprechende – Yang-Leitbahn zum Fuß,
  - vom Fuß führt wieder die Yin-Leitbahn zum Thorax.
- Die **drei Yin-Leitbahnen der oberen Extremität (Lu, Pe, He)** beginnen am Thorax und laufen über die innere Armseite zu den Nagelfalzen der Hand.
- Die **drei Yang-Leitbahnen der oberen Extremität (Di, 3 E, Dü)** laufen an der Außenseite zum Kopf.
- Die **drei Yang-Leitbahnen der unteren Extremität (Ma, Gb, Bl)** beginnen im Gesicht und laufen auf der Außenseite zum Fuß.
- Die **drei Yin-Leitbahnen der unteren Extremität (Mi, Le, Ni)** führen auf der Innenseite des Beines zur Brust oder zur Flanke.

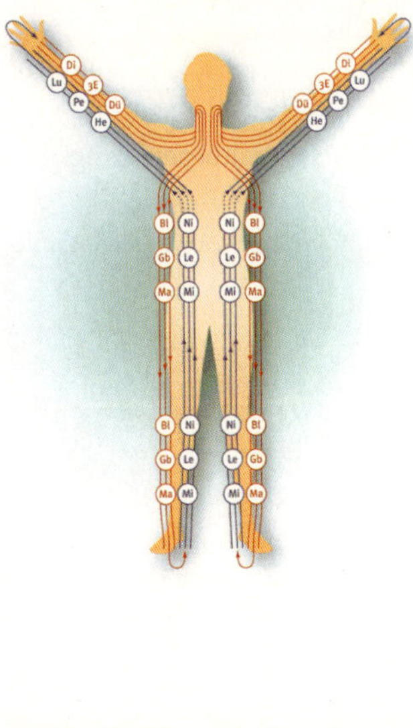

Abb. 4.16 Leitbahnen (s. **Abb. 4.2**)

4.6 Funktionskreise

Die Funktionskreise der Organe (Zang Fu) sind einer Wandlungsphase bzw. einem Element zugeordnet, z. B. Lunge Dickdarm = Metall. Die Wandlungsphase Feuer beinhaltet 4 Funktionskreise. Die Funktionskreise geben die funktionellen Zusammenhänge wieder von:

- Organfunktionen
- Geweben
- Sinnesorganen
- Öffner (Repräsentanz an der Oberfläche)
- Umwelteinflüssen
- Emotionen
- psychischen Aktivitäten

Es gibt 12 Funktionskreise: 6 Zang-Funktionskreise und 6 Fu-Funktionskreise.

4.6.1 Funktion

Zang repräsentiert den Yin-Funktionskreis (Speicherorgane) und Fu den Yang-Funktionskreis (Hohlorgane) einer Wandlungsphase.

- Die **Speicherorgane (Zang)** sind zuständig für
  - Bildung der Substanzen Qi, Blut, Essenz, Körperflüssigkeiten und Shen,
  - Umwandlung der Substanzen Qi, Blut, Essenz, Körperflüssigkeiten und Shen,
  - Speicherung der Substanzen Qi, Blut, Essenz, Körperflüssigkeiten und Shen.
- Die **Hohlorgane (Fu)** sind zuständig für
  - die Aufnahme von Nahrung,
  - den Transport von Nahrung,
  - die Ausscheidung der Abfallprodukte.

Funktionskreisstörungen führen zu bestimmten Symptomen, die in der Diagnostik zur Erstellung eines Therapiekonzeptes führen, das Punkte der betroffenen Funktionskreise berücksichtigt. Häufig führen Interaktionen der Funktionskreise zu einem Punktkonzept, das mehrere Funktionskreise berücksichtigt. Die **Abb. 4.17** gibt einen Überblick über die Zusammenhänge, wobei zur besseren Erkennung die westlichen Organumrisse verwandt werden. In diesem Buch werden die Funktionskreise bei den einzelnen Organen erläutert (s. Kap. 5).

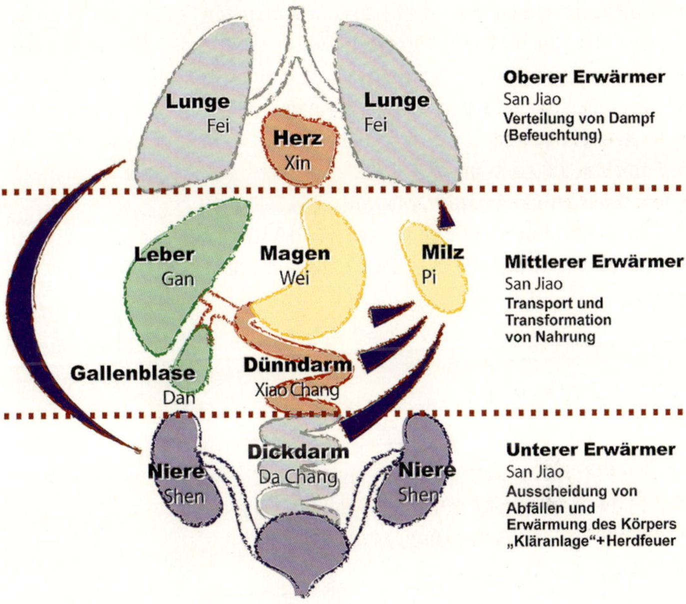

Abb. 4.17 Funktionskreise

4.7 Die Organuhr

Die Organuhr verdeutlicht die chinesische Vorstellung fließender Energien im Bereich der Hauptleitbahnen samt zugehöriger Organe. Gemäß diesem Denken werden in 24 Std. nacheinander alle zwölf Hauptleitbahnen für jeweils 2 Std. energetisch-funktionell besonders reguliert.

4.7.1 Maximalzeit

Die Zeit, in der eine Leitbahn und ein Organ maximal energetisch versorgt werden, nennt man Maximalzeit. In dieser Zeit ist das Organ besonders störanfällig, d. h., Funktionsstörungen, die immer wieder zur gleichen Tageszeit auftreten, können mit einer Störung des in der Organuhr angegebenen Organsystems zusammenhängen (s. **Abb. 4.18**). So bestätigen nächtliche Atemstörungen zwischen 3 und 5 Uhr eine Funktionsstörung der Lunge. Die gleichen Störungen zwischen 1 und 3 Uhr lenken einen zusätzlichen Verdacht auf eine Mitbeteiligung der Leber.

Im energetisch zeitlichen Kreislauf sind den Umläufen folgende Maximalzeiten zugeordnet:

- **vorderer Umlauf** (Lu, Di, Ma, Mi): 3 – 11 Uhr
- **hinterer Umlauf** (He, Dü, Bl, Ni): 11 – 19 Uhr
- **seitlicher Umlauf** (Pe, 3 E, Gb, Le): 19 – 3 Uhr

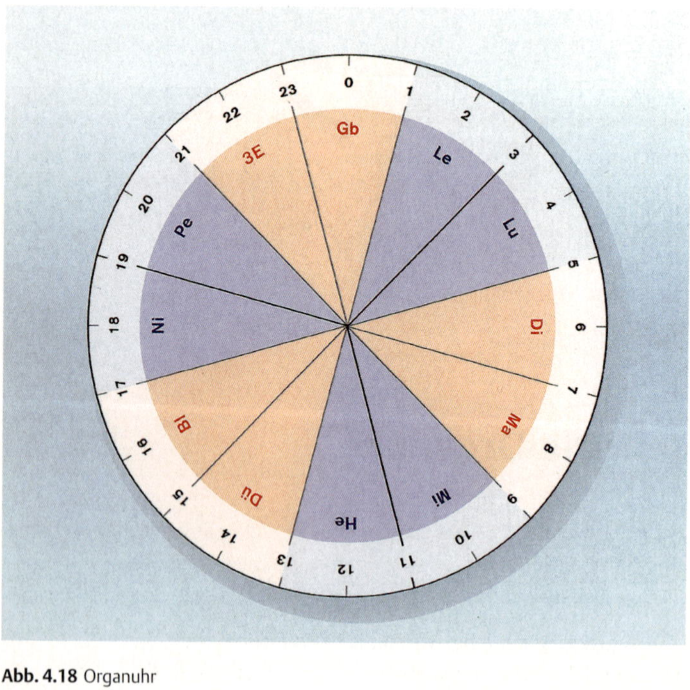

Abb. 4.18 Organuhr

Auch schulmedizinisch ist eine zirkadiane Rhythmik der Organfunktionen bekannt. So führen z. B. allergische Erkrankungen häufig in den frühen Morgenstunden (3 – 5 Uhr) zu Verschlechterungen, Gallenkoliken treten gehäuft um Mitternacht (23 – 1 Uhr) auf, und funktionelle Herzerkrankungen mit Palpitationen ereignen sich bevorzugt in der Mittagszeit (11 – 13 Uhr).

4.8 Akupunkturpunkte

4.8.1 Anatomische Strukturen

Eine eindeutige anatomische Struktur „der Akupunkturpunkt" ist nicht entdeckt worden. Die anatomischen Strukturen sind unterschiedlich. Ausführlich ist dies in Kap. 3 (wissenschaftliche Grundlagen) besprochen.

4.8.2 Messbare Veränderungen an Akupunkturpunkten

Es gibt viele Beschreibungen über die Änderung des Hautwiderstandes an Akupunkturpunkten. In wissenschaftlichen Studien gelang es jedoch nicht, den Akupunkturpunkt elektrisch von nahe gelegenen Nicht-Akupunkturpunkten zu unterscheiden. Ausführlich ist auch dies in Kap. 3 (wissenschaftliche Grundlagen) besprochen.

4.8.3 Punktekategorien

Lokalpunkte (Nahpunkte)

Lokalpunkte wirken unmittelbar auf die Umgebung des Einstiches.

- Sie werden meist gewählt, wenn sie druckschmerzhaft sind oder die Beschwerden nahe bei oder genau am Punkt liegen.
- Lokalpunkte können klassische Akupunkturpunkte oder druckdolente Punkte sein, die als Ashi-Punkte bezeichnet werden.

Fernpunkte

Als (Achsen-)Fernpunkte bezeichnet man die Punkte, die auf der betroffenen Leitbahn und auf der korrespondierenden Achse (s. **Abb. 4.14**) überwiegend bei schmerzhaften Erkrankungen behandelt werden. Es sind immer Punkte distal des Knie- und des Ellbogengelenkspaltes.

Symptomatische Punkte

Akupunkturpunkte, die eine bestimmte Wirkung haben, z. B. Schmerz behandelnde Punkte oder Punkte bei Windsymptomen.

Disharmoniemuster behandelnde Punkte

Akupunkturpunkte, die ein der Erkrankung zugrunde liegendes Disharmoniemuster behandeln.

4.8.4 Systematik und Topografie der Akupunkturpunkte

Steuerungspunkte

Steuerungspunkte stellen Akupunkturpunkte mit besonderer Wirkrichtung dar, d. h., anhand der Steuerungspunktzuordnung ist es bereits möglich, auf die Wirkung zu schließen. Die Steuerungspunkte sollten mit der chinesischen Bezeichnung genannt werden (s. **Tab. 4.4**) – dies hilft, Übersetzungs-Missverständnissen vorzubeugen.

Steuerungspunkte, die üblicherweise ohne chinesische Übersetzung genannt werden, sind Einschaltpunkte und Meisterpunkte.

Yuan-Punkte – Quellpunkte

Die exakte Übersetzung lautet Ursprungspunkte (Ursprung des Qi). Es handelt sich um diejenigen Punkte, an denen das Ursprungs-Qi mit Akupunktur bewegt werden kann.

Bedeutung

- Die **Yuan-Punkte der Yin-Leitbahnen** sind wichtige tonisierende Punkte zur Behandlung chronischer Funktionsstörungen der Zang-Organe.

Tab. 4.4 Steuerungspunkte	
Chinesische Bezeichnung	**Übliche deutsche Bezeichnung**
Yuan-Punkt	Quellpunkt
Luo-Punkt	Passagepunkt
Xi-Punkt	Grenzpunkt
Mu-Punkt	Alarmpunkt
Dorsaler Shu-Punkt	Zustimmungspunkt
Unterer He-Punkt	Unterer einflussreicher Punkt (UEP)
Gruppen-Luo-Punkt	Gruppen-Passage-Punkt

- Die **Yuan-Punkte der Yang-Leitbahnen** spielen oft nur eine unbedeutende Rolle, da das Yang selten tonisiert werden muss.

Tab. 4.5 Yuan-Punkte	
Yin-Leitbahnen	Lu 9, Pe 7, He 7, Mi 3, Le 3, Ni 3
Yang-Leitbahnen	Di 4, 3 E 4, Dü 4, Ma 42, Gb 40, Bl 64

Lage

- Bei den Yin-Leitbahnen handelt es sich um den 3. Akupunkturpunkt von der Peripherie des Finger- oder Zehenbereiches aus.
- Bei den Yang-Leitbahnen handelt es sich um den 4. Peripheriepunkt (Ausnahme: Gb-Leitbahn = 5. Peripheriepunkt).
- Die Punkte liegen somit alle im Bereich der Hand- oder Fußgelenke.

Luo-Punkte – Passagepunkte

Vernetzung (Verbindung) zur gekoppelten Yin- oder Yang-Leitbahn durch das Luo transversale. Dabei stellt der Luo-Punkt die Verbindung zur Partner-Leitbahn her.

Bedeutung

- In der Behandlung kann es sinnvoll sein, das gekoppelte Organ in die Therapie mit einzubeziehen. Dies ist durch die Behandlung des Luo-Punktes möglich.

Tab. 4.6 Luo-Punkte und gekoppelte Leitbahnen.

Luo-Punkte	Gekoppelte Leitbahnen
Lu 7	Dickdarm
Di 6	Lunge
Pe 6	Dreifacher Erwärmer
3 E 5	Perikard
He 5	Dünndarm
Dü 7	Herz
Mi 4	Magen
Ma 40	Milz
Le 5	Gallenblase
Gb 37	Leber
Ni 4	Blase
Bl 58	Niere
KG 15	Lenkergefäß
LG 1	Konzeptionsgefäß

Xi-Punkte – Spaltenpunkte

Bedeutung

- Therapie akuter Funktionsstörungen des dem jeweiligen Funktionskreis assoziierten Organs.

Tab. 4.7 Xi-Punkte

Obere Extremität	Untere Extremität
Lu 6	Mi 8
Di 7	Ma 34
Pe 4	Le 6
3 E 7	Gb 36
He 6	Ni 5
Dü 6	Bl 63

Mu-Punkte – Alarmpunkte

Die exakte Übersetzung lautet Versammlungspunkte.

Bedeutung

- **Diagnostisch:** Druckdolenz spricht für eine Störung des betroffenen Funktionskreises.
- **Therapeutisch:** Bei Funktionsstörungen des betroffenen Funktionskreises, insbesondere bei akuten Funktionsstörungen.

Lage und neurophysiologische Erklärung der Wirksamkeit

- Die Mu-Punkte liegen an der Ventralseite des Rumpfes.
- Aus neurophysiologischer Sicht liegen sie im Bereich der Rami ventrales derjenigen Spinalnerven, die segmental reflektorische Beziehung zum inneren Organ des dem Mu-Punkt zugehörigen Funktionskreises besitzen.
- Über einen Spinalnerven stehen alle Anteile eines Segmentes (inneres Organ, kleines Wirbelgelenk, Muskulatur, Haut) in reflektorischem Funktionszusammenhang.

Tab. 4.8 Mu-Punkte

Lu 1	Lunge
KG 17	Perikard, oberer 3 E
Le 14	Leber
Gb 24	Gallenblase
Le 13	Milz
Gb 25	Niere
KG 14	Herz
KG 12	Magen, mittlerer 3 E
Ma 25	Dickdarm
KG 7	unterer 3 E
KG 5	Dreifacher Erwärmer
KG 4	Dünndarm
KG 3	Blase

- Die Akupunkturwirkung über Mu-Punkte erklärt sich somit als viszerale segmental-reflektorische Antwort auf einen kutanen therapeutischen Reiz (kuti-viszeraler Reflex).

Dorsale Shu-Punkte – Zustimmungspunkte

Die exakte Übersetzung lautet Transportpunkte.

Bedeutung

- **Diagnostisch:** Gewebeveränderungen (Verquellungen, Druckdolenzen, Verschieblichkeitsstörungen der Kiblerfalte) sprechen für eine Störung des betroffenen Funktionskreises bzw. für lokale segmentale Veränderungen (Myogelosen, Blockierungen).
- **Therapeutisch:** Funktionsstörungen des betroffenen Funktionskreises, insbesondere bei chronischen Funktionsstörungen.

Lage und neurophysiologische Erklärung der Wirksamkeit

- Die Punkte befinden sich alle auf dem inneren Ast der Blasen-Leitbahn zwischen Bl 13 und 28.

Tab. 4.9 Lage und Organzuordnung der dorsalen Shee-Punkte.

Dorsale Shu-Punkte	Dornfortsatz-Unterkante von	Organ
Bl 13	Th 3	Lunge
Bl 14	Th 4	Perikard
Bl 15	Th 5	Herz
Bl 17	Th 7	Zwerchfell
Bl 18	Th 9	Leber
Bl 19	Th 10	Gallenblase
Bl 20	Th 11	Milz
Bl 21	Th 12	Magen
Bl 22	L 1	Dreifacher Erwärmer
Bl 23	L 2	Niere
Bl 25	L 4	Dickdarm
Bl 27	S 1	Dünndarm
Bl 28	S 2	Blase

- Sie befinden sich zwischen M. longissimus und M. iliocostalis und somit über den Austritten der lateralen Anteile der dorsalen Spinalnervenäste, die Funktionsbezug zum inneren Organ des zugehörigen Funktionskreises besitzen.
- Im Bereich dieser Nervenäste befinden sich im Verhältnis zum übrigen Dermatom überdurchschnittlich viele vegetative Fasern.
- Auch hier wird durch Nadelung über kuti-viszerale Reflexe die Regulationsfähigkeit des gestörten Funktionskreises optimiert.

Gruppen-Luo-Punkte

Die exakte Übersetzung lautet Gruppen-Vernetzungspunkte.

Bedeutung

- Sie wirken jeweils auf die drei Yin- und Yang-Leitbahnen der Arme bzw. Beine.

Tab. 4.10 Gruppen-Luo-Punkte

Pe 5	Leitbahnen des Armes	Yin-Leitbahnen: Lunge, Perikard, Herz
3 E 8		Yang-Leitbahnen: Dickdarm, Dreifacher Erwärmer, Dünndarm
Mi 6	Leitbahnen des Beines	Yin-Leitbahnen: Milz, Leber, Niere
Gb 39		Yang-Leitbahnen: Magen, Gallenblase, Blase

Einschaltpunkte

Sie werden auch als Kardinalpunkte oder Schlüsselpunkte bezeichnet.

Tab. 4.11 Einschaltpunkte (s. Tab. 5.13)

Einschaltpunkt	Außerordentliche Leitbahn
Lu 7	Ren Mai (KG)
Mi 4	Chong Mai
Dü 3	Du Mai (LG)

Meisterpunkte

Die exakte Übersetzung für diesen Begriff lautet Zusammenkunftspunkt.

Dieser Name weist schon auf eine übergeordnete Wirkrichtung hin. Es werden durch die Meisterpunkte jeweils Organsysteme (z. B. alle Fu-Organe oder alle Zang-Organe bzw. bestimmte Gewebe) beeinflusst.

Tab. 4.12 Meisterpunkte

Meisterpunkt	Beeinflussung von
Le 13	Zang-Organe
KG 12	Fu-Organe
Gb 34	Sehnen und Muskeln
Lu 9	Blutgefäße
KG 17	Atmung
Bl 11	Knochen
Bl 17	Blut-Xue
Gb 39	Mark

Untere einflussreiche Punkte

Sie befinden sich an der unteren Extremität und werden bei akuten Erkrankungen der Fu(Hohl)-Organe genutzt.

Tab. 4.13 Untere einflussreiche Punkte.

Unterer einflussreicher Punkt	Fu-Organ
Ma 36	Magen
Ma 37	Dickdarm
Ma 39	Dünndarm
Bl 39	3-Erwärmer
Bl 40	Blase
Gb 34	Gallenblase

Regionbezogene Punkte

Punkte, die Einfluss auf bestimmte Körperregionen haben. Sie werden mit Lokalpunkten und symptomatischen Punkten kombiniert.

Tab. 4.14 Regionbezogene Punkte.

Regionbezogene Punkte	Region
Ma 36	Bauchregion
Ma 38	Schulterregion
Di 4	Gesicht- und Mundbereich
Lu 7	Kopf- und Okzipitalregion
Bl 40	Lumbalregion
Pe 6	Thoraxbereich
Bl 60	HWS-Nackenregion

5 Shu-Punkte – die fünf antiken Punkte

Es handelt sich um Punkte, die distal an den Extremitäten zwischen Fingern und Ellbogen bzw. zwischen Zehen und Knien liegen. Die 5 Shu-Punkte lassen sich mit einem Fluss vergleichen. Dieser beginnt mit dem Brunnen distal an den Extremitäten und läuft über verschiedene Stationen (Quelle, Bach, Fluss) zum Meer im Bereich von Ellbogen oder Knie. Hier mündet das Meer in tiefere Schichten des Körpers ein. Über die fünf antiken Punkte kann man gemäß Mutter-Sohn-Regel nach den fünf Wandlungsphasen Tonisierungs- und Sedierungspunkt herleiten (Wandlungsphasen, s. Kap. 4.4).

Jing-Brunnen-Punkt

- Holz-Punkt der Yin-Leitbahnen
- Metall-Punkt der Yang-Leitbahnen

Der am meisten distal gelegene antike Punkt, meist am Nagelfalz.

- **Bedeutung:** Beeinflussung von Notfällen, Ausleitung pathogener, oberflächlicher Faktoren:
  - Lu 11 Halsschmerzen
  - Pe 9 Kollaps, Hitzschlag
  - He 9 Kollaps
  - Mi 1 Uterusblutung

Ying-Quell(topf)-Punkt

- Feuer-Punkt der Yin-Leitbahnen
- Wasser-Punkt der Yang-Leitbahnen
- **Bedeutung:** Auch bei akuten Funktionsstörungen und Infekten:
  - Lu 10 bei akuter Pharyngitis
  - Ma 44 bei frontalen Kopfschmerzen
  - Gb 43 bei Kopfschmerzen im Shao Yang
  - Le 2 bei Migräne, Hypertonus, bei Leber-Feuer

Shu-Bach-Punkt (entspricht in Lokalisation dem Yuan-Punkt der Yin-Leitbahnen)

- Erde-Punkt der Yin-Leitbahnen
- Holz-Punkt der Yang-Leitbahnen

Der Qi-Fluss beginnt hier, breiter zu fließen.

- **Bedeutung:** Insbesondere bei chronischen Yin-Leitbahn-Störungen wirkungsvoll. Punkt entspricht auf den Yin-Leitbahnen dem Yuan-Punkt. Hier sammelt sich das Wei Qi, um das Eindringen pathogener Faktoren zu verhindern. Entsprechend lassen sich gut, pathogene äußere Faktoren ausleiten:
  - Bein Ni 3, Mi 3, Le 3 jeweils der 3. Leitbahnpunkt
  - Hand Lu 9, Pe 7, He 7 alle auf dem Handgelenksspalt

Jing-Fluss-Punkt

- Metall-Punkt der Yin-Leitbahnen
- Feuer-Punkt der Yang-Leitbahnen

Liegt meist im Bereich von Hand- oder Fußgelenk. Hier wird der Qi-Fluss noch langsamer und breiter. Äußere pathogene Faktoren würden hier noch tiefer eindringen.

- **Bedeutung:** Aufgrund ihrer Lage eignen sich diese Punkte besonders für die Therapie der Hand- und Fußgelenke:
  - Mi 5, Le 4, Di 5, Ma 41, Dü 5, Bl 60

He-Meer-Punkt

- Wasser-Punkt der Yin-Leitbahnen
- Erde-Punkt der Yang-Leitbahnen

Liegt immer im Bereich der Ellbeugen- oder Kniegelenksfalte. Hier ist der Qi-Fluss breit und langsam wie ein Flussdelta und mündet endgültig in das Meer des Körperinneren.

- **Bedeutung:** Einsatz bei inneren Erkrankungen durch äußere pathogene Faktoren:
  - Gb 34: Wind
  - Mi 9, Ni 10, Le 8, Lu 5: Nässe und Hitze der Organe

4.8.5 Punktlokalisation

Die Lokalisation der Akupunkturpunkte erfolgt gemäß anatomischen Leitstrukturen, Cun-Orientierung und Palpation:

- **Anatomische Leitstrukturen:** Viele Akupunkturpunkte werden in Bezug zu anatomischen Leitstrukturen wie Muskeln, Sehnen oder Knochen beschrieben.
- **Cun-Orientierung:** Cun bezeichnet ein relatives Körpermaß, welches vom Patienten vorgegeben wird. Es gibt zwei verschiedene Möglichkeiten der Cun-Orientierung:
  - Körper-Cun
  - Finger-Cun

Merke *Bei der Orientierung mit dem Finger-Cun muss der Behandler seine Daumenbreite durch Vergleich mit dem Daumen-Cun-Maß des Patienten korrelieren – so ist die Lokalisation der Punkte auf alle Menschen vom Säugling bis zum Erwachsenen übertragbar.*

- **Palpation:** Veränderungen des Gewebeturgors werden in Form von Dellen bzw. Verquellungen getastet; gute Beispiele hierfür sind Ma 36 oder Mi 6. Akupunkturpunkte können bei Palpation durch vermehrte Druckempfindlichkeit imponieren.

Lokalisation nach anatomischen Leitstrukturen

Markante Körperstellen wie Nabel, Augenbraue, Brustwarzen, Hautfalten oder tastbare Strukturen wie Knochen oder Muskelbäuche sind wichtige anatomische Anhaltspunkte. Der Punkt hat hierzu unmittelbaren Bezug

– z. B. liegt er im Ende der Beugefalte des Ellbogens oder er hat einen bestimmten Abstand zu dieser Struktur, der in Cun angegeben wird.

Messung mit dem Proportionalmaß Cun

Das Körper-Cun (s. Abb. 4.19 a u. b)

- Dies ist die beste Cun-Orientierung.
- Sie berücksichtigt die individuellen Körperproportionen eines Menschen.
- Alle Regionen werden individuell in Cun-Maßen angegeben – z. B. misst der Unterleib zwischen Nabel und Symphyse 5 Cun.
- Erst wenn diese Orientierung nicht möglich ist, wird die Maßeinheit des Finger-Cun (s. **Abb. 4.19 c**) verwendet.

4.8.6 Regeln der Punktauswahl

Alle Punkte wirken auf:

- Erkrankungen der zugehörigen Leitbahn
- Erkrankungen der gekoppelten Leitbahn
- die zugehörigen Zang-Fu-Organe
- Eigenschaften, Gewebe, Sinnesorgane, Emotionen, die der Wandlungsphase zugeordnet sind

Therapieplanung

- Bei der Schmerzakupunktur erfolgt die Planung hauptsächlich nach der Lokalisation des Schmerzes und des jeweiligen Leitbahnbezuges.
- Bei „inneren“ Erkrankungen erfolgt die Therapie symptombezogen oder gemäß Diagnose der Chinesischen Medizin durch Behandlung des Disharmoniemusters.

Schmerzakupunktur

Im akuten Schmerzzustand

- Lokalpunkte nach Druckdolenz (nicht ableitend oder heftig stimulieren)

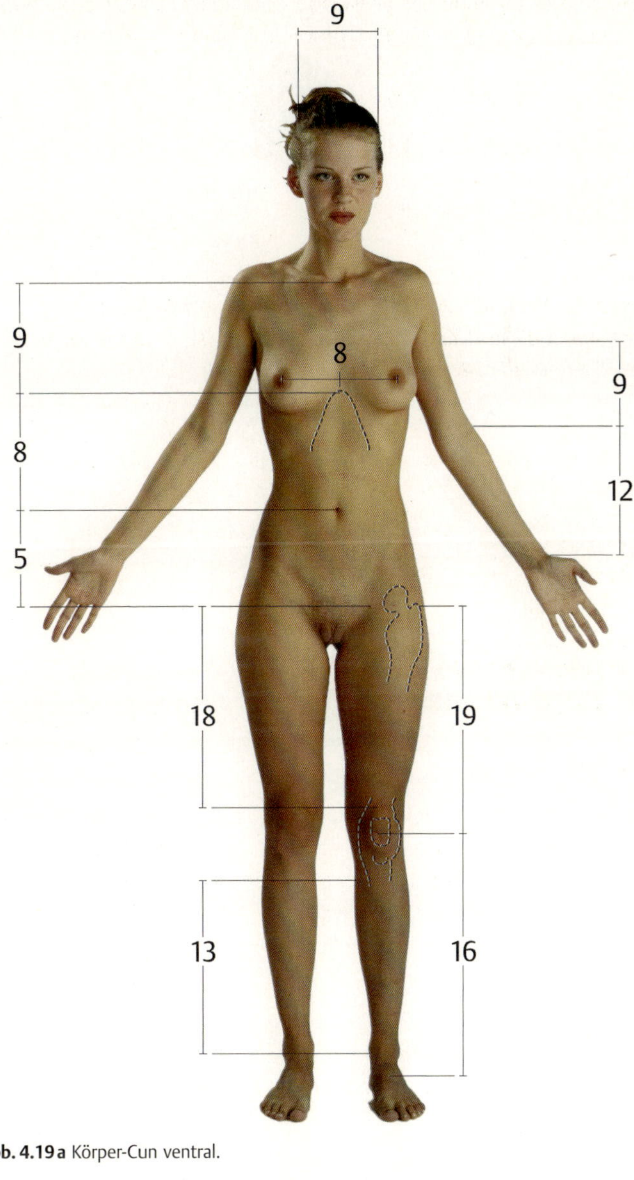

Abb. 4.19 a Körper-Cun ventral.

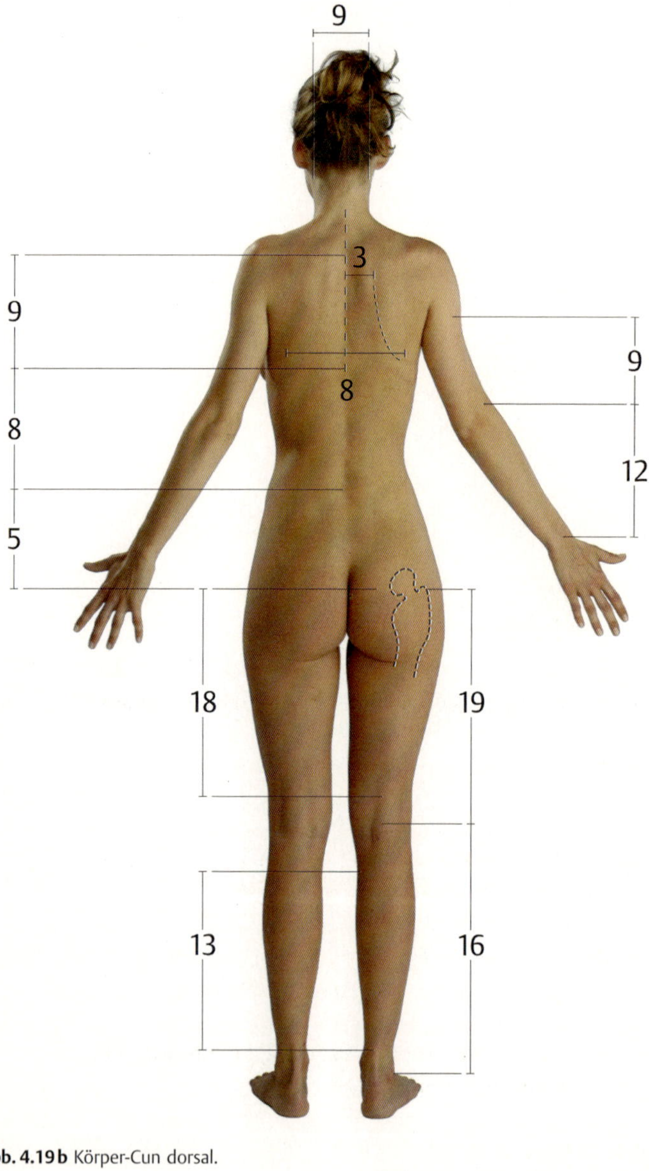

Abb. 4.19 b Körper-Cun dorsal.

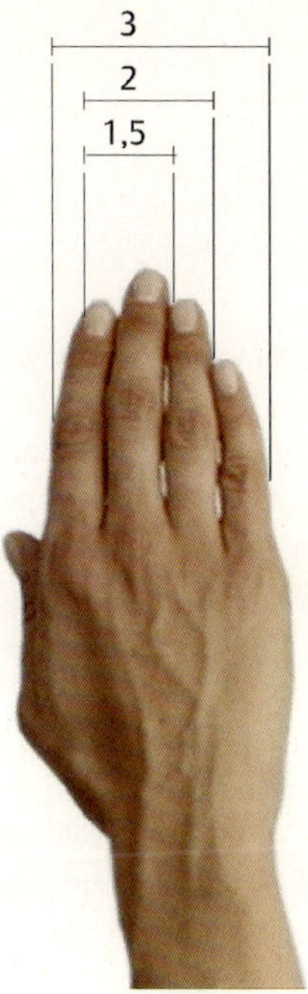

Abb. 4.19 c Finger-Cun

- Fernpunkte nach Leitbahn-/Achsenzuordnung (ableitend/heftig stimulieren)
- symptomatische Punkte

Bei chronischen Schmerzen

- Lokalpunkte nach Druckdolenz (auffüllend/schwach stimulieren)
- Fernpunkte nach Leitbahn-/Achsenzuordnung (auffüllend/schwach stimulieren)
- symptomatische Punkte
- Punkte zur Therapie der Disharmoniemuster

Es wird unterschieden, ob die Behandlung im Intervall stattfindet oder bei akut bestehenden Beschwerden.

Innere Erkrankungen

- Punkte nach Disharmoniemustern
- symptomatische Punkte

Grundlegende Therapieprinzipien

Lokalpunkte

- Meist druckdolente Punkte im betroffenen Areal eines Schmerzes oder einer Symptomatik.
- Lokalpunkte, die schon bei der Untersuchung empfindlich oder schmerzhaft sind, sollten nicht am Anfang einer Akupunkturtherapie behandelt werden. Ihre Nadelung ist dann sehr schmerzhaft. Initial eignen sich hier besser Fernpunkte, um erst den Qi-Fluss in Gang zu bringen. Schmerzen sind in der Chinesischen Medizin häufig Ausdruck einer Qi-Stagnation.
- Es ist durchaus üblich, im Bereich der Beschwerden druckdolente Lokalpunkte zu nadeln, ohne hierbei Leitbahn-Regeln zu beachten. Es muss jedoch eine Zuordnung der Beschwerden zu einer betroffenen Leitbahn erfolgen, um die (Achsen-)Fernpunkte bestimmen zu können. Wenn möglich, zieht man die klassischen Akupunkturpunkte den Ashi-Punkten (druckdolente Punkte, die keine Akupunkturpunkte sind) vor. Bei den Ashi-Punkten muss der Therapeut wissen, welche Struktur mit der Nadelspitze getroffen wird!

Fernpunkte

- Zur Therapie der (Achsen-)Fernpunkte werden vier Nadeln – je zwei an Arm und Bein distal von Ellbogen- und Kniegelenksspalt – verwendet. (Achsen-)Fernpunkte liegen auf der Leitbahn des Punktes des maximalen Schmerzes sowie auf der gekoppelten Leitbahn (s. **Abb. 4.20**).
- Die Fernpunkte für den Kopf liegen distal des Hand- und Sprunggelenkes, für den Bereich Schulter-Nacken liegen sie oberhalb der Gelenke auf Unterarm und Unterschenkel, die Punkte für Abdomen und LWS kurz unterhalb des Ellbogen- und Kniegelenkspaltes.

Merke *Je proximaler das Ereignis liegt, desto distaler liegen die Punkte.*

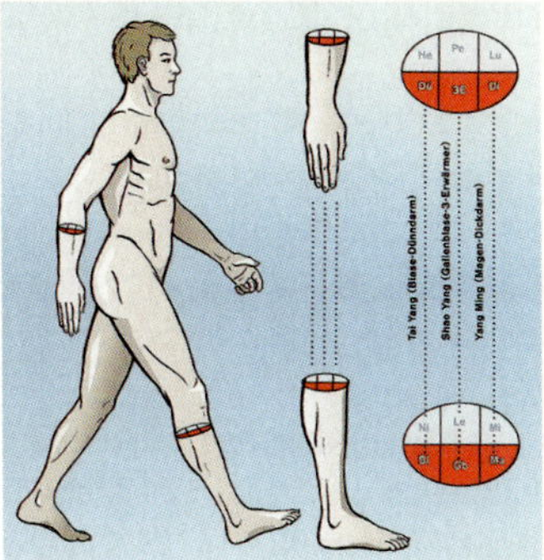

Abb. 4.20 Leitbahn-Achsen (s. **Abb. 4.14**)

- Der Begriff Fernpunkt wird auch für die folgende Kategorie der symptomatischen Punkte verwendet. Wir finden die Trennung in Achsen-Fernpunkt und symptomatische Punkte aber klarer.

Ergänzend zu diesem Standardvorgehen ist folgendes Therapieverfahren möglich:

- Dorsale Shu- und Mu-Punkte werden gleichzeitig für 5 bis maximal 10 Min. in Seitenlage genadelt. Danach wird die übliche Behandlung angeschlossen, je nach Therapiekonzept verweilen hierbei entweder die Shu- oder Mu-Punkte.

Symptomatische Punkte

- Punkte zur Therapie von bestimmten Symptomen:
  - Pe 6 (Übelkeit, Erbrechen)
- Punkte zur Therapie äußerer pathogener Faktoren:
  - Wind: Di 4, 3E 5, Gb 20, Gb 34 (innerer Leber-Wind), LG 16, Le 3
  - Kälte: Di 4,
  - Nässe, Feuchtigkeit: Mi 3, Mi 6, Mi 9, Ma 40 (Schleim), Bl 20, Le 13
  - Trockenheit: Lu 7/Ni 6, Lu 5, Di 11 (meist kein pathogener Faktor)
  - Hitze: Di 4, LG 14, Ma 44, Le 2, Di 11, Bl 40
- Punkte zur Therapie von Schmerzen: Di 4, Ma 44, Dü 3
- Punkte mit Shen sedierender Wirkung: LG 20, Ex-KH 1, He 7, Shen Men (OP 55), Bl 62
- Punkte mit allgemein tonisierender Wirkung: KG 6, KG 8 moxen, Ma 36, Mi 6

- Punkte zur Stabilisierung des Immunsystems: LG 14, Di 11, Ma 36, Mi 6
- Bei **Störungen der Zang-Fu-Organe** handelt es sich meist um Leere-Störungen. Somit werden hier tonisierende Techniken aufgeführt:
  - Dorsale Shu- und Mu-Punkte werden gleichzeitig für 5 bis max. 10 Min. genadelt. Danach wird eine übliche Behandlung angeschlossen, wobei zumindest ein Paar der Nadeln entsprechend der gewünschten Lagerung gezogen wird.
  - Ähnlich gute Wirkung erzielt man durch gleichzeitige Behandlung der dorsalen Shu- und des Yuan-Punktes des Organs. Dies geht gerade bei Rückenbeschwerden sehr gut.
  - Eine weitere tonisierende Kombination ist die gleichzeitige Behandlung des Yuan-Punktes des betroffenen Organs mit dem Luo-Punkt der gekoppelten Leitbahn.
- **Störungen der Hohlorgane (Fu)** werden über Mu- und He-Punkte des betroffenen Organs behandelt.
- Bei **Fülle-Störungen** behandelt man entsprechend den Sedierungspunkt und den Sohn-Punkt der Wandlungsphase.
- Bei **Leere-Störungen** behandelt man entsprechend den Tonisierungspunkt und den Mutterpunkt der Wandlungsphase.

4.9 Indikationen, Kontraindikationen und Nebenwirkungen

4.9.1 Indikationen

Akupunktur reguliert Funktionsstörungen = Qi-Störungen, es löst Blockaden und Stasen. Akupunktur wirkt ausgleichend, führt zur Mitte hin – dem energetischen Idealzustand zwischen Yin und Yang.

Merke *Akupunktur wirkt:*
- *schmerzlindernd*
- *spannungsregulierend (tonisierend, sedierend)*

- *psycho-vegetativ regulierend*
- *immunmodulierend*
- *durchblutungsregulierend*
- *abschwellend*

Außer der umfänglich bekannten Akupunkturtherapie bei Schmerzen lassen sich besonders folgende Funktionsstörungen mittels Akupunktur behandeln:

- Muskeltonusstörungen
- psycho-vegetative Störungen
- neurologische Störungen
- Störungen des Immunsystems/Allergien
- Ödeme/Ergüsse
- Durchblutungsstörungen

Im Kap. 7 wird die Anwendung entsprechend westlichen Krankheitsbildern aufgeführt.

4.9.2 Kontraindikation

Der Patient muss die Einsicht in die Therapie haben und die Nadeln in der gesetzten Position belassen. Akute Psychosen, demente Patienten oder kleine Kinder, die diese Einsicht nicht haben, können daher nicht behandelt werden.

Merke *Selbst bei akut bedrohlichen Zuständen kann Akupunktur unterstützend angewendet werden. Die Anwendung darf aber nicht zu einer Verzögerung akut notwendiger schulmedizinischer Therapien oder Operationen führen.*

In der Schwangerschaft gibt es typische Störungen, die mittels Akupunktur gut behandelt werden können. Es gilt eine strenge Indikationsstellung, aber es besteht keine Kontraindikation.

Relative Kontraindikationen

- **Verletzungsgefahr** ergibt sich bei der Behandlung, wenn nicht dauerhaft eine sichere Nadellage gewährleistet ist. Da Akupunkturpunkte oft nahe an Nerven, Gefäßen oder Organen (z. B. Lunge) liegen, darf eine Nadel nicht ungeplant verrutschen. Eine entsprechende Erklärung sollte dem Patienten im Aufklärungsgespräch gegeben werden. Eine Änderung der Nadellage wird häufig durch das falsche Zudecken der Patienten bewirkt.
- **Erhöhte Blutungsgefahr,** z. B. unter Marcumartherapie, bedarf einer besonders sorgfältigen Nadelung, Lagerung des Patienten und Nadelentfernung.
- **Ausgeprägte energetische Schwächezustände** werden durch Akupunktur eher verstärkt; hier sind Moxibustion und chinesische Phytotherapie besser geeignet.
- **Infizierte Hautstellen** dürfen nicht behandelt werden, da eine Infektionsgefahr für die tiefen Schichten besteht. Beim Herpes zoster behandelt man z. B. die effloreszensfreien, benachbarten Areale.

4.9.3 Nebenwirkungen

- Zu stark sedierende Akupunktur führt zu vegetativen Reaktionen mit Ermüdung und hypotoner Kreislaufdysregulation.
- Es kann eine Verschlechterung der therapierten Erkrankung eintreten, die nicht gewünscht ist.

Verletzungen, Komplikationen

- Gelegentlich treten an der Einstichstelle Hämatome auf, sie sind die häufigste Nebenwirkung der Akupunktur.
- Ein Kollaps während oder direkt nach der Therapie ist eine Orthostase-Reaktion. Patienten sollten daher im Liegen behandelt werden, nicht von der Liege „flüchten" müssen und ggf. nach der Behandlung Wasser trinken.
- Selten treten Schmerzen oder Sensibilitätsstörungen durch Nervenirritationen und Urtikaria durch die Behandlung auf.

- Verbrennungen bei Moxatherapie müssen sicher vermieden werden.
- Organverletzungen, Pneumothorax, Nerven- oder Gefäßverletzungen dürfen bei sachgemäßer Nadelung nicht auftreten.
- Patienten, die stark sedierend behandelt wurden und Kreislaufprobleme nach der Sitzung haben, sollten in der Praxis verweilen, bis sie wieder „verkehrstüchtig" sind oder abgeholt werden.
- **Aufklärungspflicht** besteht für die Hämatome/Hautblutungen und die Möglichkeit der Kreislaufreaktion. Diese Aufklärung muss schriftlich dokumentiert werden.

4.10 Akupunkturtechnik – Stichtechniken

4.10.1 Halten der Akupunkturnadel

- Die Akupunkturnadel wird zwischen Daumen und Zeigefinger, am unteren Ende des Griffes festgehalten (s. **Abb. 4.21**).
- Ein Finger der gleichen oder der anderen Hand berührt, vor Auftreffen der Nadel, die Haut des Patienten unmittelbar neben dem geplanten Einstich.
  - Dies ist wichtig, um ein Verschieben der Haut gegenüber der Muskulatur zu vermeiden.

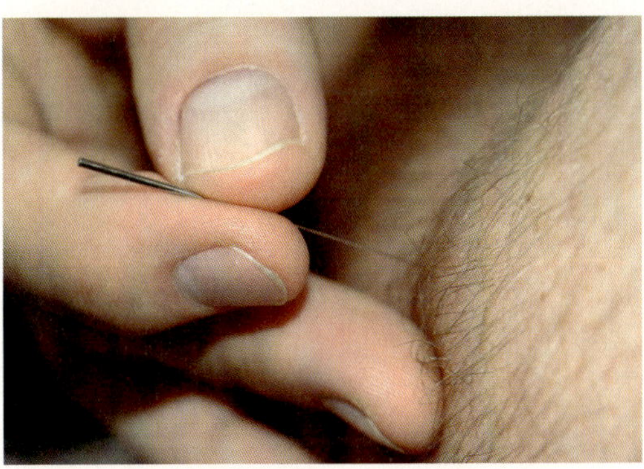

Abb. 4.21 Nadelhaltung

- Außerdem wird hierdurch im Sinne des Gegenirritationsprinzips der Einstich möglichst schmerzarm gehalten.
- Die Nadel sollte nach dem Einführen möglichst in der gewählten Einstichposition verbleiben. Ausnahmen sind sedierende Nadeltechniken z. B. an Schmerzpunkten.

Besondere Bedingungen

Neben der beschriebenen Standardtechnik gibt es besondere Bedingungen der Nadelhaltung beim Nadeln mit Führungsröhrchen bzw. beim Gebrauch von sehr langen Akupunkturnadeln (z. B. 10 cm).

- Bei der Benutzung von Führungsröhrchen ist zu beachten, dass die Nadel um die Hautdicke aus dem Führungsröhrchen herausragt. Nur so kann sie ausreichend tief die Haut penetrieren und nach dem Entfernen des Röhrchens bereits senkrecht stehen.
- Beim Nadeln mit Führungsröhrchen wird unmittelbar nachdem der Nadelgriff mit dem Zeigefinger durch die Haut geklopft wurde, mit der gleichen Hand das Röhrchen entfernt.
- Die freie Hand fasst die Nadel anschließend und führt sie in die Tiefe.

4.10.2 Der Einstich

- Er soll senkrecht zur Haut erfolgen, um durch diese Stellung der Nadelspitze die optimale Penetration zu ermöglichen.
- Der Einstich durch die Haut sollte schnell erfolgen.
- Anschließend wird die Nadel bis zum Auftreten des De-Qi-Gefühls sondierend in die Tiefe geführt.
- Nachdem die Haut penetriert wurde, kann die Nadel, falls gewünscht, in die entsprechende Richtung gekippt werden.
- An Körperstellen, wo ein Knochen nahe unter der Nadel liegt (z. B. auf der Stirn, Lu 7), bildet man vor dem Nadelstich eine lockere Hautfalte, um die Haut vom Knochen abzuheben (nicht kneifen!; s. **Abb. 4.22**). Man sollte die Haut dabei so fassen, dass man den Akupunkturpunkt zwischen Daumen und Zeigefinger nimmt. Die Nadel wird dann tangential meist am proximalen Beginn der Hautfalte eingestochen und subkutan vorgeschoben, bis man sie zwischen den Fingern am Akupunkturpunkt spürt. Bei korrekter Nadellage lässt man die Haut wieder los. Manipulation der Nadel erfolgt nur mit erneuter Hautfalte! Beim Ziehen der Nadel wird die Haut distal der Nadelspitze fixiert und die Nadel entsprechend der Stichrichtung zurückgezogen.
- Unterstützt werden kann das schmerzarme Nadeln durch Atemtechniken. Beim Ausatmen entspannt der Patient – dies ist der optimale Zeitpunkt für schmerzarmes Nadeln. Beim ausatmensynchronen Nadeln weiß der Patient außerdem, wann die Nadeln gesetzt werden und wird durch Konzentration auf seine Atmung etwas abgelenkt.

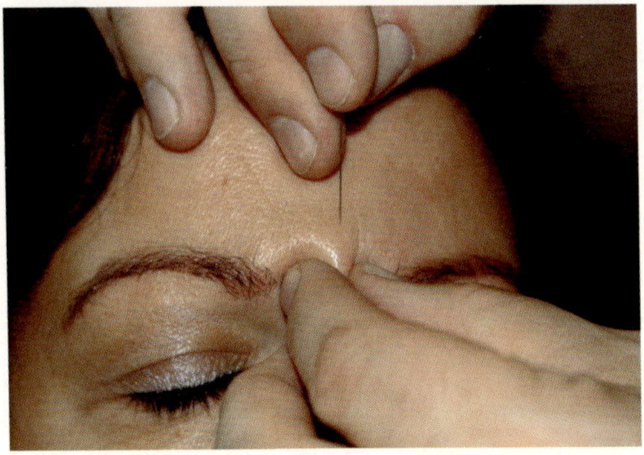

Abb. 4.22 Nadelung mit Hautfalte.

De Qi

Der Begriff bezeichnet die Sensation, die charakteristisch ist für eine richtig durchgeführte Nadelung.

- Häufig empfindet der Patient in der Tiefe ein Schweregefühl oder ein dumpfes Ziehen.
- Auch ein Taubheitsgefühl, Kribbeln, Wärme- oder Kältegefühl kann vorkommen.
- Manchmal wird auch eine Fortleitung im Leitbahnverlauf wahrgenommen.

Bei ableitender = sedierender Therapie, z. B. Di 4 in der Schmerztherapie, soll das De-Qi-Gefühl intensiv ausgelöst werden.

De Qi muss abgegrenzt werden von einem spitzen Hautschmerz oder Verletzungsschmerz durch Nerven- oder Knochenhautpunktion.

- Tritt bei der Nadelung ein sehr intensives helles elektrisches Gefühl auf, ist dies auf eine Nervenirritation zurückzuführen.
- In diesen Fällen wird die Nadel zurückgezogen, das Schmerzgefühl verschwindet dann nach kurzer Zeit.

4.10.3 Verweildauer der Nadel

Die Verweildauer der Nadel hängt eng mit dem Krankheitsbild und der Reizstärke zusammen. Sie schwankt je nach Indikation zwischen wenigen Minuten bis zur Dauernadelung. Die Chinesische Medizin beschreibt Energiezyklen von 20 Min. wie eine komplette Sinusschwingung. Für die Behandlung werden häufig Zeiten von 20 – 40 Min. gewählt. Ein Patient kann aber durchaus empfinden, wann die Nadeln entfernt werden sollen und so die richtige Behandlungszeit vorgeben.

Akute, heftig schmerzhafte Krankheitsbilder

Diese sind gemäß Ba Gang der **Fülle** zuzurechnen.

- Die Nadel bleibt meist nur relativ kurze Zeit liegen. Während der kurzen Nadelverweildauer erfolgt eine heftige Stimulation = ableitende Reizsetzung.

- Diese kurze Nadelverweildauer mit heftiger Reizsetzung kommt in der Praxis bevorzugt in der Akuttherapie zum Tragen.
- Sie setzt einen energetisch kräftigen Patienten voraus, der den starken kurzen Reiz zur Gegenregulation für seine Funktionsstörung benötigt.
- Die Therapie kann in kurzen Abständen bis zu mehrmals täglich wiederholt und durch Elektrostimulation der Nadel unterstützt werden.

Chronische, weniger heftige Krankheitsbilder

Diese Krankheitsbilder mit energetischen Schwächezuständen werden gemäß Ba Gang der **Leere** zugerechnet.

- Hier wird die Nadel ohne Stimulation 20–30 Min. belassen.
- Es erfolgen meist 1–2 Therapien pro Woche.

4.10.4 Entfernen der Nadel

- Auch hier sollte die Haut vor Bewegen der Nadel fixiert sein. Man kann mit beiden Händen arbeiten oder mit der gleichen Hand die Haut fixieren.
- Wichtig ist, dass die Haut nicht durch die Nadel angehoben wird, um dann zurückzuschnellen; dies kann zu Hämatomen führen.
- Die Nadel wird gegen die Stichrichtung langsam aus der Haut gezogen. Tritt ein Tropfen Blut aus, sollte der Punkt bei auffüllender Nadeltechnik mit einem Tupfer „geschlossen“ werden, bei ableitender Technik ist dies nicht nötig.
- Punkte der behaarten Kopfhaut neigen zu stärkerem Bluten.

Merke *Es muss sichergestellt sein, dass Nadeln nicht unbeabsichtigt verbleiben.*

4.10.5 Nadelwahl

- Nadelmaße werden in Millimeter angegeben.
- Die erste Zahl bezeichnet die Nadelbreite, die zweite Zahl die Länge der Nadel ohne Griff. Eine Standardnadel z. B. der Größe 0,30 × 30 ist also 0,3 mm dick und ohne Griff 30 mm lang (s. **Abb. 4.23**).

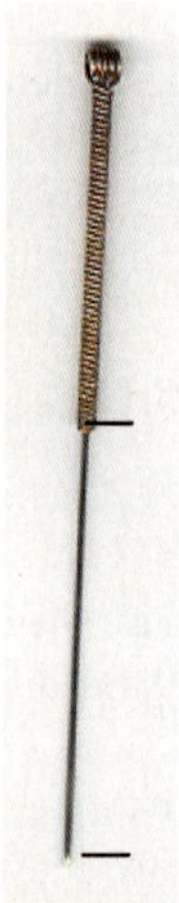

Abb. 4.23 Akupunkturnadel: Griff und freie Nadel.

4.10.6 Zielstruktur

Die zu erreichende Zielstruktur des Gewebes bestimmt sowohl die zu wählende Nadellänge als auch die Nadelstärke.

- Gilt es, tiefer gelegene Strukturen, z. B. myofasziale Triggerpunkte der Glutaealmuskulatur, zu erreichen, sind lange Nadeln notwendig.
- Nadelungen der meisten Punkte erfordern Nadellängen von ca. 30 mm und Durchmesser von 0,25 – 0,3 mm.
- Bei Akupunkturpunkten ohne viel „Fleisch" unter der Nadel (z. B. in der Stirnregion) empfehlen sich kürzere, aber nicht unbedingt dünnere Nadeln. Ziel ist es, ein Wackeln der Nadel z. B. durch Stirnrunzeln zu vermeiden.

4.10.7 Genadelte Region

- Empfindliche Regionen, z. B. Handgelenk, Knöchelinnenseite bzw. Gesicht und Ohr, werden mit kurzen Nadeln (15 mm) eines Durchmessers von 0,2 mm genadelt.
- An Körperstellen, die keine tiefe Nadelung zulassen, bevorzugt man kurze Nadeln und setzt die Nadeln tangential. Es soll vermieden werden, dass die Nadeln sich in der Haut bewegen, z. B. atemsynchron oder mit der mimischen Muskulatur.
- In den übrigen Körperregionen bestimmt eher die Zielstruktur Nadellänge und -dicke.

4.10.8 Empfindlichkeit/Ängstlichkeit des Patienten

- Bedingt durch die geringere Haut- und Unterhautdicke ist es möglich, bei Kindern kurze Nadeln zu verwenden.
- Bei ängstlichen Erwachsenen kann die kurze dünne Nadel nur benutzt werden, wenn die Zielstruktur nicht tiefer liegt.
- Werden Nadeln eines sehr geringen Durchmessers gewählt, ist das Setzen der Nadel – bedingt durch deren Biegsamkeit – oft schwierig.
- Zu Beginn einer Therapiesitzung sollte man weniger schmerzhafte Punkte wählen. Punkte des größten Schmerzes sollten erst nach einer über Peripheriepunkte ableitenden Therapie genadelt werden oder es sollte der gleiche Punkt auf der Gegenseite gewählt werden.
- Bei Kindern unter 5 Jahren sowie bei extrem ängstlichen Kindern und Erwachsenen kann mit Laserakupunktur gearbeitet werden.

4.10.9 Reizstärke

Die zu wählende Reizstärke orientiert sich am energetischen Gesamtzustand des Patienten, der gemäß Ba Gang durch Fülle oder Leere definiert wird. Fülle und Leere berücksichtigen sowohl das Krankheitsbild als auch die Kondition (gegenwärtiger Allgemeinzustand) des Patienten.

- **Fülle-Krankheitsbilder** stellen heftige Körperreaktionen (z. B. heftige Schmerzen, kräftiger Husten, starker Schwindel) dar.
- **Leere-Krankheitsbilder** weisen schwächere Körperreaktionen bei einem chronischen Krankheitsverlauf auf.

4.10.10 Fülle-Krankheitsbilder

- Fülle-Krankheitsbilder benötigen einen **starken Reiz.** Dieser wird als sedierender (ableitender, dispergierender) Reiz bezeichnet. Eine ableitende Stimulation (ca. 1 – 2 Min.) bedarf eines intensiven De-Qi-Gefühls.
- Bei Fülle-Krankheitsbildern kann die energetische momentane Patientenkondition einer Leere (Patientenverfassung) dazu führen, dass der heftige Nadelreiz nicht toleriert wird.
- Vorübergehende Schwächezustände nach Schlafdefizit (z. B. Nachtdienst, Infekt) erlauben auch bei akuten Krankheitsbildern nur schwache = auffüllende Reizsetzung. Diese wiederum erfordert eine längere Nadelverweildauer bis hin zu 20 – 25 Min.

4.10.11 Leere-Krankheitsbilder

- Leere-Krankheitsbilder benötigen einen **schwachen Reiz.** Dieser wird als tonisierender (auffüllender) Reiz bezeichnet.
- Auffüllende Reizsetzung bedeutet, dass die Nadel bis zum Punkt in die Tiefe geführt wird. Anschließend wird sie 20 – 40 Min. in dieser Position belassen.

4.11 Anamnese und Diagnostik

Auch in der Chinesischen Medizin ist – wie in der Schulmedizin – die Diagnose die Voraussetzung zur erfolgreichen Therapie. Die Übertragung von westlichen Diagnosen auf ein chinesisches Behandlungskonzept ist allerdings meist nicht möglich. Ein Kernspinbefund beispielsweise liefert keine Hinweise auf indizierte Akupunkturpunkte. Die Behandlungsgrundlage chronischer Erkrankungen bildet die chinesische Syndromdiagnose, die zu empirisch bewährten Punktkonzepten führt. Schmerzen des Bewegungsapparates werden nach Lokalisation, Leitbahnachse und symptomatischen Punkten therapiert. Bei inneren Erkrankungen orientiert sich die Behandlung an vorhandenen Einzelsymptomen oder Disharmoniemustern. Ein Wechsel der Beschwerdesymptomatik findet dabei in jeder Sitzung Berücksichtigung.

4.11.1 Biao und Ben

In der Chinesischen Medizin unterscheidet man bei Erkrankungen Biao (Zweig) und Ben (Wurzel), verglichen mit einem Baum.

- **Biao** zeigt die äußerlich sichtbaren, offensichtlichen Symptome einer Erkrankung.
- **Ben** zeigt die zugrunde liegende Störung, meist in der Ebene der inneren Organe.

Bei häufigen Erkältungen z. B. versteht man unter Biao die Grippesymptome der Atemwege, während dem Begriff Ben die Schwäche des Wei Qi – häufig in Abhängigkeit vom Jing der Nieren-Essenz – zugerechnet wird.

- Bei der Behandlung wird man oft zunächst die aktuellen Symptome des Biao berücksichtigen.
- Dauerhafte Erfolge erfordern aber Beachtung der Therapie des Ben-Aspektes.

So kommt beim stark schmerzenden chronischen LWS-Syndom z. B. zuerst eine ableitende = sedierende Schmerztherapie zum Einsatz; mit dem Nachlassen der Schmerzen wird aber zunehmend das Nieren-Yang z. B. durch Moxa tonisiert. Beginnt man sofort mit einer überwiegend tonisierenden Therapie, tonisiert man den Schmerz, d. h., der Schmerz wird verstärkt.

Eine Syndromdiagnose definiert den betroffenen Bereich und die Form der Störung, z. B. aufsteigendes Magen-Feuer (Refluxösophagitis). Beispiel: Schwäche des Milz-Yang und Nieren-Yang (intestinale Candidiasis mit depressiver Stimmungslage oder Diabetes mellitus Typ 2b). Bei letzter Diagnose ergibt sich daraus ein Therapieprinzip wie „Mitte stärken, Milz wärmen, Nieren-Yang wärmen". Daraus wiederum folgt die Punktekombination zur Behandlung.

Merke *Biao muss nicht erfragt werden – über diese Beschwerden klagt der Patient beim ersten Arztkontakt. Ziel der chinesischen Diagnostik ist bei unbefriedigendem Therapieerfolg bei alleiniger Berücksichtigung des Biao das Erkennen der Wurzel, des Ben, um hierdurch eine Syndromdiagnose mit Therapiekonzept nach Chinesischer Medizin zu erstellen.*

4.11.2 Diagnostische Kriterien (Ba Gang)

Ba Gang, die acht Leitkriterien, sind Grundlage der Interpretation der erhobenen Befunde. Yin und Yang stellen übergeordnete Kategorien dar. Außen, Hitze und Fülle gelten als Yang-Aspekte, Innen, Kälte und Leere im Gegensatz hierzu als Yin-Aspekte.

Folgende Fragen ermöglichen eine Zuordnung gemäß Ba Gang:

- **Außen – Innen:** Wo ist der pathogene Prozess lokalisiert?
- **Hitze – Kälte:** Liegen Zeichen von Hitze oder Kälte vor?
- **Fülle – Leere:** Wie ist die energetische Situation?
- **Yin – Yang:** Wie ist das Krankheitsbild insgesamt zu klassifizieren?

Außen – Innen (Biao – Li)

Außen-Syndrom

Hier liegt eine Funktionsstörung in der äußeren Körperschicht vor. Außen-Syndrome betreffen in der Chinesischen Medizin Störungen in der Haut und Muskulatur, sie betreffen das Wei Qi sowie die Leitbahnen

Außen-Syndrome treten auf als:

- akute (grippale) Infekte
- Leitbahnerkrankungen

Bei Funktionskreisstörungen der Lunge (akuter grippaler Infekt) handelt es sich um eine akute Erkrankung mit kurzer Krankheitsdauer und ggf. schweren Symptomen.

Innen-Syndrom

Hier liegt eine Funktionsstörung der inneren Körperschichten vor, als Störung von:

- Zang-Fu
- Qi
- Blut
- Essenz-Jing

Beachte *Zunge und Puls sind bei Innen-Syndromen häufig verändert.*

Kälte – Hitze (Han – Re)

Hitze und Kälte beziehen sich auf die Relation von Yang und Yin im Körper, durch die Hitze oder Kälte entsteht.

Kälte-Syndrom

- kalte Extremitäten, Verlangen nach Wärme, blasses Gesicht
- Kälte verschlechtert, Wärme bessert
- Zunge hell mit weißem Belag
- Puls langsam
- Urin hell, reichlich dünner, ungeformter Stuhl

Hitze-Syndrom

- Fieber, Verlangen nach kalten Getränken, trockener Mund, rotes Gesicht
- Hitze verschlechtert, Kälte bessert
- Zunge rot, evtl. gelblicher Belag
- schneller Puls
- wenig dunkler Urin

Beachte *Es gibt Hitzezeichen mit scheinbarer Yang-Fülle bei ausgeprägter Yin-Leere. Sie werden anders behandelt und müssen daher abgegrenzt werden.*

Yin – Yang

Es ist möglich, Yin und Yang isoliert zu betrachten. Yin entspricht den Ba-Gang-Aspekten Kälte, Innen und Leere, Yang den Aspekten Hitze, Außen und Fülle. In der Praxis ist für die Syndromdiagnostik allerdings eher die Kombinationsbetrachtung von Yin und Yang für Diagnose und Therapie relevant.

Kombinationsmöglichkeiten von Fülle/Leere mit Hitze/Kälte:

- Fülle-Hitze = Yang in Fülle (Kombination von Fülle und Hitze)
- Leere-Hitze = Yin-Leere (Kombination von Leere und Hitze)
- Fülle-Kälte = Yin in Fülle (Kombination von Fülle und Kälte)
- Leere-Kälte = Yang-Leere (Kombination von Leere und Kälte)

Merke *Zitat aus dem Huang Di Nei Jing:*

- *Das üppige Yin führt zur Kälte.*
- *Das üppige Yang führt zur Hitze.*
- *Das schwache Yang erzeugt Kälte.*
- *Das schwache Yin erzeugt Hitze.*

Pathogene Faktoren

Pathogene Faktoren sind häufige Auslöser von Erkrankungen in der Chinesischen Medizin. Sie zu erkennen sind wesentliche Punkte der Anamnese. Es gibt die äußeren und die inneren pathogenen Faktoren.

Diese sind nicht der ursächlich auslösende Faktor einer Erkrankung, sondern sie repräsentieren das momentane Bild der Erkrankung (verglichen mit den Klimafaktoren in China).

Äußere pathogene Faktoren

- Wind
- Kälte
- Nässe
- Hitze
- Sommerhitze
- Trockenheit

Wind

- Wind befällt v. a. die obere Körperregion und die oberflächlichen Schichten der Haut, Muskeln und Atemwege.
- Charakteristisch ist der plötzliche Beginn, rascher Wechsel von Ort und Intensität der Beschwerden.
  - Windstörungen treten oft in Kombination mit Kälte, Hitze oder Feuchtigkeit auf.
- Symptome: plötzliche Schmerzen, Hautjucken, Urtikaria, Schwindelgefühl, Nackensteifigkeit, Lähmungen, Paresen.
- Punkte, die Wind-Feng-Störungen behandeln, sind: Gb 20 (Feng Chi), Gb 31 (He Gu), 3 E 5 (Wai Guan).
- Innerer Wind der Leber mit Verspannungen und Krämpfen: Gb 34 (Yang Ling Quan), Le 3 (Tai Chong).

Kälte

- Kälte greift meist die Oberfläche der Blasenleitbahn an.
- Innere Störungen betreffen Milz, Magen und Nieren.
  - z. B. durch den Verzehr von Rohkost, geeisten Getränken, Zitrusfrüchten, Zucker.
- Durch die Abwehrkräfte des Körpers kann innere Kälte in Hitze umgewandelt werden, z. B. ein Rheumaschub.
- Symptome: Kälteaversion, Kälte der Extremitäten, der Lumbalregion oder des Abdomen, wässrige Sekrete (Fließschnupfen), Polyurie, tiefer dumpfer Schmerz, Verspannungen der Muskulatur, kein Schweiß, kein Durst.
- Akupunkturpunkte: Di 4, Di 11, 3 E 5, LG 14, Bl 40.

Hitze

- Hitze ist Ausdruck akuter, meist infektiöser Erkrankungen.
- Befällt obere und äußere Regionen meist kombiniert mit Feuchtigkeit: Fieber, Appetitmangel, Schweregefühl, Druckgefühl im Thorax, dicke schleimige Sekrete und Zungenbelag.
- Symptome: hohes Fieber, Schwitzen, Durst, Unruhe, Oligurie, Kopfschmerzen.
- Akupunkturpunkte: Di 4, Di 11, 3 E 5, LG 14, Bl 40.

Feuchtigkeit

- Feuchte Hitze ist häufig ein Restzustand von Infekten.
  - Feuchte Kälte ist oft bedingt durch Ernährungsfehler mit zuviel Zucker und Milchprodukten.
- Feuchtigkeit sinkt ab; die Beschwerden konzentrieren sich auf den unteren 3 E und die Beine.
- Symptome: Beinödeme, Fluor vaginalis, schleimig klebriger Stuhl, trübe Körperabsonderungen, nässende Hautveränderungen, schmieriger weißer Zungenbelag.
- Akupunkturpunkte: Mi 3, Mi 9, Ma 40, Bl 20, Le 13.

Trockenheit

- Es gibt eine kühle und eine warme Trockenheit.
- Lunge und Körperflüssigkeiten sind die Angriffspunkte dieses pathogenen Faktors.
- Äußere Trockenheit betrifft die Schleimhäute.
- Symptome: Trockene Haut und Schleimhäute, Nasenbluten, Halskratzen, trockener Husten.
  - bei kühler Trockenheit: trockene Zunge.
  - bei Wärme: zusätzlich Fieber, Schwitzen, gelber, trockener Zungenbelag.
- Akupunkturpunkte: Lu 7, Lu 5, Ni 3, Ni 6, Ni 10, Di 11.

Innere pathogene Faktoren

Dies sind die Emotionen, die die jeweilige Wandlungsphase schädigen (s. **Abb. 4.24**).

- Metall: Trauer, Kummer
- Erde: Sorgen, Grübeln
- Wasser: Angst
- Feuer: (Über)Erregbarkeit, Stress
- Holz: Wut, Zorn

Die Therapie erfolgt je nach Symptomen, die diese Faktoren verursachen.

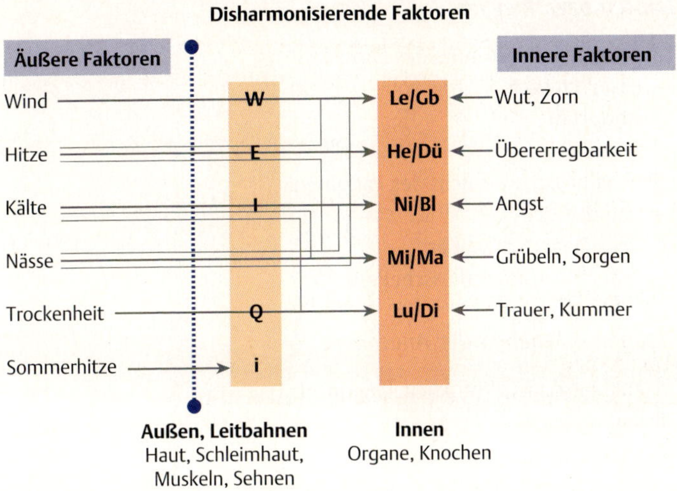

Abb. 4.24 Disharmonisierende Faktoren.

4.11.3 Untersuchungstechniken

Die vier wichtigen Grundpfeiler der chinesischen Untersuchung sind die Inspektion des Patienten inklusive Zungendiagnostik, die Beurteilung seiner Stimme, die Anamneseerhebung und die Palpation einschließlich der Pulstastung.

Sehen – Inspektion

- Beurteilung der Bewegung, Haltung
- Betrachtung des Körpers:
  - Gesichtsfarbe – Hinweis auf Befall einzelner Organe
  - Augen – Beurteilung des Shen
  - Haut und Körperzustand
- Beurteilung der Körperausscheidungen: Speichel, Auswurf, Stuhlgang, Urin
- Betrachtung der Zunge (s. u. Zungendiagnostik)

Hören bzw. Riechen

- Beurteilung der Stimme des Patienten:
  - leise, schwach, kräftig, voll
  - stotternd
  - inkohärent
- Beurteilung des Geruchs des Patienten:
  - Mundgeruch
  - Geruch des Schweißes
  - Geruch der Körperausscheidungen

Fragen – Erheben der Anamnese

- Krankheitsdauer, Krankheitsbeginn
- Fieber
- Appetit
- Stuhl- und Harnverhalten
- Schlaf
- Schmerzen:
  - Art des Auftretens
  - Tageszeit
  - Lokalisation
  - Schmerzcharakter
  - Modalitäten
- psychische Verfassung
- Menstruation
- Schwindel
- Ohrensausen

Tasten

- Palpation einzelner Körperabschnitte
- Beurteilung der Druckschmerzhaftigkeit der Mu-Punkte und dorsalen Shu-Punkte
- Hautturgor
- Tasten des Pulses (s. u. Pulstastung)

Zungendiagnostik

Die Zungendiagnostik ist einer der Pfeiler der chinesischen Diagnostik. Es erfolgt die Beurteilung der kurz heraus gestreckten Zunge bei Tageslicht, am besten bei einem nüchternen Patienten. Ein Beispiel gibt **Abb. 4.25**.

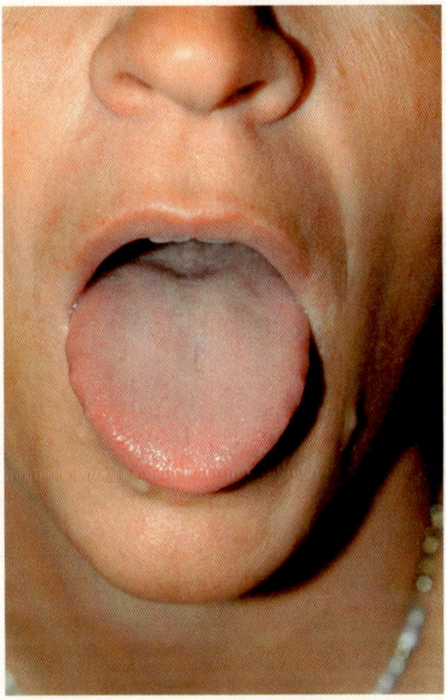

Abb. 4.25 Zungeninspektion

Beachte *Veränderung des Zungenbelags durch Nahrungsmittel, Medikamente (z. B. Diuretika), Kaffee, Tee, Rotwein oder auch Kaugummi!*

- Die Zunge gibt Hinweise auf den energetischen Zustand und die Natur des pathogenen Faktors.
- Die Zunge besitzt Areale, die einzelne Zang-Organe repräsentieren (s. **Abb. 4.26**).
- Beurteilt wird die Beschaffenheit des Zungenkörpers und des Zungenbelags mit Differenzierung von Form und Farbe.
- Die Beschaffenheit eignet sich gut zur Verlaufskontrolle der Therapie.

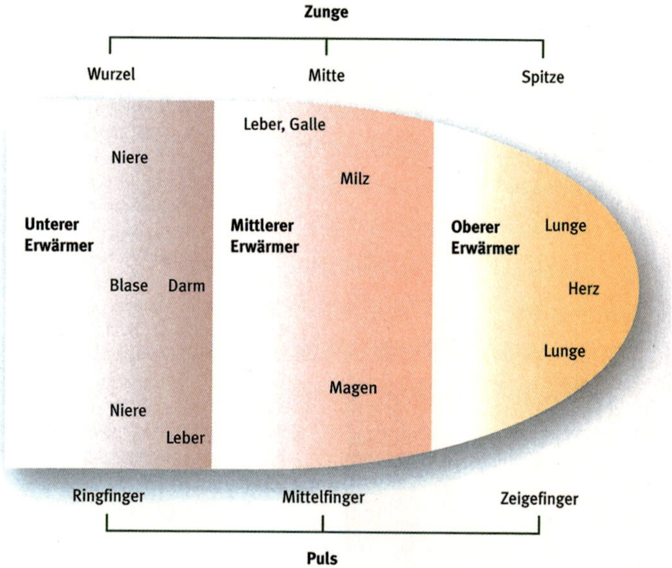

Abb. 4.26 Areale der Zunge.

Beachte *Änderungen der Zungenbeschaffenheit benötigen ungefähr eine Woche, bis sie sich manifestieren.*

Farbe des Zungenkörpers

- **blass:** Leere (Qi, Blut) oder Kältesyndrom
- **rot:** Hitzesyndrom
- **purpurfarben:** Blut-Stase

Form des Zungenkörpers

- **vergrößert:** Feuchtigkeitseinlagerung, Schwäche von Milz und Niere
- **geschwollen:** Feuchtigkeitseinlagerung, Schwäche von Milz und Niere
- **dünn:** Hinweis auf Substanzmangel (Blut, Yin)

- **rissig:**
  - konstitutionell: ohne Bedeutung
  - Trockenheit: bei Hitze, Blut-Leere
- **Zahneindrücke** am Rande: Schwäche der Milz, mit Feuchtigkeitsentwicklung
- **gestaute Zungengrundvenen:** Blut-Stase

Beweglichkeit der Zunge

- **steif:**
  - fieberhafte Erkrankungen
  - extreme pathogene Hitze
  - Schleim
- **zitternde** Zunge, Zungenbewegungen können nicht kontrolliert werden:
  - Schwäche von Qi und Blut
  - exogener oder endogener Wind bei Leberfunktionskreisstörungen

Zungenbelag

Farbe des Zungenbelags

- **weißer Belag**
  - dünn, weiß: normaler Zungenbelag oder Kälte und Leere (Yang-Leere)
  - dicker weißer Belag: Kälte und Fülle
- **gelber Belag:** Hitze und Fülle

Dicke des Zungenbelags

- **dünner Belag:** normal, Außen- oder Leere-Syndrom
- **dicker Belag:** Fülle-Syndrom

Konsistenz des Zungenbelags

- **trocken:** Hitze, Flüssigkeitsmangel (z. B. Blut-Leere)
- **feucht:** Kälte oder Feuchtigkeit (etwas Feuchtigkeit ist normal)

Pulstastung

Die Palpation des Pulses ist integraler Bestandteil der chinesischen Diagnostik. Sie gibt Hinweise auf die energetische Situation der einzelnen Speicherorgane (s. **Tab. 4.15**) und somit auf die aktuelle Kondition des Patienten. Auch die Pulsdiagnostik unterliegt Einflüssen, wie z. B. durch Medikamententherapien, die ihre Interpretation erschweren oder für die Diagnose irrelevant machen.

Tab. 4.15 Zuordnung der einzelnen Speicherorgane.

	Links	**Rechts**
Cun	Herz	Lunge
Guan	Leber	Milz
Chi	Yin-Niere	Yang-Niere

Technik der Tastung

- Tastung mit Zeige-, Mittel- und Ringfinger einer Hand
- Tastung beidhändig oder einhändig mit der bevorzugten Hand (s. **Abb. 4.27**)
- Handgelenk des Patienten entspannt lagern
- Tastung mit leichtem Druck beginnen und diesen zunehmend verstärken; dies seitengleich jeweils auf einer Tastposition

Für die Pulstastung im Bereich der Lungen-Leitbahn (A. radialis) beidseits stehen je drei Taststellen zur Verfügung:
- Cun Lu 9
- Guan 0,5 Cun proximal von Lu 9
- Chi Lu 8

Der normale Puls sollte ruhig, geschmeidig, nicht zu schnell und nicht zu langsam (60 – 80/Min.) sein; er sollte die Energie des Herzens Shen, des Magens und der Nieren enthalten.

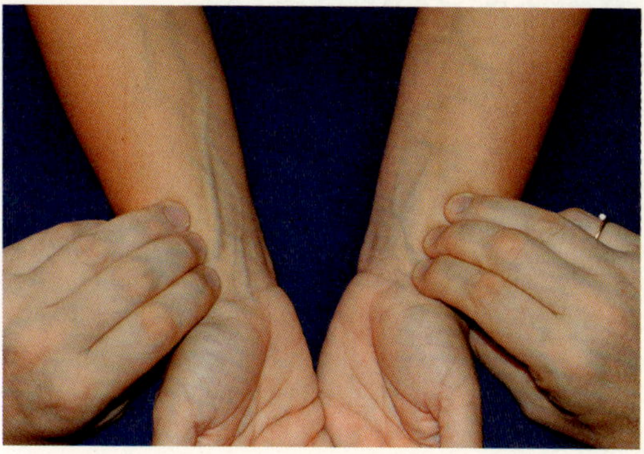

Abb. 4.27 Beidhändige Pulstastung.

Beurteilung des Pulses

Die wichtigsten Kriterien sind, ob der Puls

- oberflächlich oder tief ist
  - oberflächlich: Außen-Muster
  - tief: Innen-Muster
- schnell oder langsam ist
  - schnell: Hitze
  - langsam: Kälte
- kraftvoll oder kraftlos ist
  - kraftvoll: Fülle
  - kraftlos: Leere
- rhythmisch oder arrhythmisch ist
  - arrhythmisch: Herzfunktionskreisstörungen

4.12 Grundlagen der Schmerzakupunktur

4.12.1 Einführung

Die Behandlung akuter und chronischer Schmerzen ist eine Domäne der Akupunktur. Mittlerweile gibt es zahlreiche klinische Studien, die eine Wirksamkeit dieser Methode bei verschiedenen Schmerzarten und schmerzhaften Erkrankungen belegen. Deshalb legt die Weiterbildungsordnung für Ärzte auch einen deutlichen Schwerpunkt auf die Schmerzakupunktur und deren wissenschaftliche Grundlagen.

Schwierigkeiten bei Studien zur Akupunktur bestehen – wie bei anderen invasiven Verfahren auch – u. a. in der „Verblindung" von Untersuchern und Patienten. Diagnose- und Therapiemodalitäten sind oftmals nicht oder nur unter größter Mühe in eine reproduzierbare und aussagefähige Studienumgebung zu bringen.

Im Folgenden werden die Grundlagen der Schmerzakupunktur rein aus neurophysiologischer und -anatomischer Sicht dargelegt und daraus Handlungsempfehlungen für die tägliche Praxis abgeleitet. Die Mikrosystemakupunktur wird in einem eigenen Kapitel abgehandelt (s. Kap. 6).

4.12.2 Definition Schmerz

Definition der International Association for the Study of Pain (IASP):

„Schmerz ist eine unangenehme sensorische und gefühlsmäßige Erfahrung, die mit bereits eingetretenen oder drohenden Verletzungen einhergeht oder als solche empfunden wird."

Die IASP versucht mit der Definition, den teils komplexen Wechselwirkungen zwischen biologischen, psychischen und sozialen Faktoren bei chronischen Schmerzen gerecht zu werden.

Einerseits müssen – bedingt durch Verarbeitungs- und Wertungssysteme des zentralen Nervensystems – nicht alle Schädigungen als Schmerz empfunden werden, andererseits können Schmerzen auch ohne objektiv fassbaren Schädigungsmechanismus entstehen und wahrgenommen werden.

4.12.3 Schmerzanatomische und -physiologische Grundlagen

Eine Betrachtung von Einzelkomponenten kann dem komplexen Gesamtbild eines funktionierenden Nervensystems mit multiplen Modulations- und Rückkopplungsmöglichkeiten auf verschiedenen Ebenen nur unzureichend gerecht werden. Der Übersichtlichkeit halber werden trotzdem die einzelnen Bestandteile dargestellt:

Rezeptoren

Merke *Beteiligt an der Schmerzwahrnehmung und -hemmung sind neben den eigentlichen Nozizeptoren auch Mechanozeptoren.*

Nozizeptoren

- Sie sind überwiegend polymodale Rezeptoren, d. h., sie sind in der Lage, auf verschiedene Schädigungsreize (mechanisch, thermisch, chemisch) zu reagieren.
- Sie finden sich gehäuft in Bindegewebsräumen, der Adventitia kleiner Blut- und Lymphgefäße, im Epi- und Endoneurium sowie in Sehnen und Kapseln.
- Im Gegensatz zu vielen Mechanozeptoren benötigen sie einen vergleichsweise starken Reiz, um überschwellig erregt zu werden.
- Sie adaptieren nicht, sodass repetitive Reize i. d. R. nicht zu einer Herabsetzung der Reizbarkeit führen.
- Ihre Erregbarkeit ist modulierbar durch verschiedene Schmerzmediatoren und/oder Veränderungen der Gewebshomöostase, z. B. durch Bradykinine, Prostaglandine, Serotonin, Änderungen von pH, Sauerstoffpartialdruck.

Mechanozeptoren

- Sie geben Informationen über Druck, Geschwindigkeit und Geschwindigkeitsänderung (Beschleunigung) in den entsprechenden Körperarealen und Gewebeschichten an das ZNS weiter.
- Die verschiedenen Arten der Mechanozeptoren (s. **Abb. 4.28**) unterscheiden sich in der Anpassungsgeschwindigkeit ihrer Impulsgenerierung an den einwirkenden Reiz:
  - **Slowly-adapting (SA)-Receptors** geben bei konstantem Reiz (z. B. gleich bleibendem Druck auf die Fußsohle beim Stehen) diese Information kontinuierlich weiter, adaptieren also langsam an den Reiz. Sie werden nochmals unterschieden in
    - **SA-I-Rezeptoren**, die auf senkrecht zur Haut einwirkende Reize reagieren (z. B. Merkel-Zellen in der unteren Epidermis),
    - **SA-II-Rezeptoren,** die auf Dehnungsreize ansprechen (z. B. Ruffini-Körperchen im Korium).
  - **Rapidly-adapting (RA)-Receptors** passen sich schnell an, z. B. an einen dynamischen Reiz bei kurzem Druck auf die Haut (z. B. Meissner-Körperchen im oberen Korium).
  - **Pacinian Corpuscle (PC)-Receptors** sind auf Beschleunigungsreize reagierende Rezeptoren; sie werden gebildet durch die Vater-Pacini-Körperchen, die sich als größte Mechanozeptoren in der Subkutis befinden.

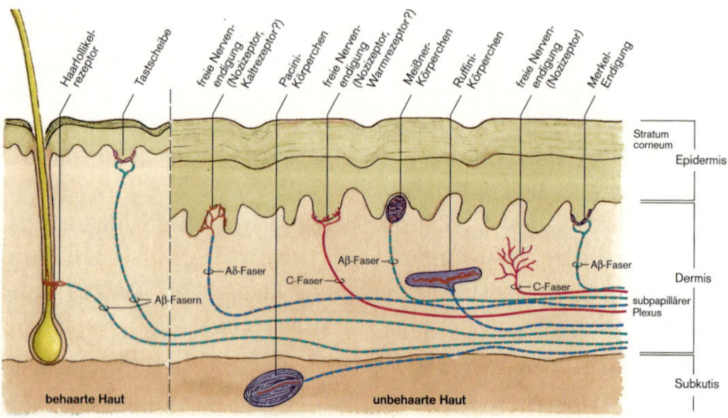

Abb. 4.28 Mechanozeptoren der Haut.

Beachte *Auch oberflächliche Reize (wie z. B. eine oberflächliche Nadelung) haben einen Effekt auf die mechanozeptive Wahrnehmung im jeweiligen Segment und somit auf die Schmerzwahrnehmung.*

Nervenleitung

Die Erregungsleitung zum (und innerhalb des) ZNS erfolgt über stark oder weniger stark (im Extremfall gar nicht) myelinisierte Nervenfasern. Die Einteilung erfolgt hierbei nach deren Faserdurchmesser (s. **Tab. 4.16**). Prinzipiell gilt: Je dicker die Nervenfasern, desto schneller erfolgt die Nervenleitung. Bis zu 50 % der sensiblen Fasern eines Hautnervs sind nozizeptiv. Die Leitung von Schmerzimpulsen erfolgt über Aδ- und C-Fasern.

- **Aδ-Fasern**
  - Sie führen Afferenzen für Temperatur, Schmerz, tiefe Druckempfindlichkeit und Gelenkstellung.
  - Sie transportieren v. a. die Empfindung von Schmerzen mit scharfem, stechendem Charakter, die gut lokalisierbar und umschrieben sind.
- **C-Fasern**
  - Sie repräsentieren das entwicklungsgeschichtlich ältere System mit langsamerer Leitung und geringerer zeitlicher und räumlicher Trennschärfe.
  - Sie transportieren Afferenzen für Temperatur, Schmerz und Jucken, also eher diffuse taktile Empfindungen von Haut und Eingeweiden.
  - Die Schmerzcharakteristik ist eher dumpf, brennend und schwer lokalisierbar.

Neben der elektrischen Leitung von Impulsen aus der Peripherie zum ZNS findet in den Nervenfasern ein Stofftransport von den Nervenzellkörpern in die Peripherie statt (antidrome Leitung), der die Beteiligung der primär afferenten sensiblen Nerven an Vasodilatation und neurogener Entzündung erklärt. Dieser Transport beinhaltet u. a. Tachykinine, also Neuropeptide mit schmerzmodulierender Wirkung, z. B.:

- **Neurokinin A** und **B** werden für das Phänomen der neurogenen Entzündung verantwortlich gemacht.

- **Substanz P** und **Neurokinin A** aktivieren Rezeptoren an postkapillären Venolen, wodurch vorübergehende Gefäßlücken entstehen und ein Gewebeödem resultiert.
- **Calcitonin-Gene-related-Peptid (CGRP)** führt zu einer neurogenen Dilatation der Arteriolen. Auslösend für diese Sekretion ist regelhaft der Axonreflex. Hierbei wird auf einen schmerzhaften Stimulus hin eine lokale Vasodilatation ausgelöst. Ursächlich sind Erregungen über kollaterale Fasern, die efferent zu den Arteriolen des betreffenden Hautgebietes gelangen. Der physiologische Nutzen des Axonreflexes liegt am ehesten in einer Sofortgewebsreaktion, um lokale Verletzungen rasch zu reparieren.

Beachte *Ein Beispiel für den Axonreflex sind die roten Areale, die sich häufig um die Akupunkturnadeln bilden. Finden sich diese Areale nicht, könnte es sein, dass die Akupunkturnadel nicht in der Nähe eines sensiblen Nervs zu liegen gekommen ist (s.* ***Abb. 4.29****).*

Auch das sympathische Nervensystem ist an der Schmerzentstehung und -modulierung der peripheren Erregungsschwelle beteiligt. Eine Sti-

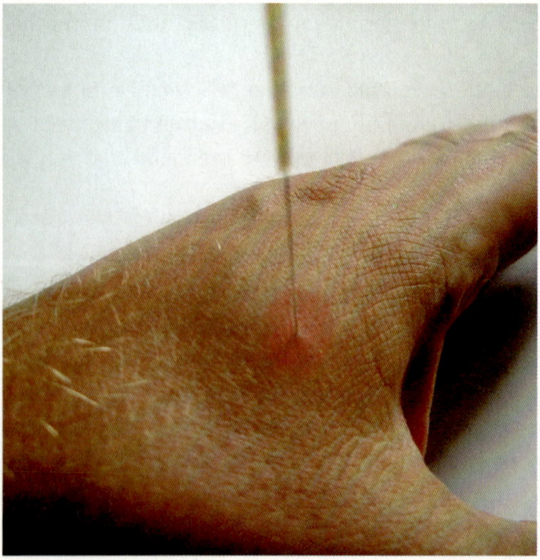

Abb. 4.29 Typischer Axonreflex nach Nadelung (Di 4).

Tab. 4.16 Einteilung der Nervenfasern.

Faserart[1]	Faserart[2]	Dicke (ca. in µm)	Funktion	Geschwindigkeit (ca. in m/s)
Aα	Ia, b	15	Motorisch zu Skelettmuskeln	100
Aβ	II	8	Hautafferenzen Berührung und Druck	50
Aψ		5	Motorisch zu Muskelspindeln	20
Aδ	III	3	Hautafferenzen Temperatur, Nozizeption	15
B		3	Sympathisch präganglionär	7
C	IV	1 (marklos)	Nozizeption	1

[1] Klassifizierung nach Erlanger/Gasser
[2] Klassifizierung nach Lloyd/Hunt

mulierung des sympathischen postganglionären Neurons kann Schmerz auslösen, wobei es v. a. über das Katecholamin Noradrenalin zu der Entstehung von Hyperalgesie kommen kann. Durch eine Sympathektomie wird eine Noradrenalin-Hyperalgesie vermindert. Darüber hinaus hat das sympathische Nervensystem einen exzitatorischen Einfluss auf die Nozizeptorentladungen.

Zentrales Nervensystem

Beteiligte Zentren

Rückenmark

Das Rückenmark besteht aus grauer und weißer Substanz, deren Grenzen allerdings fließend sind (s. **Abb. 4.30**):

- **Graue Substanz**
  - Ist vorzugsweise Lokalisation der Nervenzellen.
  - Die morphologische Unterscheidung erfolgt in Vorder-, Hinterhornanteil und Pars intermedia, in denen sich verschiedene Zelltypen finden.
  - Eine gängige Einteilung erfolgt nach zytoarchitektonischen Kriterien durch Rexed in zehn Schichten (Laminae):
    - Lamina I–VI bilden Hinterhorn
    - Lamina VII und X bilden Pars intermedia
    - Lamina VIII und IX bilden Vorderhorn
- **Weiße Substanz**
  - Ist Lokalisation der mehr oder weniger stark myelinisierten Axone.
- **Strangzellen**
  - Sind Ausgangspunkt für langverlaufende Bahnen.
- **Wurzelzellen**
  - Sind Ausgangspunkt für Axone, die z. B. über die Vorderwurzel als Motoneurone geleitet werden.
- **Schaltneurone**
  - Nehmen Verschaltungen innerhalb eines Segmentes oder über mehrere Segmente hinweg vor.

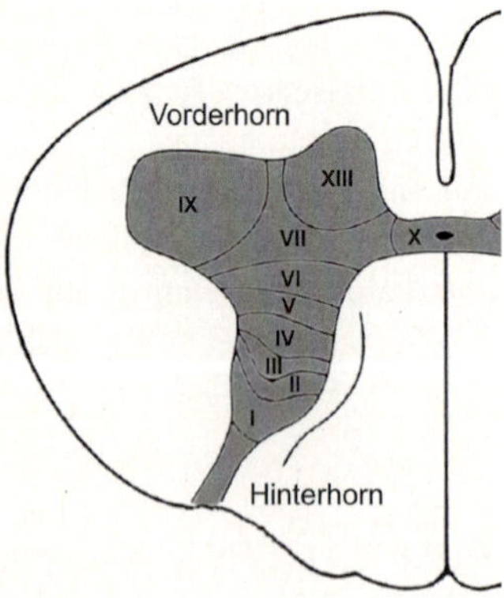

Abb. 4.30 Zonale Unterteilung der grauen Substanz nach Rexed.

Gehirn

Die verschiedenen Systeme stehen nicht unabhängig voneinander, sondern interagieren in mannigfaltiger Weise.

- **Thalamus und Hirnrinde (Thalamocorticales System)**
  - Sind wichtigste Hirnareale zur Wahrnehmung, Verarbeitung, Wertung und Bewusstmachung von Schmerzreizen.
  - Besitzen die im Frontalhirnbereich angesiedelte Fähigkeit, Schmerzreize hinsichtlich ihrer Bedrohlichkeit oder Erträglichkeit zu antizipieren.
- **Limbisches System**
  - Hat wichtigen Anteil an der Gedächtnisfunktion (Abspeichern aus dem Kurz- ins Langzeitgedächtnis).
  - Hat wichtigen Anteil an der emotionalen Gewichtung erlebter Inhalte.
- **Hirnstamm**
  - Zentren gehören einer unter- (oder noch nicht) bewussten Ebene der Schmerzwahrnehmung an.
  - Zentren stehen im Dienst der Aufmerksamkeitslenkung.

Merke *Langdauernde Schmerzen führen zu einer plastischen Veränderung und Umorganisation der beteiligten Strukturen und ihrer Interaktionsfähigkeit.*

Bei Schmerzen kommt es z. B. zu einer Verschiebung der neuronalen Kartierung, d. h. der Repräsentation von Körperarealen auf der Hirnrinde oder in anderen Hirnstrukturen. Die Repräsentationen dauernd schmerzhafter Areale dehnen sich in Nachbarbereiche aus, sodass Schmerzen schlussendlich weit außerhalb des ursprünglich schmerzhaften Gebietes wahrgenommen werden.

Afferente Schmerzleitung

Die nozizeptiven Afferenzen aus der Peripherie gelangen über Aδ- und C-Fasern zum Rückenmarkshinterhorn. Die Zellkörper der ersten Neurone liegen im Spinalganglion, hier findet keine Umschaltung statt. Von der ersten Umschaltstelle im Rückenmarkshinterhorn werden die Informationen über zumindest drei Systeme weitergeleitet (s. **Abb. 4.31**):

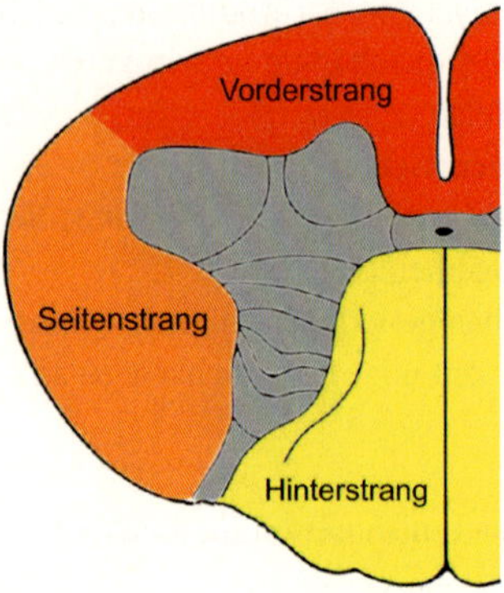

Abb. 4.31 Wichtige aufsteigende Rückenmarksbahnen.

- motorische Reflexbahnen
- Sympathikusreflexbahnen
- aufsteigende Projektionsbahnen

Die meisten nozizeptiven Afferenzen werden über den Tractus spinothalamicus (Vorder-Seitenstrang-Bahn) geleitet.

An den Synapsen der Hinterhornneuronen wirken Substanz P, CGRP u. a. Neuropeptide exzitatorisch. Die Kodierung der Reizstärke sowie die räumliche und zeitliche Diskriminierung werden durch verschiedene Mechanismen an zentralen Rückenmarkssynapsen erreicht.

Reizintensität

- In Abhängigkeit davon reagieren die peripheren Nozizeptoren mit unterschiedlicher Impulsfrequenz (je stärker der Reiz, desto höher). Dieses führt an den Synapsen zentraler schmerzvermittelnder Neurone zu einer zeitlichen Bahnung.
- Bei stärkeren Reizen werden auch vermehrt höherschwellige Nozizeptoren angesprochen.

Rückenmarksneuronen

- Sie erhalten Zuflüsse von peripheren Neuronen.
- Sie treten über einige Tausend Synapsen in Kontakt mit der Peripherie.

- Sie haben Zuflüsse aus Dermatom, Myotom, Viszerotom oder Sklerotom.
- Wird die Erregungsschwelle überschritten, erfolgt eine Impulsweiterleitung zu den motorischen Vorderhornzellen (motorische Reflexe), den sympathischen Seitenhornneuronen (sympathische Reflexe) und über aufsteigende Bahnen in der weißen Rückenmarkssubstanz zum Gehirn.

Tractus spinothalamicus
- Er ist die wichtigste Schmerzbahn.
- Er verläuft kontralateral zum Eintritt der afferenten Fasern (diese kreuzen auf der entsprechenden Rückenmarksebene zur Gegenseite) in das Rückenmark.

Thalamus
- Umschaltung auf Bahnen zum Kortex (Schmerzlokalisation und -interpretation),
- Umschaltung auf Bahnen zum limbischen System (u. a. Erinnerungs- und emotionale Reizbelegung),
- Einschaltung u. a. der Formatio reticularis (arousal reaction) und anderer Hirnstammbereiche.

Schmerzhemmende Systeme

Um ein sinnvolles Funktionieren des Schmerzsystems zu gewährleisten, müssen auf verschiedenen Ebenen schmerzinhibierende Mechanismen regulierend eingreifen. Prinzipiell lassen sich dabei drei Ansatzpunkte unterscheiden:
- lokale Hemmsysteme in der Peripherie
- segmentale Hemmung
- heterosegmentale Hemmung

Diese Unterscheidung ist allerdings eher theoretischer Natur. In praxi sind diese Systeme nicht voneinander zu trennen und interagieren in mannigfaltiger Weise miteinander.

Periphere Hemmung

Zahlreiche Faktoren sind an der Modulation der peripheren Erregungsbildung und Weiterleitung beteiligt:

- Gewebemilieu (pH-Wert)
- Anwesenheit aus den Nerven selbst freigesetzter Mediatoren
- Anwesenheit aus den Bindegewebszellen freigesetzter Mediatoren

Die Hemmung oder Reduktion schmerzauslösender und -sensibilisierender Faktoren ist ein erster Ansatz der Schmerzhemmung in der Peripherie. Bekanntestes Beispiel dieser Art von Schmerzhemmung ist das Capsaicin, eine Homovanillinsäure, die sich als Inhaltsstoff z. B. in Cayennepfeffer und scharfen Paprika findet. Das Aufbringen von capsaicinhaltigen Externa führt zu einer deutlichen Überwärmung und Hautrötung (Erythem) mit brennender Schmerzsensation. Hierbei kommt es zur Interaktion des Capsaicin-Moleküls mit Rezeptoren polymodaler Nozizeptoren und in der Folge zu einer Freisetzung von Substanz P. Wiederholte Applikationen von Capsaicin führen zu einer vorübergehenden Erschöpfung des Speichers von Substanz P aus Nozizeptoren und einer Desensibilisierung.

Segmentale Hemmung

Der segmentale Zufluss von sensiblen Afferenzen beinhaltet zahlreiche verschiedene Qualitäten. Neben den Schmerzreizen gelangen z. B. ebenso Berührungs-, Dehnungs- und Gelenkstellungsinformationen zum gleichen Rückenmarkssegment.

- Aδ-Fasern enden v. a. an den Waldeyer-Marginalzellen in der oberflächlichen Lamina I und in der Lamina V der grauen Substanz des Rückenmarkhinterhorns.
- Zwischen den Laminae I und II liegen sehr kleine, sog. „Stalked-Cells" (stalked = gestielt). Diese sind in der Lage, die Aktivität der darunter liegenden Substantia-gelatinosa-Zellen zu unterdrücken.
- Mit Letzteren treten die C-Fasern in Kontakt und aktivieren sie.
- Die Substantia-gelatinosa-Zellen aktivieren Konvergenzneurone, die sog. Wide-Dynamic-Range-Neurone (WDR-Neurone), die zum Gehirn ziehen und so zur Bewusstwerdung des Schmerzes beitragen (s. **Abb. 4.32**).

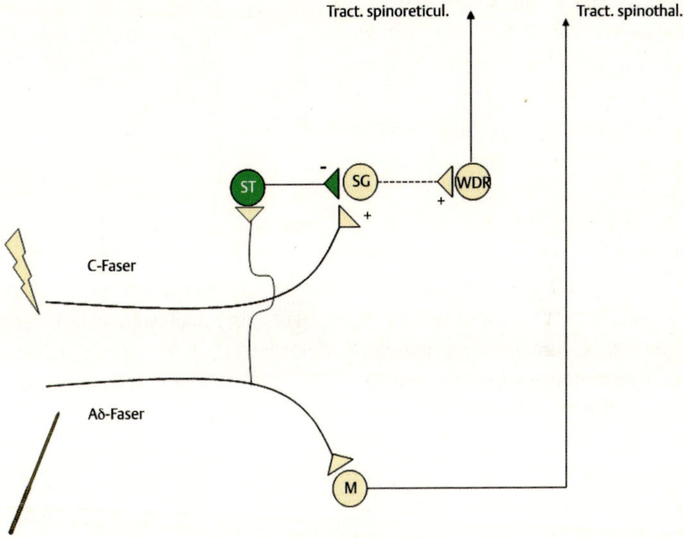

Abb. 4.32 Hemmung von C-Faser-vermittelten Schmerzreizen über inhibierende opioiderge Zellen (Stalked-Cells), die durch Aδ-Fasern aktiviert werden. ST = Stalked-Cell, M = Marginal-Zelle, SG = Substantia-gelatinosa-Zelle, WDR = Wide-Dynamic-Range-Neuron.

Die Stalked-Cells hemmen also die schmerzbedingte Aktivierung der Substantia-gelatinosa-Zellen. Sie nutzen dafür den schmerzinhibierenden Transmitter Enkephalin, der zur Gruppe der Endorphine gehört.

- **Gate-Control**
  - Kern der Gate-Control-Theorie ist die Beeinflussung von Schmerzreizen und deren Weiterleitung auf Rückenmarksebene durch Zellen, die wie Tore oder Gitter arbeiten und die Weiterleitung von Impulsen entweder verhindern, hemmen oder erleichtern (s. **Abb. 4.33**).
  - Basis ist die Konvergenz verschiedener Faser- und Reizqualitäten auf die Neurone eines Rückenmarksegmentes. Schmerzimpulse, die über C-Fasern geleitet werden, hemmen inhibierende Interneurone im Hinterhorn, die normalerweise präsynaptisch die Transmitterzellen hemmen. Dieselben inhibierenden Interneurone werden allerdings über die schneller leitenden Aβ-Fasern, die mechanorezep-

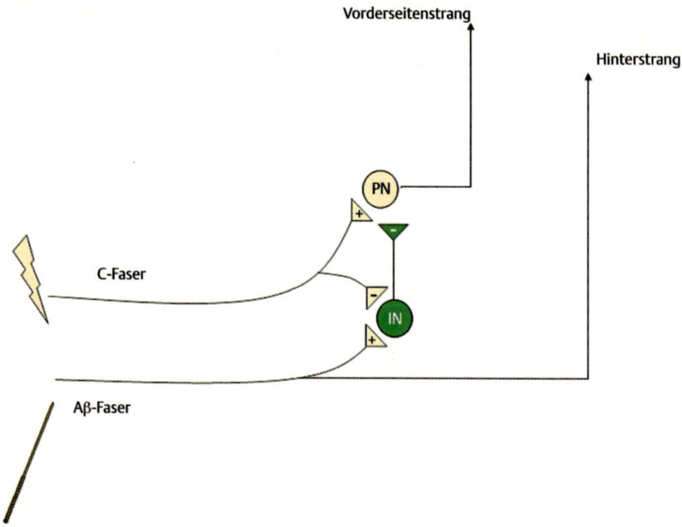

Abb. 4.33 Relevanter Mechanismus der Gate-Control-Theorie: Reize über schnellleitende Aβ-Fasern aktivieren hemmende Interneurone und hemmen so C-Faser-vermittelte Reize. PN = Projektionsneuron, IN = Interneuron.

tive Reize leiten, aktiviert; die Schmerzweiterleitung der C-Faser-Impulse wird also gehemmt. Es entsteht das Bild eines sich schließenden Tors (Gate).

- Die inhibierenden Interneurone sind z. T. GABAerg, z. T. endorphinerg.
- Die hemmende Wirkung der GABAergen Interneurone wird z. B. durch Benzodiazepine verstärkt.

- **Aδ-Hemmung**
  - Die oben erwähnten Stalked-Cells erhalten ebenfalls aktivierende Zuflüsse von den schneller leitenden Aδ-Schmerzfasern.
  - Eine Aktivierung der Aδ-Schmerzfasern führt somit über die Stalked-Cells-bedingte Hemmung der Substantia-gelatinosa-Zellen – und somit einer reduzierten Aktivierung der WDR-Neurone – zu einer Hemmung der Schmerzweiterleitung zum Gehirn (s. **Abb. 4.32**).

Heterosegmentale Hemmung

WDR-Neurone finden sich v. a. in den Laminae VII und VIII (z.T. auch in der Lamina V) und werden auf unterschiedlichste Weise durch Afferenzen aktiviert. Diese Aktivierung erfolgt jedoch nicht durch eine monosynaptische Verbindung mit afferenten Neuronen, sondern durch Vermittlung von Interneuronen. Die WDR-Neurone projizieren zur Gegenseite in den Tractus spinoreticularis und in den Tractus spinothalamicus. Ersterer bringt Schmerzinformationen zur Formatio reticularis, zum intralaminären Thalamus und zum Hypothalamus, Letzterer zum ventroposterioren Thalamus.

Viele der Zellen, die in den Tractus spinothalamicus projizieren, finden sich in der Marginalzone (Lamina I) und werden über Aδ-Schmerzfasern aktiviert.

- **Serotoninerges System**
  - Axone von Marginalzellen der Lamina I erreichen das periaquäduktale Grau (PAG) des Mittelhirns als Kollateralen des Tractus spinothalamicus. Das PAG sendet keine Informationen zentralwärts, erhält aber β-endorphinerge Zuflüsse vom Hypothalamus, der wiederum unter der Kontrolle des präfrontalen Kortex steht.
  - Das PAG ist ein wichtiges schmerzhemmendes Zentrum. Sowohl die Injektion von Morphin in das PAG als auch dessen Elektrostimulation führt zu Schmerzreduktion oder -freiheit. Grund hierfür sind deszendierende Bahnen, die ihren Ursprung im kaudoventralen Teil des PAG nehmen und zum Rückenmark ziehen. Eine interne Somatotopie des PAG wird diskutiert und scheint wahrscheinlich.
  - Vom PAG gelangen die absteigenden Fasern zunächst zum Nucleus raphe magnus (NRM), der sich in der Medulla oblongata befindet, und von dort im Funiculus dorsolateralis zu den Stalked-Cells des Rückenmarkhinterhorns. Transmitter am NRM ist Neurotensin, auf Rückenmarksebene 5-Hydroxytryptamin (Serotonin).
  - Darüber hinaus enden serotoninerge Nervenendigungen frei in der grauen Substanz des Rückenmarkhinterhorns (s. **Abb. 4.34**).

Merke *Die Verbindung des serotoninergen absteigenden schmerzhemmenden Systems zum präfrontalen Kortex könnte verantwortlich sein für die Modulierbarkeit des Schmerzempfindens durch psychische und emotionale Faktoren.*

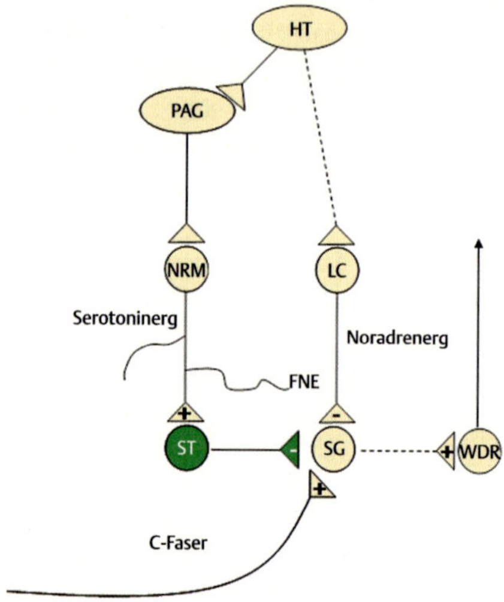

Abb. 4.34 Relevante deszendierende schmerzhemmende Systeme. Vom Nucleus raphe magnus steigen serotoninerge Fasern ab und aktivieren die hemmenden, opioidergen Stalked-Cells; weitere serotoninerge Fasern enden frei in der grauen Substanz des Rückenmarks. Das serotoninerge System steht unter Kontrolle des periaquäduktalen Graus. Vom Locus coeruleus steigen noradrenerge Bahnen zum Rückenmark ab, die direkt die Substantia-gelatinosa-Zellen hemmen. HAT = Hypothalamus, PAG = periaquäduktales Grau, NMR = Nucleus raphe magnus, LC = Locus coeruleus, FNE = freie Nervenendigung, ST = Stalked-Cells, SG = Substantia-gelatinosa-Zelle, WDR = Wide-Dynamic-Range-Neuron.

- **Noradrenerges System**
  - Axone der Marginalzellen der Lamina I projizieren über Kollateralen des Tractus spinothalamicus nicht nur zum Mittelhirn (PAG), sondern auch zur Pons in den Locus coeruleus, von dem v. a. noradrenerge Fasern abwärts ziehen.
  - Diese repräsentieren ein weiteres absteigendes schmerzhemmendes System, welches auf Rückenmarksebene aber nicht – wie das serotinonerge System – über die Stalked-Cells ansetzt, sondern verschiedene Zellen direkt inhibiert (s. **Abb. 4.34**).
  - Der Locus coeruleus steht hierbei ebenfalls unter dem Einfluss des präfrontalen Kortex und des Hypothalamus.

- **DNIC (Diffus-noxious-inhibitory-Controls)**
  - Ein weiteres schmerzhemmendes System, das ebenfalls opioiderg arbeitet und auf die WDR-Neurone wirkt.
  - Vom Prinzip her dient es der Fokussierung auf den „wichtigsten" (i.d.R. stärksten) Schmerzreiz. Ein (Schmerz-)Reiz, der vom ursprünglichen Reiz weit entfernt ist, vermag so, diesen zu hemmen.

4.12.4 Schmerzhemmende Mechanismen der Akupunktur

In den meisten Fällen kann die schmerzhemmende Wirkung der Akupunktur durch Naloxon, einem µ-Opioidrezeptorblocker, z.T. oder vollständig aufgehoben werden. Dies ist ein Hinweis darauf, dass ein Großteil der schmerzhemmenden Wirkung der Akupunktur auf den Einfluss endogener Opioide zurückzuführen ist. Nachgewiesen beim Menschen ist, dass Akupunktur zu einer Erhöhung der β-Endorphine im Liquor cerebrospinalis führt. Darüber hinaus stellte man schon in den 70er-Jahren des vergangenen Jahrhunderts fest, dass Akupunktur dann wirkungslos bleibt, wenn zuvor die das akupunktierte Gebiet versorgenden Nerven durch Lokalanästhesie ausgeschaltet wurden.

Merke *Schmerzen durch oder im Zusammenhang mit Erkrankungen, die zu Umbauvorgängen der zentralen Neurone/Interneurone und ihrer Verschaltungen (auf Rückenmarksebene und/oder im Gehirn) führen, lassen sich i.d.R. nur schlecht oder gar nicht mit Akupunktur behandeln. So findet sich bei verschiedenen Polyneuropathieformen eine Degeneration der Stalked-Cells, die ein wichtiges Substrat bei der segmentalen Hemmung darstellen.*

Lokale Mechanismen

- Auch wenn der Nadelreiz häufig Axonreflexe bedingt, so scheint es doch eher unwahrscheinlich, dass hierdurch eine starke Schmerzhemmung ausgelöst wird.
- Vornehmlich werden Tachykinine aus den peripheren Nervenendigungen freigesetzt, die ein lokales Ödem und eine Sensibilisierung

der Schmerzfasern bedingen. Zwar wird diskutiert, dass auch Opioide aus den Nervenfasern freigesetzt werden könnten, jedoch gibt es keinen Hinweis darauf, dass ausgerechnet dieser Effekt durch Akupunktur bevorzugt bedient würde.

- Gut belegt ist, dass das Einbringen und Rotieren der Akupunkturnadel zu einer Wicklung von Kollagenfasern um die Nadel führt. Denkbar ist dabei ein integrinvermittelter Dehnungsreiz auf die Bindegewebszellen. Dieser wiederum führt zu einer Veränderung des Zellstoffwechsels, z. B. einer Herabregulierung der Kollagenasesynthese und einer Heraufregulierung der Produktion extrazellulärer Matrix und somit zu einer Veränderung der Grundsubstanz. Ein solcher Reiz ist durch das bloße Einstechen der Nadel (ohne Rotation) nicht zu erzielen. Eine Beeinflussung der Grundsubstanz führt zu einem veränderten Milieu, in dem die Nervenendigungen liegen.

Segmentale Hemmung

Segmentale Inhibitionsmechanismen der Akupunktur kommen überwiegend durch mit dem eigentlichen Schmerzreiz konkurrierende Reize zustande.

- Hierbei stimuliert der Nadelreiz sowohl die verschiedenen Mechanozeptoren als auch Schmerzrezeptoren.
- Es kommt zu Afferenzen über Aβ- und Aδ-Schmerzfasern und einer Hemmung im Sinne der Gate-Control-Theorie sowie der Aδ-Hemmung über die Stalked-Cells.
- Dabei sind die segmentalen Zuflüsse nicht auf das Dermatom begrenzt, sondern beziehen sich auch auf das Myotom oder das Sklerotom, die teils erheblich vom Dermatom abweichen können.

Heterosegmentale Hemmung

Akupunktur kann in weit vom Schmerzort entfernten Segmenten zu einer Schmerzhemmung führen.

- Verantwortlich hierfür sind sicherlich die verschiedenen deszendierenden schmerzhemmenden Systeme, die z.T. an den Stalked-Cells, z.T. an anderen Interneuronen ansetzen oder frei in der grauen Substanz des Rückenmarks enden.

- Geht man von einer wahrscheinlich somatotopen Anordnung wichtiger schmerzhemmender Zentren aus (z. B. des PAG), erklärt das evtl., warum eine heterosegmentale Schmerzhemmung nicht von jedem beliebigen Punkt auslösbar ist, sondern nur von einigen.
- Die Reizung besonders schmerzempfindlicher Areale und Punkte (z. B. Di 4 oder Ma 36) hemmt bzw. überspielt als eine Art „Unterhaltungsprogramm für das Nervensystem" Schmerzreize entfernter Regionen (DNIC).

4.12.5 Zusammenfassung

Die Schmerzakupunktur fußt auf der Aktivierung verschiedener schmerzhemmender Mechanismen, die auf segmentaler und übersegmentaler Ebene z. T. über opioide, z. T. über nicht-opioide Neurotransmitter wirken. Weiterhin werden Wirkmechanismen in der Peripherie diskutiert, wie die schmerzmodulierende Wirkung über den Axonreflex und der Einfluss auf das Bindegewebssystem.

Darüber hinaus können bei entsprechenden Gesundheitsstörungen auch schmerzlindernde oder -aufhebende Effekte durch die Nadelung und Auflösung von Muskeltriggerpunkten im Sinne eines „Dry Needling" erzielt werden.

Merke *Aus diesem „westlichen" Konzept ergeben sich einige Implikationen für die Praxis, die durch weitere Konzepte im Kontext der Chinesischen Medizin und der Mikrosysteme ergänzt werden können:*

- *Einbeziehung empfindlicher segmentaler Punkte (Dermatom, Myotom, Sklerotom),*
- *Nadelung empfindlicher Punkte in benachbarten und weiter entfernt liegenden Arealen, deren Wirksamkeit i. d. R. empirisch belegt ist,*
- *Nadelung von Muskel-Triggerpunkten.*

Körperakupunkturpunkte

Teil 2

5 Akupunkturpunkte nach Wandlungsphasen/Leitbahnen

5.1 Wandlungsphase Metall

Der Wandlungsphase Metall sind die Lunge (Yin) und der Dickdarm (Yang) zugeordnet. Im Jahreszyklus entspricht sie dem Herbst, der Phase des Reifens und des Trennens von Dingen, die die Zukunft nicht überstehen würden – wie ein Baum mit Früchten, der seine Blätter verliert, bevor der Winter kommt.

Beziehung zwischen Lunge und Dickdarm

- Sie sind beide wichtige Eliminationsorgane.
- Das absteigende Lungen-Qi unterstützt den Dickdarm bei der Defäkation.
- Störungen in diesem System können zur Obstipation, aber auch zu Atemproblemen führen.

5.1.1 Persönlichkeitstyp Metall

Konstitution

- Menschen, bei denen die Wandlungsphase Metall ausgeprägt ist, zeichnen sich durch die Balance zwischen Annehmen und Loslassen aus.
- Durch die Wahrnehmung ihrer Bedürfnisse und der Umwelt entwickeln sie im Laufe ihres Lebens besonders die Tugenden Wertschätzung und Gerechtigkeit.

Empfindlichkeit

- Die Menschen der Wandlungsphase Metall sind besonders anfällig für äußere Faktoren.
- Die Wandlungsphase Metall reagiert eher mit chronischen Schwächesymptomen.

- Die Psyche reagiert mit Depression und Gram, der Körper mit chronischen Erkrankungen der Atemwege oder der Haut.

Lunge (Fei)

Funktion

- Die Lunge regiert Qi und Atmung, dient der Aufnahme der Lebensenergie über die Atmung (Zong Qi) und gibt unreines Qi ab. Sie beherrscht somit die Menge des zur Verfügung stehenden Qi und fördert dessen kontinuierliches Fließen.
- Sie steht im engen Zusammenhang mit dem Qi-Speicher Niere, mit dem ein kontinuierlicher Austausch besteht.
- Die Lunge beherrscht die Oberfläche des Körpers, die Haut, die Körperhaare und das Riechen.
- Die Kraft der Lunge drückt sich in Stärke und Ausdruck der Stimme aus.
- Die Lunge ist ein „zartes" Organ, besonders empfindlich auf äußere pathogene Wettereinflüsse wie Kälte, Trockenheit, Wind oder Hitze. Störungen der Lungenenergie manifestieren sich im gesamten Respirationstrakt.
- Bei Störung des Lungen-Qi kommt es zur Wei Qi(Abwehr-Qi)-Schwäche und damit zu häufigen Infekten. Bei Vorherrschen von Traurigkeit und Trauer führen diese zu einer Lungen-Disharmonie (Depression).

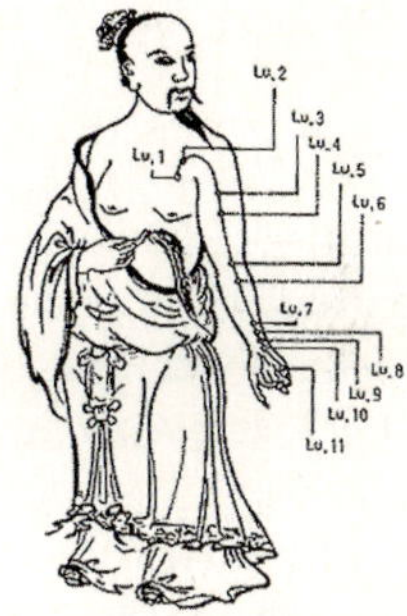

Abb. 5.1 Lunge (Fei)

Merke *Funktionen der Lunge:*
- *Sie kontrolliert die Verteilung und das Absteigen von Qi,*
- *reguliert die Wasserwege,*
- *manifestiert sich in Haut und Haar,*
- *beherbergt die Körperseele Po:*
  - *Po beherrscht den Instinkt, gibt uns die Fähigkeit zu Tast-, Hör- und Sehempfindungen (nicht Organfunktion),*
  - *ist unsere physische Seele und ist eng mit der Essenz und dem Qi verbunden,*
  - *stirbt mit dem Körper.*

Klinische Bedeutung

- Akute und chronische Erkrankungen des Respirationstraktes wie Infekte, Pollinosis, Asthma bronchiale und COPD stellen eine wichtige Behandlungsindikation.
- Erkrankungen der Haut wie Ekzeme und Neurodermitis werden ebenfalls über diese Wandlungsphase behandelt.

Verlauf

Die Lungen-Leitbahn (s. **Abb. 5.2**) ist eine Yin-Leitbahn; mit der Milz-Leitbahn bildet sie die Tai-Yin-Leitbahnachse. Sie läuft über den ventralen Anteil von Hand-, Ellbogen- und Schultergelenk.

- Der innere Ast wird an der lateralen Thoraxwand im 1. ICR Lu 1 oberflächlich,
- verläuft über den lateralen Oberarm, der radialen Seite des Unterarmes bis zum radialen Daumennagelfalz Lu 11.

Tab. 5.1	**Lungen-Leitbahn**
Gekoppeltes Organ	Dickdarm
Wandlungsphase	Metall
Gewebe	Haut
Sinnesorgan	Nase, Geruchssinn
Emotion	Traurigkeit

Shu-Mu-Punkte

- **Mu:** Lu 1 (Zhong Fu)
- **Dorsaler Shu:** Bl 13 (Fei Shu)

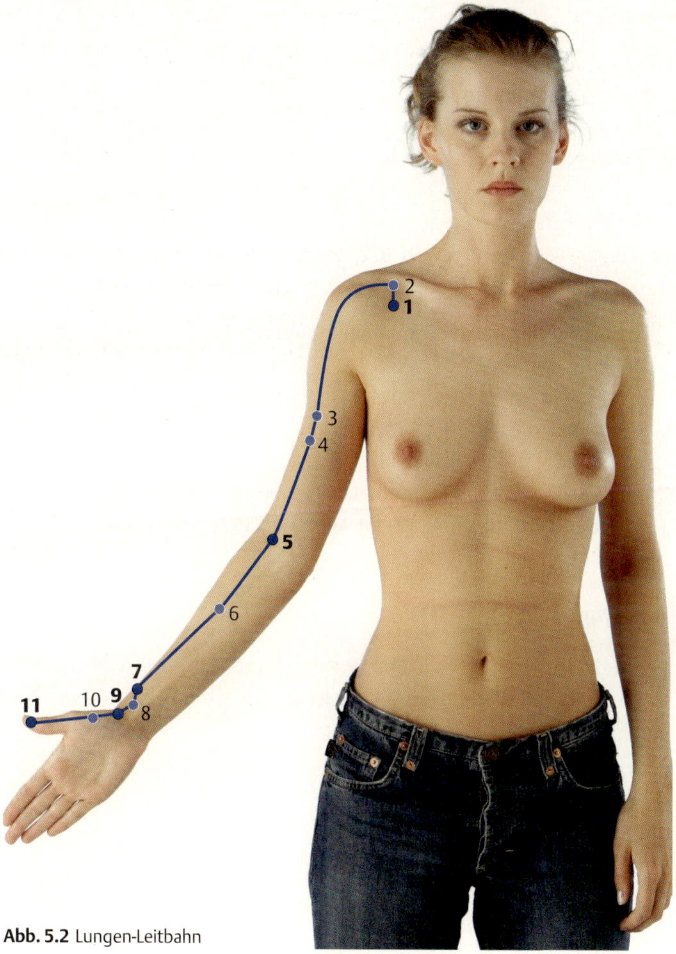

Abb. 5.2 Lungen-Leitbahn

Dickdarm (Da Chang)

Funktion

- Der Dickdarm empfängt die flüssigen und die festen Bestandteile des „trüben Qi“ aus Magen und Lunge,
- scheidet sie als Stuhlgang aus.

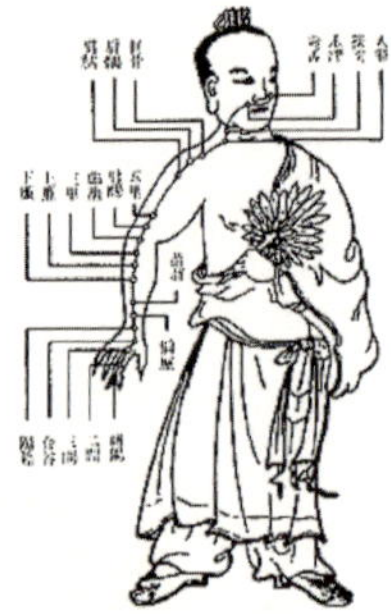

Abb. 5.3 Dickdarm (Da Chang)

Klinische Bedeutung

- Fernpunkte der Dickdarm-Leitbahn werden bei Erkrankungen des gekoppelten Organs Lunge und bei Hauterkrankungen angewendet.
- Di 4 He Gu ist der wichtigste analgetische Punkt im Körper und wird bei vielen Schmerzzuständen ausgewählt.
- Di 11 Qu Chi ist aufgrund seiner harmonisierenden und immunstimulierenden Wirkungen einer der am häufigsten gebrauchten Akupunkturpunkte.

Verlauf

Die Dickdarm-Leitbahn (s. **Abb. 5.4**) ist eine Yang-Leitbahn; mit der Magen-Leitbahn bildet sie die Yang-Ming-Leitbahnachse.

Tab. 5.2	**Dickdarm-Leitbahn**
Gekoppeltes Organ	Lunge
Wandlungsphase	Metall
Gewebe	Haut
Sinnesorgan	Nase, Geruchssinn
Emotion	Traurigkeit

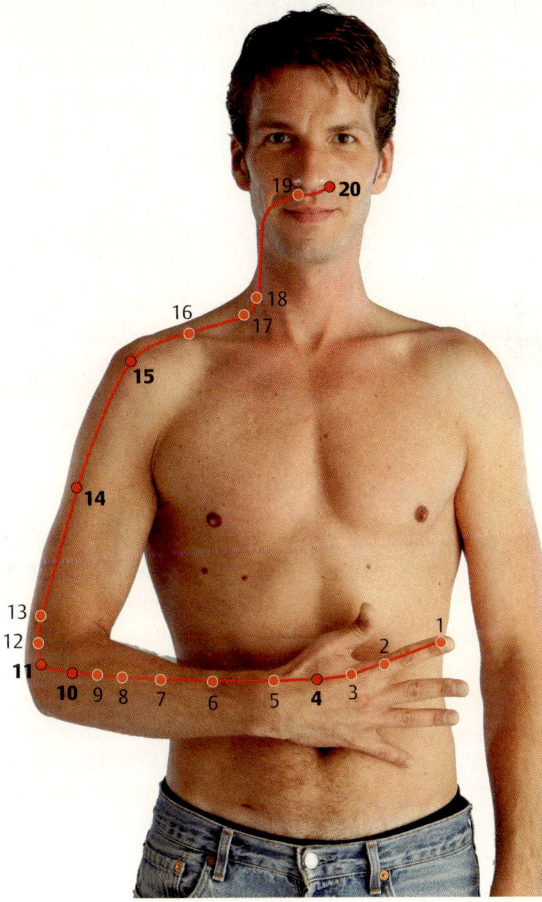

Abb. 5.4 Dickdarm-Leitbahn

- Sie zieht vom radialen Zeigefingernagelfalz (1), zwischen Metakarpale I und II (4), radialen Unterarm (10) zur Außenseite des Ellbogen (11); vom Ellbogen zum höchsten Punkt der Schulter (15), auf dem Akromionrand zu HWK 7 zur Fossa supraclavicularis.

- Der oberflächige Ast läuft den Hals aufwärts (18), passiert die Wange, kreuzt unter der Nase zur Gegenseite und endet an der Nasolabialfalte (20). Die Kreuzung ist nicht in allen Büchern beschrieben. Ein innerer Gesichtsast zieht zum Zahnfleisch und zu den Frontzähnen.

Shu-Mu-Punkte

- **Mu:** Ma 25 (Tian Shu)
- **Dorsaler Shu:** Bl 25 (Da Shang Shu)

5.1.2 Akupunkturpunkte

Lungen-Leitbahn

Lu 1 (Zhong Fu)

*Residenz der Mitte, Mu-Punkt (s. **Abb. 5.5**)*

- **Funk.:** Lungen-Qi absenkend, lindert Husten und Keuchen, transformiert Schleim, klärt Hitze, reguliert die Wasserwege
- **Ind.:** Erkrankungen des Respirationstraktes, Husten und Bronchitis mit Schleim, Asthma bronchiale, Tonsillitis, Schulter-Arm-Syndrom, Thorakodynie
- **Lok.:** 6 Cun lateral der Mittellinie, 1 Cun unterhalb der Clavicula, etwas medial der kaudalen Begrenzung des Processus coracoideus auf Höhe des 1. ICR. Von medial unter der Clavicula nach lateral tastend rutscht der Finger vor der gesuchten Knochenstruktur in eine weiche Vertiefung (Fehlen der knöchernen Rippen). Unmittelbar weiter lateral findet sich der Processus coracoideus
- **Stichtechnik:** Nadelung tangential 45° nach lateral; Stichtiefe bis an Sehnenansatz/Periostkontakt

Beachte *Bei falscher Nadellage Pneumothorax möglich!*

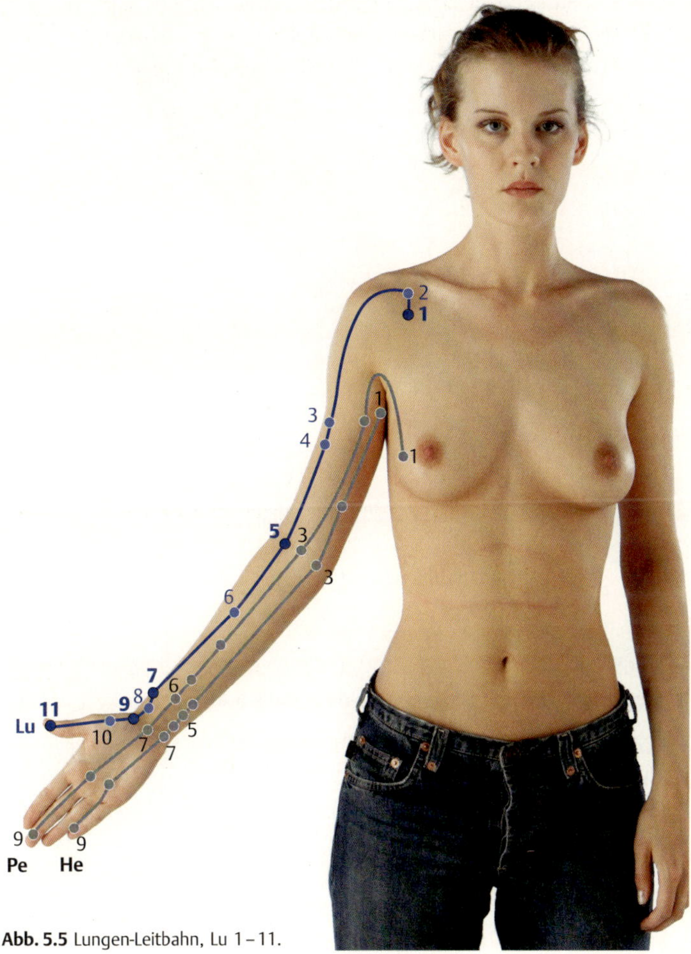

Abb. 5.5 Lungen-Leitbahn, Lu 1 – 11.

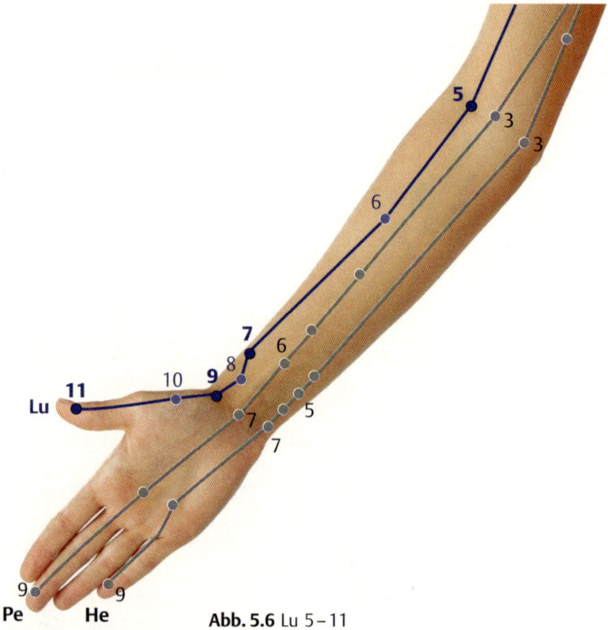

Abb. 5.6 Lu 5 – 11

Lu 5 (Chi Ze)

Ellbogenteich – He und Sedierungspunkt (s. ***Abb. 5.6****)*

- **Funk.:** klärt Hitze und senkt rebellierendes Qi der Lunge ab, reguliert die Wasserwege
- **Ind.:** schleimbildende Bronchialerkrankungen, Epikondylopathie, Neurodermitis, Schulterschmerzen; bei Fülleerkrankungen evtl. Mikroaderlass
- **Lok.:** radial der Bizepssehne in der Ellenbeugefalte
- **Stichtechnik:** Auffinden der Bizepssehnen erfolgt am leichtesten bei Unterarmflexion und Supination; Stichtiefe ca. 0,5 – 1 Cun senkrecht

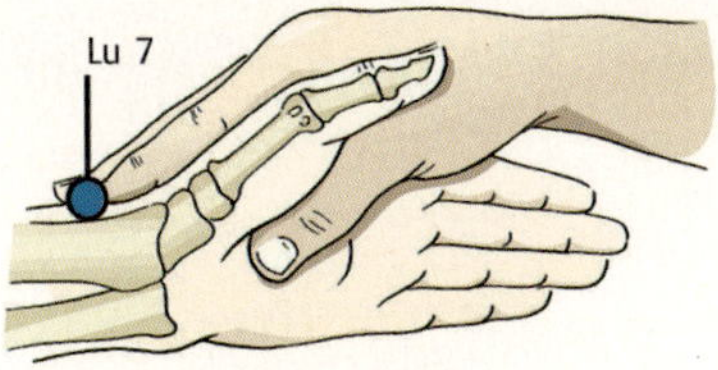

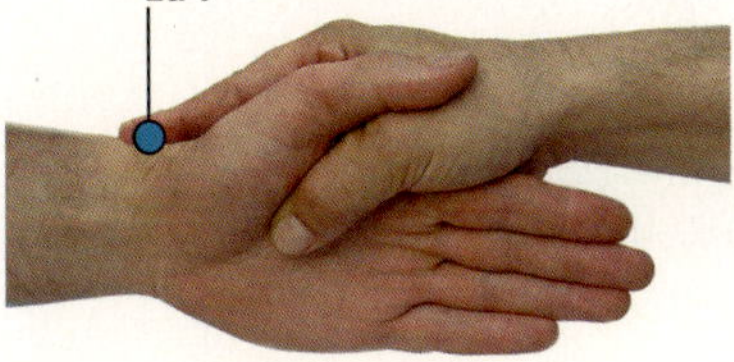

Abb. 5.7 Auffinden von Lu 7 mittels „Tigermundgriff".

Lu 7 (Lieque)

Unterbrochene Reihe – Luo-Punkt, Öffnungspunkt des Konzeptionsgefäßes (s. ***Abb. 5.6*** *u.* ***5.7****)*

- **Funk.:** reguliert das Lungen-Qi, vertreibt äußere pathogene Faktoren, öffnet die Oberfläche, regt die Schweißbildung an, fördert das Absteigen des Lungen-Qi
- **Ind.:** Bronchialerkrankungen, v. a. bei viralen Infekten; Arthralgien des Handgelenkes, verstopfte Nase
- **Lok.:** radialseitig des Unterarms, in einer V-förmigen Rinne proximal des Processus styloideus radii 1,5 Cun proximal der Handgelenksbeugefalte. Diese Rinne entsteht durch die Sehne des M. brachioradialis, die hier unter dem M. abductor pollicis longus am Radius inseriert
- **Stichtechnik:** Haut durch Hautfaltenbildung proximal des Processus styloideus radii abheben, Nadel dann in der abgehobenen Falte schräg proximal führen; Stichtiefe ca. 0,5 – 1 Cun

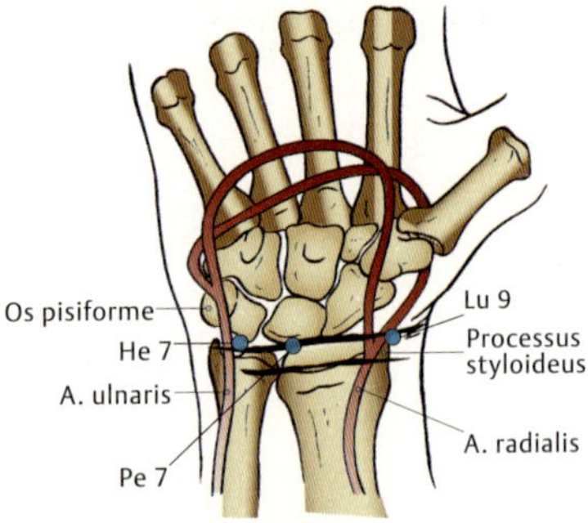

Abb. 5.8 Lu 9

Lu 9 (Tai Yuan)

Sehr tiefes Wasser – Tonisierungspunkt, Meisterpunkt der Gefäße (s. ***Abb. 5.6.*** *u.* ***5.8****)*

- **Funk.:** tonisiert Lungen-Qi und Yin, transformiert Schleim, beendet Husten, fördert Blutzirkulation
- **Ind.:** chronische Erkrankungen des Respirationstraktes, v. a. mit Husten; periphere arterielle Verschlusskrankheit, Morbus Raynaud, Handgelenksaffektionen
- **Lok.:** lateral der A. radialis auf Höhe des Gelenkspaltes des Radiokarpalgelenks
- **Stichtechnik:** Nadelung senkrecht zur Hautoberfläche; Stichtiefe ca. 2–3 mm

Merke *Gewünscht ist die Nadellage in Nähe zur A. radialis – hierdurch erfolgt eine direkte Wirkung auf das perivaskuläre sympathische Gefäßnervengeflecht. Eine pulssynchrone Bewegung der Nadel ist also korrekt.*

Lu 11 (Shao Shang)

Junge Wandlungsphase Metall (s. ***Abb. 5.6****)*

- **Funk.:** kühlt Lungen-Hitze, unterstützt den Rachen, vertreibt äußeren und inneren Wind
- **Ind.:** akut entzündliche Erkrankungen des Rachenraumes
- **Lok.:** radialer Nagelwinkel des Daumens

- **Stichtechnik:** Nadelung senkrecht zur Hautoberfläche; Stichtiefe ca. 1 – 2 mm, evtl. bluten lassen

Dickdarm-Leitbahn

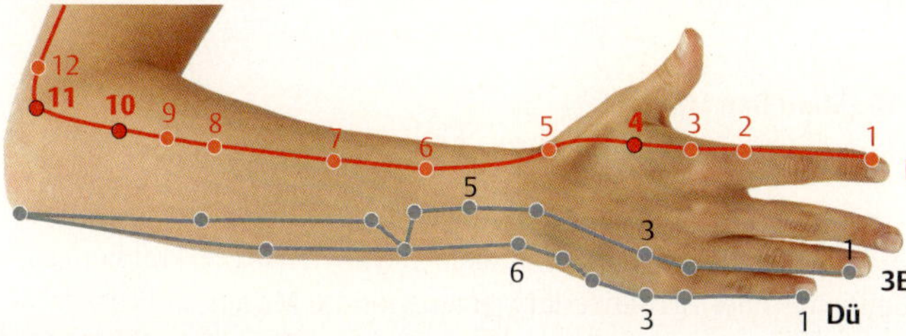

Abb. 5.9 Di 4 – 11

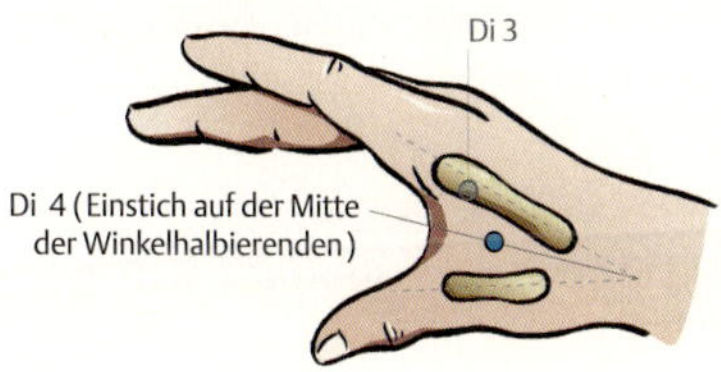

Abb. 5.10 Di 4

Di 4 (He Gu)

*Talverbindung – Yuan-Punkt (s. **Abb. 5.9** u. **5.10**)*

- **Funk.:** vertreibt äußere pathogene Faktoren (v. a. Wind), beseitigt Hitze, harmonisiert und verteilt das Lungen-Qi, lindert Schmerzen, reguliert das Qi der Dickdarm-Leitbahn, stärkt Wei Qi
- **Ind.:** Fieber, Entzündungen, immunmodulierend, abdominelle Beschwerden, Dysmenorrhöe
- **Lok.:** Bei abgespreiztem Daumen liegt der Punkt auf halber Strecke der Verbindungslinie zwischen Mitte Metacarpale I und Mitte Metacarpale II
- **Stichtechnik:** Nadelung leicht schräg proximal in Richtung volare Handfläche; Stichtiefe ca. 0,5 – 1 Cun

Merke *Di 4 ist der wichtigste Analgesiepunkt mit Wirkung auf den ganzen Körper!*

Beachte *Bei zu weit proximaler Nadelung (zwischen Basis Metacarpale I und II) besteht die Gefahr der Verletzung der A. radialis.*

Di 10 (Shou San Li)

Drei Längen zur Hand (s. ***Abb. 5.9****)*

- **Funk.:** lindert Schmerz, harmonisiert Magen und Darm
- **Ind.:** Epicondylitis humeri radialis, schmerzhafte Erkrankungen im Leitbahn- oder Achsenverlauf, Stagnation im Magen und Dickdarm
- **Lok.:** 2 Cun distal Di 11 auf der Verbindungslinie Di 5 – 11 im M. extensor carpi radialis longus (bei tieferem Stich im M. supinator)
- **Stichtechnik:** Nadelung senkrecht zur Hautoberfläche; Stichtiefe ca. 1 – 2 Cun

Di 11 (Qu Chi)

Gekrümmter Teich – He, Tonisierungspunkt (s. ***Abb. 5.9****)*

- **Funk.:** vertreibt äußeren Wind, kühlt Hitze, kühlt das Blut, löst Nässe auf, reguliert Qi und Blut, unterstützt Sehnen und Gelenke
- **Ind.:** Epicondylitis humeri radialis, allgemein immunmodulierende Wirkung, trockene Hauterkrankungen, allergische Erkrankungen, Durchfallerkrankungen; bei Pharyngitis und Laryngitis (Heiserkeit) bluten lassen
- **Lok.:** lateral des radialen Endes der Ellbogenbeugefalte bei rechtwinklig gebeugtem Unterarm in einer Vertiefung zwischen Faltenende und Epicondylus lateralis im Bereich des M. extensor carpi radialis longus. Der Punkt liegt zwischen Lu 5 und Epicondylus lateralis humeri
- **Stichtechnik:** Nadelung senkrecht zur Hautoberfläche; Stichtiefe ca. 1 – 2 Cun

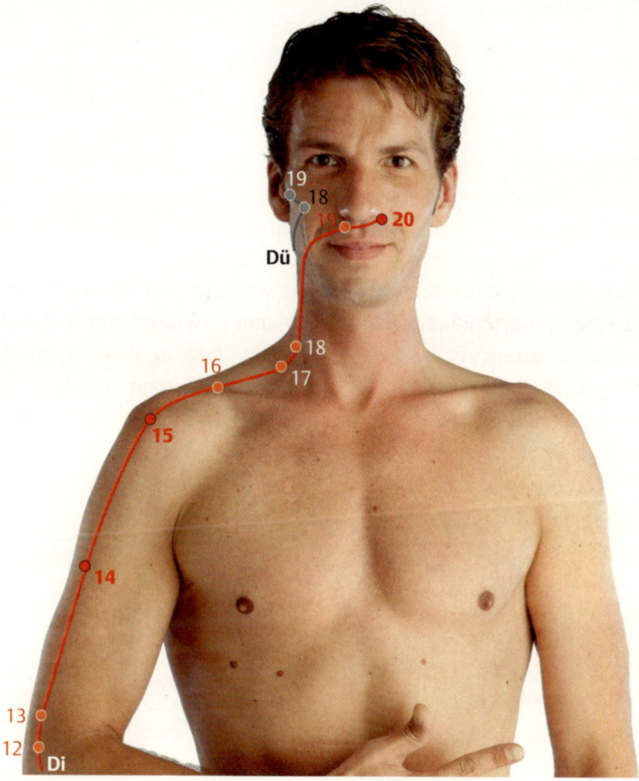

Abb. 5.11 Di 14 – 20

Di 14 (Bi Nao)

Arm-Schulter-Muskulatur (s. ***Abb. 5.11****)*

- **Funk.:** beseitigt Obstruktionen in der Leitbahn
- **Ind.:** Periarthritis humeroscapularis, Neuralgien der oberen Extremität
- **Lok.:** am Ansatz des M. deltoideus. Der Punkt liegt auf der Verbindungslinie Di 11 – 15, 2 Cun kaudal des vorderen Achselfaltenendes. Der Ansatz des M. deltoideus ist bei leichter Armabduktion gut zu lokalisieren

- **Stichtechnik:** Nadelung senkrecht zur Hautoberfläche; Stichtiefe ca. 0,5 – 1,5 Cun

Di 15 (Jian Yu)

Vorderer Schulterknochen (s. ***Abb. 5.11****)*

- **Funk.:** fördert den Qi-Fluss in der Leitbahn, vertreibt Wind, unterstützt Sehnen und Gelenke
- **Ind.:** Periarthritis humeroscapularis, Neuralgien der oberen Extremität
- **Lok.:** bei Armabduktion entstehen etwas ventral und dorsal des Akromions zwei Grübchen (durch die bindegewebige Einziehung zwischen den drei Deltamuskelanteilen). Di 15 liegt im Bereich des ventralen Grübchens direkt unter dem ventralen Akromionpol
- **Stichtechnik:** Nadelung senkrecht zur Hautoberfläche auf den Humeruskopf zu; Stichtiefe ca. 0,5 – 1,5 Cun

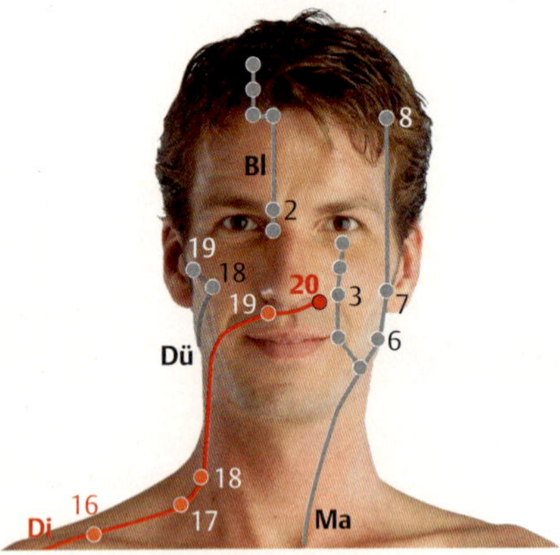

Abb. 5.12 Di 20

Di 20 (Ying Xiang)

Die Düfte empfangen (s. ***Abb. 5.11*** *u.* ***5.12****)*

- **Funk.:** vertreibt äußeren Wind, befreit die Nase, kühlt Wind-Hitze
- **Ind.:** Erkrankungen der Nase und Nasennebenhöhlen
- **Lok.:** lateral der Mitte des Nasenflügels in der Nasolabialfalte
- **Stichtechnik:** Nadelung schräg nach kraniomedial (wie die Schnurrhaare einer Katze); Stichtiefe ca. 3 – 8 mm

5.2 Wandlungsphase Erde

Der Wandlungsphase Erde sind die Milz (Yin) und der Magen (Yang) zugeordnet. Im Jahreszyklus entspricht sie dem Spätsommer, der Zeit der Reife – wie ein reifendes Kornfeld vor der Ernte. Dieses Reifen spiegelt auch die Funktion wider, die Umwandlung von Nahrung in Energie.

Beziehung zwischen Milz und Magen

- Ihre Aufgaben sind eng verbunden. Sie sind zusammen für die Gewinnung des Nahrungs-Qi zuständig – wie Kochtopf (Magen) über dem offenen Lagerfeuer (Milz).
- Die Milz ist Yin-Organ, ihr Qi steigt auf, sie neigt zu Yang-Mangel und zu Kälte-Symptomen.
- Im Gegensatz zum Magen liebt die Milz Trockenheit und leidet unter Feuchtigkeit.
- Milz-Qi-Mangel führt zu Diarrhöe, sinkendes Milz-Qi führt zu Organprolapsen.

5.2.1 Persönlichkeitstyp Erde

Konstitution

- „Mit beiden Beinen auf dem Boden stehen" – dieser Ausdruck passt gut zu Menschen, deren Schwerpunkt in der Wandlungsphase Erde liegt.
- Ihr Körperbau ist rundlich gedrungen und weich.
- Sie lieben das Essen, sorgen sich um andere, sind freundlich, warm und gastlich.
- Sie sind intellektuell leistungsfähig, Spezialisten mit Detailwissen und bewirken Veränderungen.

Empfindlichkeit

- Yi bedingt ihre Verlässlichkeit und Ernsthaftigkeit, Störungen von Yi führen zu zwanghaftem Nachdenken, Grübeln, Konzentrationsstörungen, Lernblockaden.
- „Overprotective mother", Eifersucht, Hypochondrie sind die Eigenschaften bei Disharmonien.

Magen (Wei)

Funktion

- Der Magen entspricht einem großen Kochtopf, in dem die Basis für das Gu Qi (Nahrungs-Qi) gewonnen wird. Die Nahrungsessenz wird zur Weiterverwertung an Milz und Dünndarm abwärts geleitet.
- Bei Störungen tritt Richtungsumkehr auf (d. h. Erbrechen).
- Für das Einkochen der Nahrung braucht der Magen viel Flüssigkeit, er reagiert empfindlich auf Trockenheit.

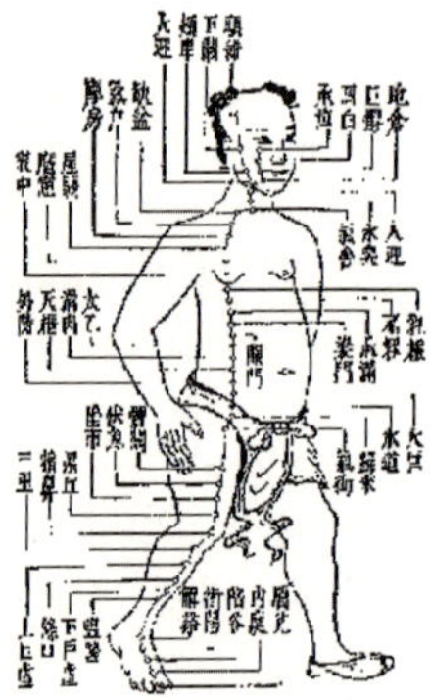

Abb. 5.13 Magen (Wei)

Klinische Bedeutung

- Punkte im Gesichtsbereich Ma 1 – 8 für Erkrankungen in dieser Region.
- Punkte im Thoraxbereich der Leitbahn zur Behandlung von Thoraxschmerzen und Erkrankungen an der Brustdrüse; werden seltener verwendet.
- Abdominelle Punkte Ma 21, 25, 29 bei Magen- und Darm-Erkrankungen.
- Punkte der unteren Extremität zur Behandlung von Gelenkerkrankungen.
- Punkte unterhalb des Knies als Fernpunkte bei Erkrankungen des Abdomens Ma 36, 40 sowie der Schulter Ma 38 und des Gesichts Ma 44.

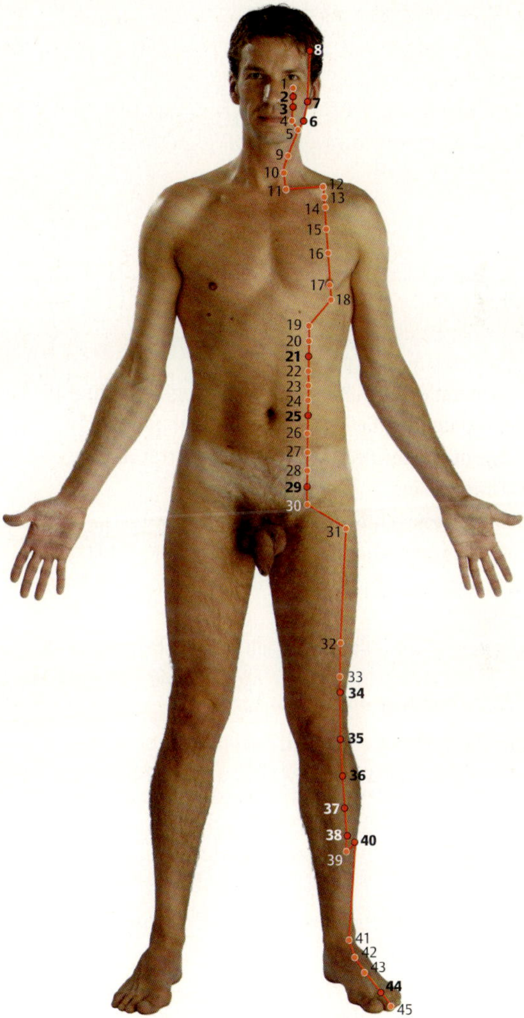

Abb. 5.14 Magen-Leitbahn

Tab. 5.3	Magen-Leitbahn
Gekoppeltes Organ	Milz, Pankreas
Wandlungsphase	Erde
Gewebe	Bindegewebe, chinesisch „Fleisch“
Sinnesorgan	Zunge, Geschmack
Emotion	Grübeln, Sorge

Verlauf

Die Magen-Leitbahn (s. **Abb. 5.14**) ist eine Yang-Leitbahn; mit der Dickdarm-Leitbahn bildet sie die Yang-Ming-Leitbahnachse.

- Sie empfängt ihre Energie von Di 20 und startet am unteren Orbitalrand zum Unterkiefer,
- von dort zweigt ein blind endender Ast aufwärts zur Schläfengrube Ma 8 ab, von dem ein innerer Ast zur Stirnmitte führt,
- vom Unterkiefer verläuft die Leitbahn am vorderen Hals bis zur Mitte der Clavicula,
- von dort in der Mammillarlinie nach kaudal bis zum 6. ICR (Ma 18) und führt dann 2 Cun lateral der Medianlinie (KG) bis Ma 30 zum oberen Symphysenrand,
- quert dann die Leistenbeuge und verläuft anterolateral am Bein bis über die Mitte der Fußwurzel (Ma 41) an den fibularen Nagelwinkel der 2. Zehe.

Shu-Mu-Punkte

- **Mu:** KG 12 (Zhong Wan)
- **Dorsaler Shu:** Bl 21 (Wei Shu)

Milz (Pi)

Funktion

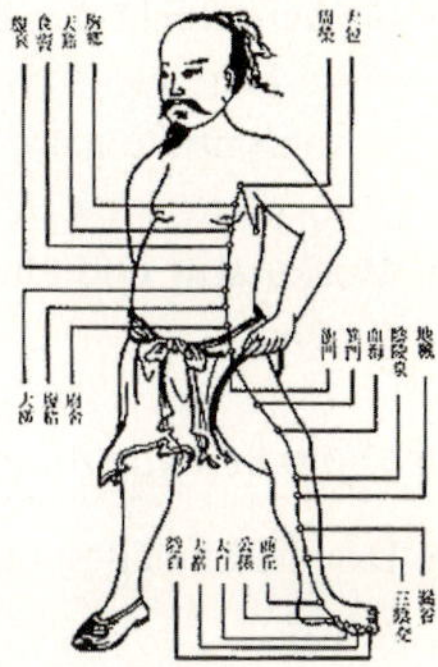

Abb. 5.15 Milz (Pi)

Die Milz entspricht im Feudalstaat dem Minister für Wirtschaft und Ernährung oder dem Proviantmeister.

- Sie beherrscht **Transport und Umwandlung:**
  - Die Milz nimmt zusammen mit dem Magen Nahrung auf, trennt das „Nützliche oder Klare" vom „Unnützen oder Trüben" – sie nimmt das „Nützliche" als Nahrungsessenz auf und leitet das „Unnütze" weiter an den Darm. Aus der Nahrungsessenz wird in der Milz Nahrungs-Qi, Gu Qi produziert. Dieses bildet die Quelle für Qi und Blut. So sorgt eine gesunde Milz für eine harmonische Umwandlung und Bewegung der Flüssigkeiten, sodass der Körper ausreichend mit Qi, Blut und Körperflüssigkeiten versorgt werden kann.
  - Ist das Milz-Qi kräftig, hat der Mensch warme Hände und Füße, einen guten Tastsinn, keine peripheren Ödeme und bei kleinen Verletzungen eine gute und schnelle Wundheilung.
  - Bei einer Schwächung der Milz ist dieser harmonische Ablauf gestört, und es kommt zu Feuchtigkeits-/Nässe- und Schleimansammlungen sowie zu einem Mangel an Qi und Blut.
- Sie **hält das Blut in den Gefäßen:**
  - Die Milz verhindert ein unkontrolliertes Verlassen des Blutes Xue aus den Gefäßen.
  - Ein Milz-Qi-Mangel führt zu Blutungen, Petechien, Zahnfleischbluten, kleinen Blutbeimengungen in den Körpersekreten und Metrorrhagien.
- Sie **hält die Organe an ihrem Platz:**
  - Die Milz kontrolliert das aufsteigende Qi und hat einen hebenden Effekt, indem sie die Organe an ihrem Platz hält und ein Absinken verhindert.

- Bei Milz-Qi- oder Yang-Mangel kann es zu Organsenkungen kommen.
- Sie **beherrscht das Denken Yi:**
  - Sie beherrscht v. a. das analytische Denken, Lernen, die Einsicht, Konzentration und Vorstellungskraft (Denken/Gedächtnis wird aber auch vom Herzen beeinflusst!).
- **Muskulatur und Bindegewebe** werden ebenfalls von diesem System genährt.

Klinische Bedeutung

- Der Zustand des Milz-Pankreas-Systems zeigt sich an Lippen und Zunge.
- Punkte der Milz-Pankreas-Leitbahn sind bei Erkrankungen der Verdauungsorgane, bei urogenitalen Störungen sowie bei Hauterkrankungen indiziert.

Verlauf

Die Milz-Leitbahn (s. **Abb. 5.16**) ist eine Yin-Leitbahn; mit der Lungen-Leitbahn bildet sie die Tai-Yin-Leitbahnachse.

- Sie beginnt am medialen Nagelwinkel der Großzehe und führt entlang der Grenze zwischen Fußsohlen- und Fußrückenhaut über Os metatarsale I, über Os cuneiforme ventral vom Malleolus medialis zum Hinterrand der Tibia,
- kreuzt weiter innen am Bein aufwärts die Leiste, verläuft auf dem Abdomen in der Medioclavicularlinie bis zum Rippenbogen,
- läuft weiter lateral bis 6 Cun lateral der Leitbahnhöhe 2. ICR (Mi 20),
- dann nach laterokaudal zum Endpunkt Mi 21 im 6. ICR in der mittleren Axillarlinie.

Shu-Mu-Punkte

- **Mu:** Le 13 (Zhang Men)
- **Dorsaler Shu:** Bl 20 (Pi Shu)

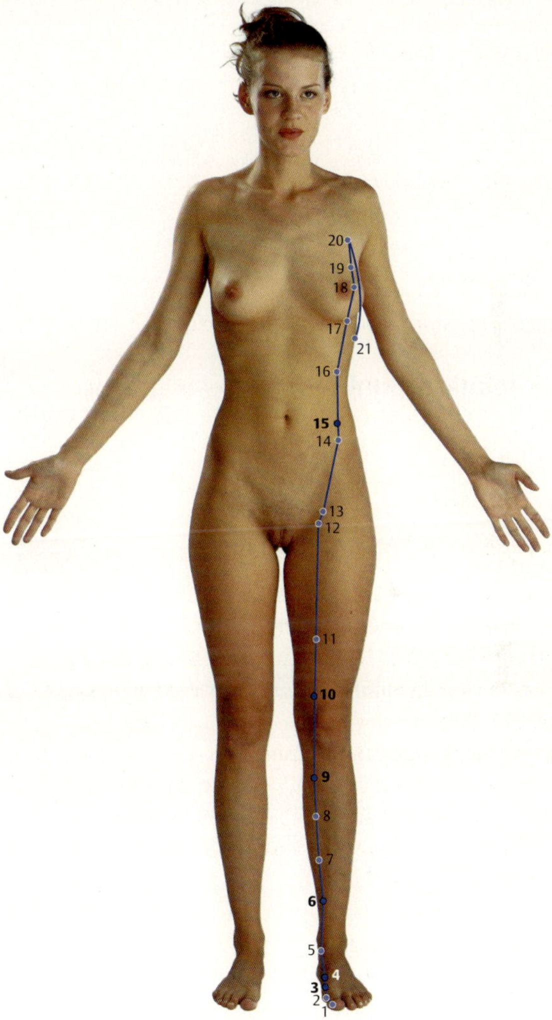

Abb. 5.16 Milz-Leitbahn

Tab. 5.4	Milz-Leitbahn
Gekoppeltes Organ	Magen
Wandlungsphase	Erde
Gewebe	Bindegewebe, chinesisch „Fleisch"
Sinnesorgan	Zunge, Geschmack
Emotion	Grübeln, Sorge

5.2.2 Akupunkturpunkte

Magen-Leitbahn

Ma 2 (Si Bai)

In vier Richtungen klar (s. ***Abb. 5.17*** *u.* ***5.18****)*

- **Funk.:** vertreibt Wind, klärt Hitze, klärt die Augen
- **Ind.:** entzündliche Augenerkrankungen, Fazialisparese, Tics, Sinusitis maxillaris
- **Lok.:** über dem Foramen infraorbitale unter der Pupille beim Geradeausblicken
- **Stichtechnik:** senkrecht 0,3 – 0,5 Cun

Ma 3 (Ju Liao)

Großer Knochen (s. ***Abb. 5.17*** *u.* ***5.18****)*

- **Funk.:** vertreibt Wind, beseitigt Stasen in der Leitbahn, lindert Schwellungen und Schmerzen
- **Ind.:** Trigeminusneuralgien, Fazialisparesen, Zahnschmerzen, Sinusitis maxillaris
- **Lok.:** in Höhe des Nasenflügelunterrandes senkrecht unterhalb der Pupille beim Geradeausblicken
- **Stichtechnik:** Nadelung senkrecht zur Hautoberfläche, Stichtiefe ca. 0,5 Cun

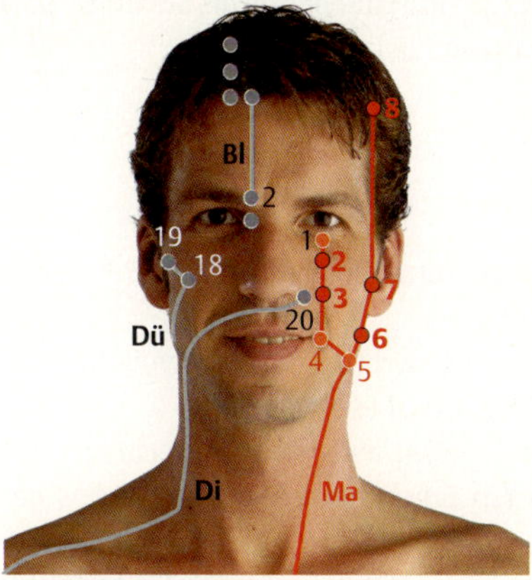

Abb. 5.17 Ma 2–8 frontal.

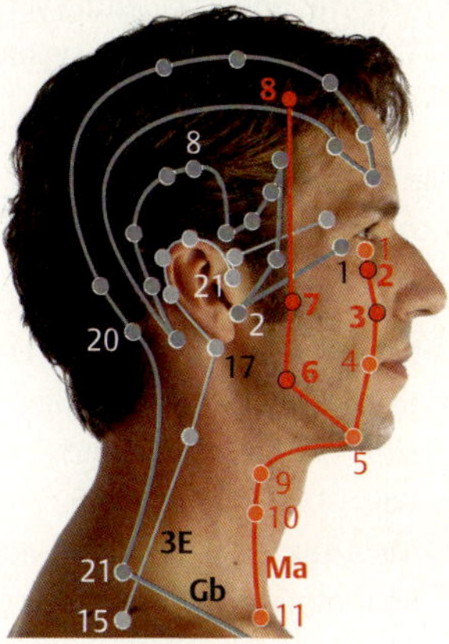

Abb. 5.18 Ma 2–8 lateral.

Ma 6 (Jia Che)

Kiefer-Achse (s. ***Abb. 5.17*** *u.* ***5.18****)*

- **Funk.:** vertreibt Wind, beseitigt Obstruktionen im Leitbahnverlauf, öffnet den Kiefer
- **Ind.:** myofaziales Schmerzsyndrom, Fazialisparese, Trigeminusneuralgie, Zahnschmerzen, Kiefergelenksbeschwerden
- **Lok.:** etwas ventral und kranial des Kieferwinkels in einer leichten Vertiefung des M. masseter, die durch den divergierenden Verlauf der Muskelfasern entsteht
- **Stichtechnik:** Nadelung senkrecht zur Hautoberfläche, Stichtiefe ca. 0,5 Cun

Ma 7 (Xia Guan)

Unter dem Angelpunkt (s. ***Abb. 5.17*** *u.* ***5.18****)*

- **Funk.:** vertreibt Wind, beseitigt Obstruktionen der Leitbahn, stärkt das Ohr, lindert Schmerz
- **Ind.:** myofaziales Schmerzsyndrom, atypischer Gesichtsschmerz, Kiefergelenksbeschwerden, Fazialisparese, Tinnitus, Otalgie
- **Lok.:** in der Mitte der Mulde unterhalb des Jochbeinbogens, d. h. in der Incisura mandibulae zwischen dem Processus coronoideus und dem Processus condylaris der Mandibula

- **Stichtechnik:** Nadelung senkrecht zur Hautoberfläche, Stichtiefe ca. 1 Cun (bis in den M. pterygoideus lateralis)

Ma 8 (Tou Wei)

*Geheimratsecke (s. **Abb. 5.17** u. **5.18**)*

- **Funk.:** vertreibt Wind, beseitigt Hitze, lindert Schmerz, beseitigt Schwindel, transformiert Feuchtigkeit
- **Ind.:** Kopfschmerzen, Migräne, Augenerkrankungen, atypischer Gesichtsschmerz, Schwindel, Kiefergelenksbeschwerden
- **Lok.:** Die Punkte Ma 6, 7 und 8 liegen auf einer senkrechten Linie. Ma 8 findet sich an der höchsten Erhebung des Muskelbauches des M. temporalis beim Zubeißen
- **Stichtechnik:** Nadelung senkrecht zur Hautoberfläche; Stichtiefe bis Periostkontakt

Ma 21 (Liang Men)

*Pforte der Speisen (s. **Abb. 5.19**)*

- **Funk.:** reguliert den Magen, unterdrückt rebellierendes Qi, stärkt die Milz, stillt Schmerzen
- **Ind.:** Erbrechen, Gastritis, Verdauungsstörungen
- **Lok.:** 4 Cun oberhalb des Bauchnabels, 2 Cun neben KG 12
- **Stichtechnik:** Nadelung senkrecht zur Hautoberfläche oder auf KG 12 zu; Stichtiefe ca. 1 Cun

Ma 25 (Tian Shu)

*Türangel des Himmels – Mu-Punkt des Dickdarms (s. **Abb. 5.19**)*

- **Funk.:** fördert die Qi-Zirkulation in den Eingeweiden, kühlt Hitze, löst Nahrungsstagnation auf, beseitigt Nässe
- **Ind.:** Obstipation, Meteorismus, Diarrhöen, funktionelle Magen-Darm-Beschwerden
- **Lok.:** 2 Cun lateral des Bauchnabels (KG 8)
- **Stichtechnik:** Nadelung tangential Richtung Bauchnabel; Stichtiefe ca. 1 – 1,5 Cun

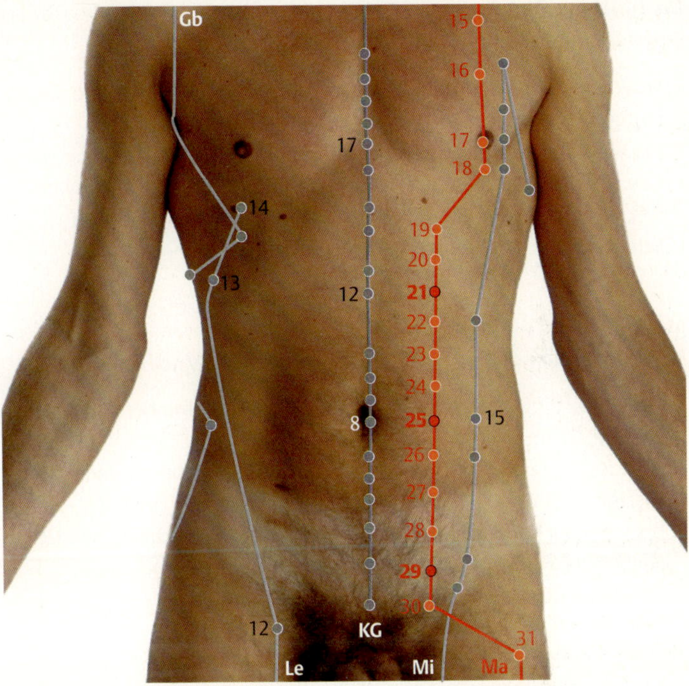

Abb. 5.19 Ma 21 – 29

Ma 29 (Gui Lai)

Rückkehr (s. ***Abb. 5.19****)*

- **Funk.:** vermindert Blutstagnationen, stärkt, reguliert den unteren Dreifachen Erwärmer
- **Ind.:** Dysmenorrhöe, Amenorrhöe, Schmerzen im Unterbauch
- **Lok.:** 1 Cun oberhalb des Symphysenoberrandes, 2 Cun lateral der Mittellinie
- **Stichtechnik:** Nadelung tangential Richtung KG 3; Stichtiefe ca. 1 – 1,5 Cun

Ma 34 (Liang Qiu)

*Gipfel des Hügels (s. **Abb. 5.20**)*

- **Funk.:** reguliert den mittleren San Jiao (Magen, Darm), senkt gegenläufiges Qi ab
- **Ind.:** Abdominalbeschwerden, Mastitis, Schmerzen im Knie
- **Lok.:** bei leicht gebeugtem Knie 2 Cun oberhalb des Patellaoberrandes, in einer Mulde des M. vastus lateralis
- **Stichtechnik:** Nadelung senkrecht, Stichtiefe ca. 1 – 1,5 Cun

Ma 35 (Du Bi)

*Kalbsnase (s. **Abb. 5.20**)*

- **Funk.:** beseitigt Obstruktionen der Leitbahn, vermindert Schwellungen und Schmerzen, beseitigt Nässe und Kälte
- **Ind.:** Kniegelenksbeschwerden, Schmerzen im Leitbahn- und Achsenverlauf
- **Lok.:** bei leicht gebeugtem Knie unterhalb der Kniescheibe und lateral der Patellasehne, laterales Knieauge
- **Stichtechnik:** Nadelung schräg nach medial; Stichtiefe ca. 0,5 Cun

Merke *Als Knieaugen bezeichnet man die zwei Punkte unterhalb, jeweils medial und lateral der Patella:*

- *Das **laterale Knieauge** entspricht dem Punkt Ma 35.*
- *Das **mediale Knieauge** entspricht dem Extrapunkt Xi Yan (Ex-BF 4).*

Ma 36 (Zu San Li)

*Drei Längen zum Fuß (s. **Abb. 5.20**)*

- **Funk.:** stärkt Milz und Magen, tonisiert Qi und Blut, vertreibt äußere Kälte, reguliert Nähr- und Abwehr-Qi, vertreibt Wind und Nässe, reguliert den Darm, senkt rebellierendes Magen-Qi
- **Ind.:** allgemeiner Tonisierungspunkt, Fernpunkt bei abdominellen Erkrankungen und Kniebeschwerden
- **Lok.:** in Höhe der untersten Begrenzung der Tuberositas tibiae etwa eine Mittelfingerbreite lateral der Tibiakante im M. tibialis anterior

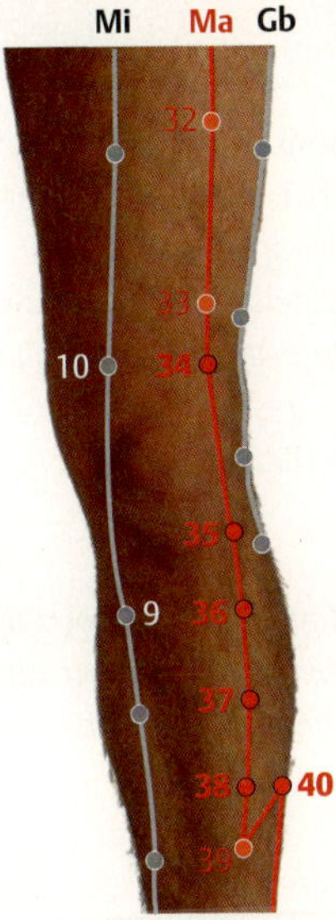

Abb. 5.20 Ma 34–40

- **Stichtechnik:** Nadelung senkrecht; Stichtiefe ca. 1 Cun, Knierolle in Rückenlage

Ma 37 (Shang Juxu)

*Obere große Leere, unterer He-Punkt des Dickdarms (s. **Abb. 5.20**)*

- **Funk.:** stärkt die Milz, harmonisiert den Magen, klärt feuchte Hitze aus dem Intestinum
- **Ind.:** Darmerkrankungen mit Diarrhöe (schleimig) und dumpfen Schmerzen. Paresen des Beines z. B. bei Apoplex
- **Lok.:** 3 Cun unterhalb von Ma 36, eine Mittelfingerbreite lateral der Tibiakante
- **Stichtechnik:** Nadelung senkrecht zur Hautoberfläche; Stichtiefe ca. 1 Cun

Ma 38 (Tiao Kou)

*Streifenförmige Mulde (s. **Abb. 5.20**)*

- **Funk.:** beseitigt Leitbahn-Obstruktionen, entspannt die Sehnen
- **Ind.:** Schmerzen im Unterschenkel, Fernpunkt bei akutem Schulter-Arm-Syndrom
- **Lok.:** Mitte der Verbindungslinie zwischen Patellaunterrand und Sprungelenksspalt (Ma 41), eine Mittelfingerbreite lateral der Tibiakante oder 2 Cun kaudal Ma 37
- **Stichtechnik:** Nadelung senkrecht zur Hautoberfläche; Stichtiefe ca. 1–2 Cun

Merke *Die Mitte zwischen den zwei Punkten bestimmt man am besten mit der Handspanntechnik. Hierzu legt man die beiden Kleinfinger auf Patellaunterrand und Sprunggelenksspalt und bestimmt mit den beiden Daumen den Mittelpunkt.*

Ma 40 (Feng Long)

*Üppige Vorwölbung (s. **Abb. 5.20**)*

- **Funk.:** beseitigt Schleim und Nässe, beseitigt Hitze, reguliert den Magen- und Milz-Qi-Fluss
- **Ind.:** gastrointestinale Erkrankungen, Erkrankungen mit übermäßiger Schleimproduktion bei Husten, Erbrechen oder Durchfall
- **Lok.:** eine Mittelfingerbreite lateral Punkt Ma 38
- **Stichtechnik:** Nadelung senkrecht zur Hautoberfläche; Stichtiefe ca. 1–2 Cun

Ma 44 (Nei Ting)

*Innerer Hof (s. **Abb. 5.21**)*

- **Funk.:** kühlt Magen-Feuer und -Hitze, beseitigt Fülle, reguliert das Qi, stillt Schmerzen, beseitigt Wind aus dem Gesicht
- **Ind.:** Schmerzen im Leitbahn- und Achsenverlauf, Kopfschmerz frontal
- **Lok.:** am Ende der Interdigitalfalte zwischen der 2. und 3. Zehe
- **Stichtechnik:** Nadelung senkrecht zur Hautoberfläche; Stichtiefe ca. 0,5 Cun

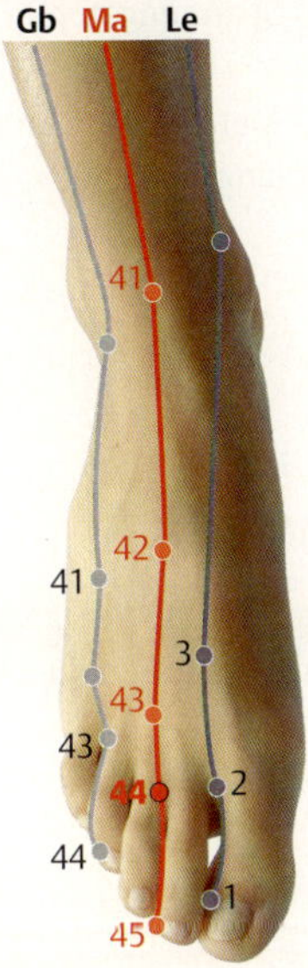

Abb. 5.21 Ma 44

Milz-Leitbahn

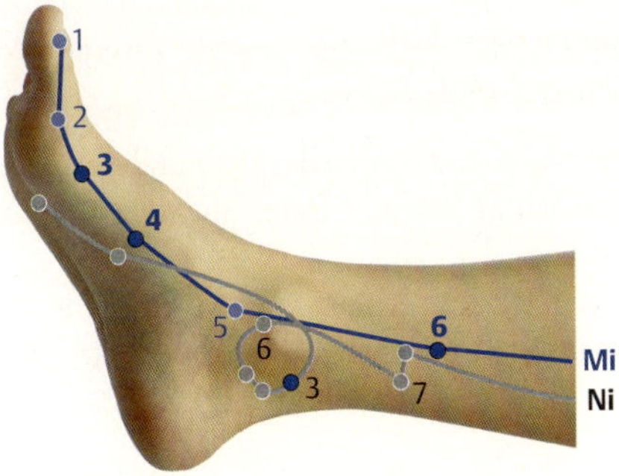

Abb. 5.22 Mi 3–6

Mi 3 (Tai Bai)

Große Weiße (Venus) (s. ***Abb. 5.22****)*

- **Funk.:** stärkt die Milz, beseitigt Nässe, Hitze und Schleim, harmonisiert den Qi-Fluss im unteren San Jiao

- **Ind.:** funktionelle Darmbeschwerden, Völle- und Spannungsgefühl im Thorax und Epigastrium
- **Lok.:** fußinnenseitig proximal des Köpfchens des Metatarsale I, an der Grenze Corpus – Caput metatarsale I, am Übergang Fußsohlen- zur Fußrückenhaut
- **Stichtechnik:** Nadelung senkrecht zur Hautoberfläche; Stichtiefe ca. 0,5 Cun

Mi 4 (Gong Sun)

Gelber Fürst – Öffnungspunkt für den Chong Mai (s. ***Abb. 5.22****)*

- **Funk.:** stärkt Magen und Milz, mobilisiert Qi und Blut, beseitigt Stagnationen im Leitbahnverlauf, reguliert die Menstruation, stillt Uterusblutungen, harmonisiert den Qi-Fluss des Chong Mai
- **Ind.:** funktionelle Magen- und Darmbeschwerden, Menstruations- und Uterusstörungen
- **Lok.:** Mulde am Übergang Corpus – Basis des Metatarsale I, Grenze zwischen Fußsohlen- und Fußrückenhaut
- **Stichtechnik:** Nadelung senkrecht zur Hautoberfläche; Stichtiefe ca. 0,5 Cun

Mi 6 (San Yin Jiao)

Kreuzung der drei Yin(-Leitbahnen) (s. ***Abb. 5.22****)*

- **Funk.:** nährt das Yin, stärkt Milz und Blut, bewegt Qi und Blut, tonisiert die Niere, stärkt Leber-Yin und Blut, reguliert die Menstruation, harmonisiert Shen
- **Ind.:** allgemeiner Tonisierungspunkt (Moxa), gynäkologische Beschwerden, gastrointestinale Erkrankungen, urogenitale Erkrankungen, wirksam auch bei allergischen und immunologischen Erkrankungen
- **Lok.:** 3 Cun oberhalb der größten Prominenz des Malleolus medialis am hinteren Tibiarand in einer tastbaren Vertiefung
- **Stichtechnik:** Nadelung senkrecht zur Hautoberfläche; Stichtiefe ca. 1–2 Cun

Mi 9 (Yin Ling Quan)

*Quelle am Yin-Hügel (s. **Abb. 5.23**)*

- **Funk.:** beseitigt Feuchtigkeit, reguliert die Wasserwege, fördert die Miktion, beseitigt Obstruktionen im Leitbahnverlauf
- **Ind.:** Kniegelenksbeschwerden, Feuchtigkeits- und Wasseransammlungen, Dysurie, Fluor vaginalis
- **Lok.:** bei gebeugtem Knie in der Mulde distal des Condylus medialis tibiae am Übergang Condylus medialis tibiae – Corpus tibiae vor der Muskelmasse des M. gastrocnemius (in gleicher Höhe wie der Punkt Gb 34)
- **Stichtechnik:** Nadelung senkrecht zur Hautoberfläche; Stichtiefe ca. 1 Cun, Knierolle in Rückenlage

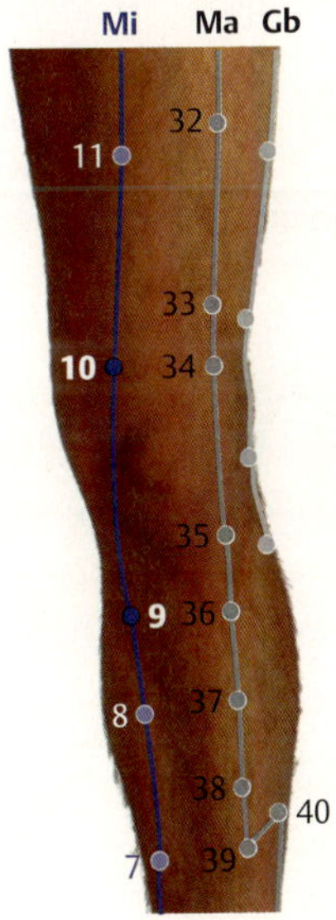

Abb. 5.23 Mi 9 – 10

Mi 10 (Xue Hai)

*Meer des Blutes (s. **Abb. 5.23**)*

- **Funk.:** kühlt das Blut, stärkt das Blut, beseitigt Blutstagnation, reguliert die Menstruation
- **Ind.:** Menstruationsbeschwerden, Hauterkrankungen mit Rötung, immunmodulierender Punkt

- **Lok.:** bei gebeugtem Knie 2 Cun proximal des medialen kranialen Patellapols auf dem M. vastus medialis in einem tastbaren Grübchen
- **Stichtechnik:** Nadelung senkrecht zur Hautoberfläche; Stichtiefe ca. 1–2 Cun

Mi 15 (Da Heng)

Großer Querverlauf (s. ***Abb. 5.24****)*

- **Funk.:** stärkt die Milz, fördert die Dickdarmfunktion, leitet Feuchtigkeit aus dem Darm, stillt Schmerz
- **Ind.:** funktionelle Darmbeschwerden
- **Lok.:** 4 Cun lateral der Mittellinie auf Höhe des Bauchnabels
- **Stichtechnik:** Nadelung schräg Richtung Ma 25; Stichtiefe ca. 1–2 Cun

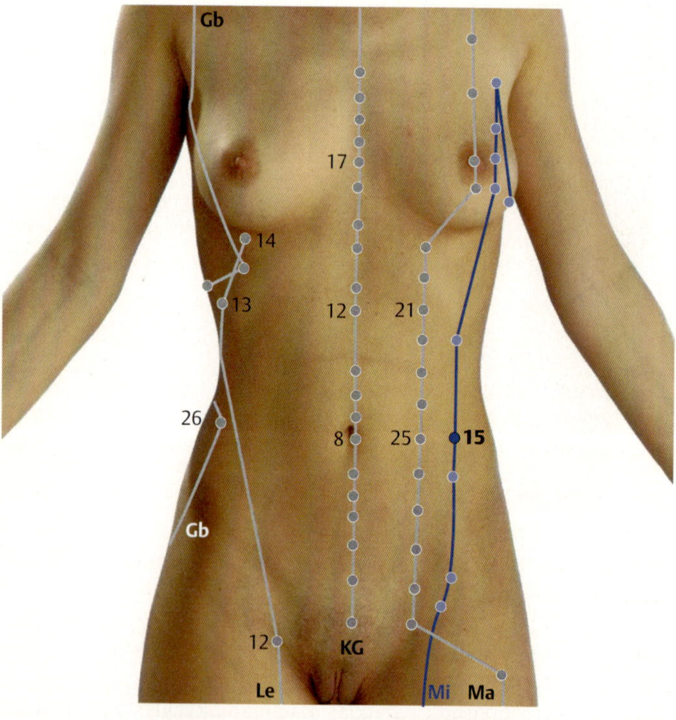

Abb. 5.24 Mi 15

5.3 Wandlungsphase Feuer

Der Wandlungsphase Feuer sind Herz und Perikard (Yin) sowie Dünndarm und Dreifacher Erwärmer (3 E)=San-Jiao (SJ; Yang) zugeordnet. Im Jahreszyklus entspricht sie dem heißen Sommer, der Phase höchster Aktivitätsentfaltung und maximaler Freisetzung der Energie.

Der Systematik halber werden Perikard und 3-Erwärmer-Leitbahn zusammen mit den beiden anderen Leitbahnen des lateralen (mittleren) Umlaufs (Leber, Gallenblase, s. Kap. 5.5) beschrieben.

Beziehung zwischen Herz und Dünndarm

- Dünndarm und Herz sind innerlich – äußerlich gekoppelt.
- Auf seelischer Ebene wird diese Beziehung deutlich: Das Herz als Sitz des Geistes und der Dünndarm als Garant einer klaren Urteilskraft sind eng miteinander verknüpft.

5.3.1 Persönlichkeitstyp Feuer

Konstitution

- Menschen, bei denen die Wandlungsphase Feuer ausgeprägt ist, zeichnen sich durch lebhaftes, lebenslustiges Verhalten aus.
- Sie haben eine anziehende Ausstrahlung und können herzlich und liebevoll sein.
- Ihr Integrationsvermögen ist ausgeprägt.
- Ein klares Shen bedingt die Angemessenheit zur Situation.

Empfindlichkeit

- Zuviel an Feuer bedingt häufig hektische Nervosität, das Vorherrschen in einer Gruppe.
- Störung des Redeflusses bis zum Stottern und Konzentrationsstörungen sind merkbare Füllezeichen.
- Patienten berichten über Mangel an Lebensfreude, Palpitationen, Herzstiche, Schlafstörungen, Prüfungsangst.

Herz (Xin)

Funktion

Das Herz steht für alle psychischen, intellektuellen und spirituellen Fähigkeiten und Aktivitäten, die die unverwechselbare Persönlichkeit eines Menschen ausmachen. Es entspricht im Feudalstaat der Position des Kaisers, der mit tiefem Verständnis regiert und seinen Palast beherrscht.

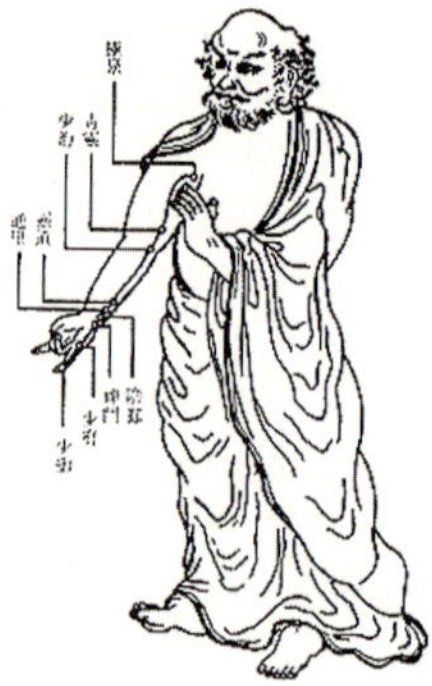

Abb. 5.25 Herz (Xin)

Merke *Funktionen des Herzens:*

- *Es regiert das Blut,*
- *kontrolliert die Blutgefäße,*
- *manifestiert sich im Gesicht,*
- *öffnet sich in die Zunge,*
- *kontrolliert das Schwitzen,*
- *beherbergt das Shen:*
  - *Shen kontrolliert das Bewusstsein, das Denken, das Gedächtnis und den Schlaf.*
  - *Es beeinflusst so die mentalen, emotionalen Aktivitäten des Menschen. Shen zeigt sich im Glanz der Augen, der Klarheit des Blicks.*
  - *Bei Störungen des Herzens ist Shen nicht mehr „zu Hause“, und es entwickeln sich Störungen der Merk- und Konzentrationsfähigkeit, Unruhe, Schlaflosigkeit, aber auch übermäßiges Träumen und Schläfrigkeit bis hin zu Zuständen von Verwirrung und Bewusstseinsverlust.*

Klinische Bedeutung

- Sprachstörungen wie Stottern oder Stammeln, aber auch die verschiedenen Aphasieformen werden über die Herz-Leitbahn therapiert.
- Schweiß, dessen Konsistenz und Menge, die Lokalisation und der Zeitpunkt, wann er auftritt, geben Informationen über den Zustand des Herzens.
- Trauer, Wehmut, Sorgen, Beunruhigung, Schreck und Angst schädigen das Herz.

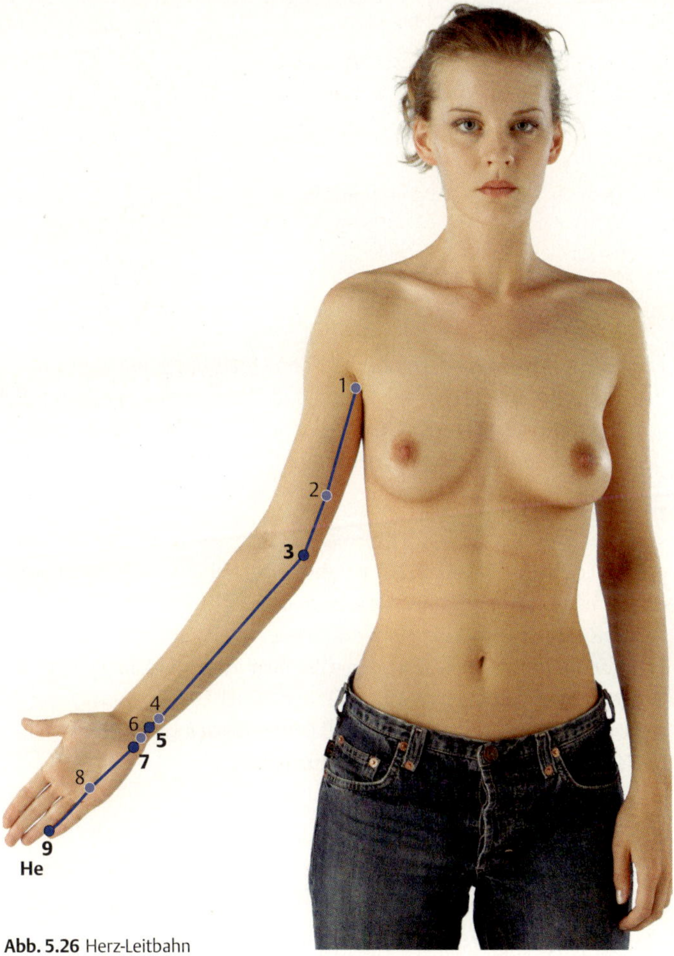

Abb. 5.26 Herz-Leitbahn

Tab. 5.5	Herz-Leitbahn
Gekoppeltes Organ	Dünndarm
Wandlungsphase	Feuer
Gewebe	Blut und Blutgefäße
Sinnesorgan	Zunge, Sprache
Emotion	Freude

- Freude (positives Lebensgefühl) regt den Qi-Fluss des Herzens an.
- Ein Übermaß an Erregung, Stress und hektischem Lebenswandel sowie „emotionale Schocks“ können zu Schlaflosigkeit, Unruhezuständen, aber auch Herzbeschwerden führen.

Verlauf

Die Herz-Leitbahn (s. **Abb. 5.26**) ist eine Yin-Leitbahn; mit der Nieren-Leitbahn bildet sie die Shao-Yin-Leitbahnachse.

- Der äußere Ast läuft vom Herz durch die Lunge zur Axilla He 1,
- verläuft hinten medial über den Oberarm zum medialen Ende der Beugefalte des Ellbogens He 3,
- zieht über den Unterarm zum medialen Ende des Handgelenkspaltes He 7, zum medialen Nagelfalz des 5. Fingers He 9.

Shu-Mu-Punkte

- **Mu:** KG 14 (Ju Que)
- **Dorsaler Shu:** Bl 15 (Xin Shu)

Dünndarm (Xiao Chang)

Funktion

- Er empfängt den vorverdauten Nahrungsbrei aus dem Magen.
- Er trennt die „trüben“ von den „klaren“ Flüssigkeiten.
- Diese Funktion des Trennens von Wichtigem und Unwichtigem spiegelt sich auch auf der psychischen Ebene wider.

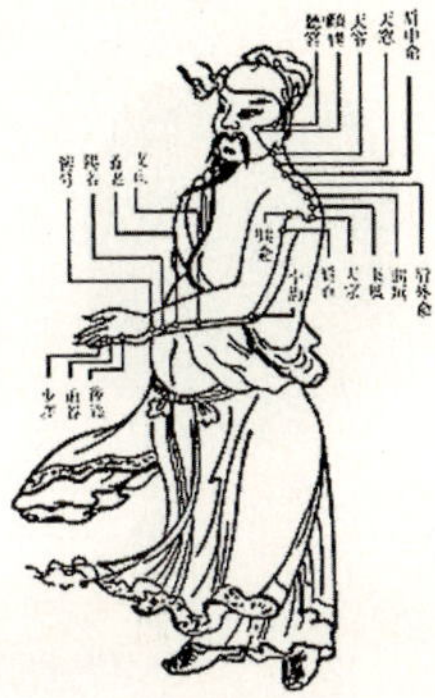

Abb. 5.27 Dünndarm (Xiao Chang)

Klinische Bedeutung

- Ein gesundes Dünndarm-Qi sorgt für Klarheit des Denkens und für gute Urteils- und Unterscheidungskraft.

Tab. 5.6	**Dünndarm-Leitbahn**
Gekoppeltes Organ	Herz
Wandlungsphase	Feuer
Gewebe	Blut und Blutgefäße
Sinnesorgan	Zunge, Sprache
Emotion	Freude

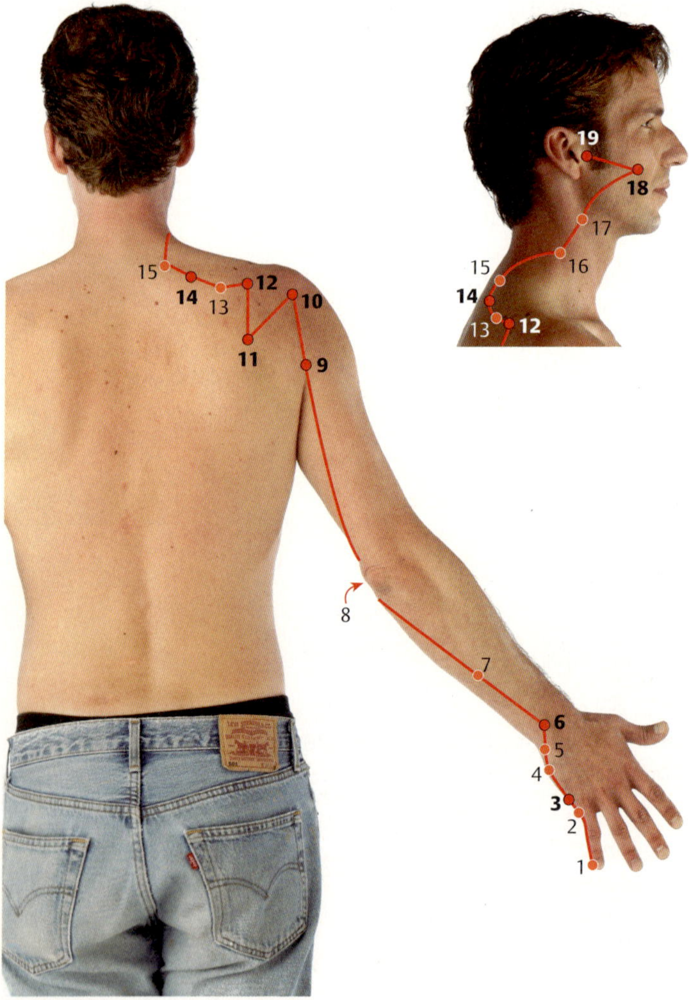

Abb. 5.28 Dünndarm-Leitbahn

Verlauf

Die Dünndarm-Leitbahn (s. **Abb. 5.28**) ist eine Yang-Leitbahn; mit der Blasen-Leitbahn bildet sie die Tai-Yang-Leitbahnachse.

- Sie beginnt an der Ulnarseite des 5. Fingers,
- läuft ulnar über den Handrücken Dü 3, zum Processus styloideus ulnae Dü 8, dorsal zum Schultergelenk, Dü 10, über das Schulterblatt,
- zieht von dort nach ventral zur Fossa supraclavicularis Dü 16 über den medialen Hals zur Wange Dü 18 und endet vor dem Ohr Dü 19.

Shu-Mu-Punkte

- **Mu:** KG 4 (Guan Yuan)
- **Dorsaler Shu:** Bl 27 (Xiao Chang Shu)

5.3.2 Akupunkturpunkte

Herz-Leitbahn

He 3 (Shao Hai)

*Meer des kleinen Yin (s. **Abb. 5.29**)*

- **Funk.:** beseitigt Fülle und Hitze, beseitigt Leitbahnobstruktionen
- **Ind.:** depressive Verstimmung, Schlafstörungen, Epicondylitis humeri ulnaris
- **Lok.:** bei gebeugtem Ellbogen zwischen ulnarem Ende der Ellenbeugenfalte und dem Epicondylus medialis humeri
- **Stichtechnik:** Nadelung senkrecht zur Hautoberfläche; Stichtiefe senkrecht ca. 0,5 – 1 Cun

He 5 (Tong Li)

*Verbindung nach Innen – Luo-Punkt (s. **Abb. 5.29**)*

- **Funk.:** stärkt und reguliert das Herz-Qi, öffnet die Zunge, verbessert das Sprechen, beruhigt den Geist
- **Ind.:** funktionelle Herzbeschwerden, Sprachstörungen, z. B. Stottern, Heiserkeit, Handgelenksbeschwerden

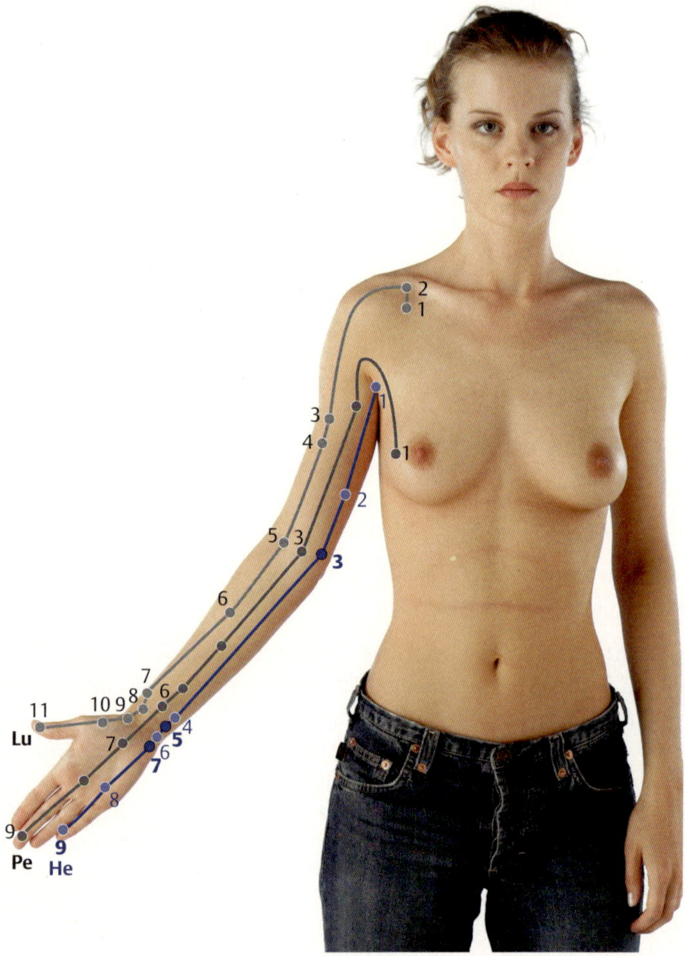

Abb. 5.29 Herz-Leitbahn, He 3 – 9.

- **Lok.:** 1 Cun proximal von He 7, radial der Sehne des M. flexor carpi ulnaris
- **Stichtechnik:** Nadelung senkrecht zur Hautoberfläche; Stichtiefe senkrecht ca. 0,5 Cun

He 7 (Shen Men)

Tor des Geistes – Sedierungspunkt, Yuan-Punkt (s. ***Abb. 5.29****)*

- **Funk.:** harmonisiert Shen, löst Stagnation von Qi und Blut
- **Ind.:** Schlafstörungen, Angstzustände, Kreislaufdysregulation
- **Lok.:** Beugefalte des Handgelenkes, radial der Sehne des M. flexor carpi ulnaris
- **Stichtechnik:** Nadelung senkrecht zur Hautoberfläche von volar; alternativ von ulnar (dorsal der Sehnen des M. flexor carpi ulnaris); Stichtiefe ca. 0,5 Cun

He 9 (Shao Chong)

Kleinere Straße (s. ***Abb. 5.29****)*

- **Funk.:** reguliert das Herz, klärt Herz-Hitze, belebt das Bewusstsein
- **Ind.:** funktionelle Herzbeschwerden mit Fülle, Notfallpunkt bei Kollaps
- **Lok.:** radialer Nagelfalz des 5. Fingers
- **Stichtechnik:** 1 – 2 mm, evtl. bluten lassen

Dünndarm-Leitbahn

Dü 3 (Hou Xi)

Hinterer Schluchtenbach – Tonisierungspunkt, Öffnungspunkt für das Lenkergefäß (s. ***Abb. 5.30****)*

- **Funk.:** vertreibt äußere pathogene Faktoren, v. a. Wind und Hitze, entspannt Muskeln und Sehnen
- **Ind.:** Schmerzen im Leitbahn- und Achsenverlauf, Fernpunkt für die Halswirbelsäule und Nackenregion, Tortikollis; Lumboischialgie (über das Lenkergefäß)
- **Lok.:** ulnare Handkante, bei leichtem Faustschluss proximal dorsal einer Hautfalte am ulnaren Ende der am weitesten distal liegenden

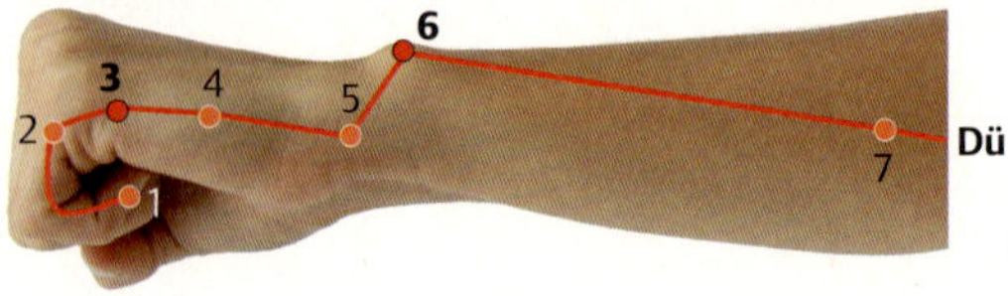

Abb. 5.30 Dü 3 – 6

Handflächenbeugefalte. Der Punkt befindet sich am Übergang Corpus – Caput des Os metacarpale V

- **Stichtechnik:** Nadelung leicht nach volar (zwischen Mittelhandknochen und Palmaraponeurose) bei entspannter Hand; Stichtiefe ca. 0,5 – 1 Cun

Dü 6 (Yang Lao)

Pflege im Alter, Xi-Punkt (s. ***Abb. 5.30****)*

- **Funk.:** macht die Leitbahn durchgängig, klärt die Augen
- **Ind.:** Schmerzen der Ellbogen- und Schulter-Nacken-Region
- **Lok.:** Patientenhand ruht auf der Mitte seines Thorax. Bei leichter Supination der Hand in einer Mulde proximal und radial des Processus styloideus ulnae
- **Stichtechnik:** in Richtung Pe 6 schräg 0,5 Cun

Dü 9 (Jian Zhen)

Aufrechte Schulter (s. ***Abb. 5.31****)*

- **Funk.:** lokaler Punkt für die Schulterregion
- **Ind.:** Schulterbeschwerden
- **Lok.:** 1 Cun oberhalb der hinteren Axillarfalte bei adduziertem Arm
- **Stichtechnik:** Nadelung senkrecht zur Hautoberfläche; Stichtiefe ca. 1 Cun

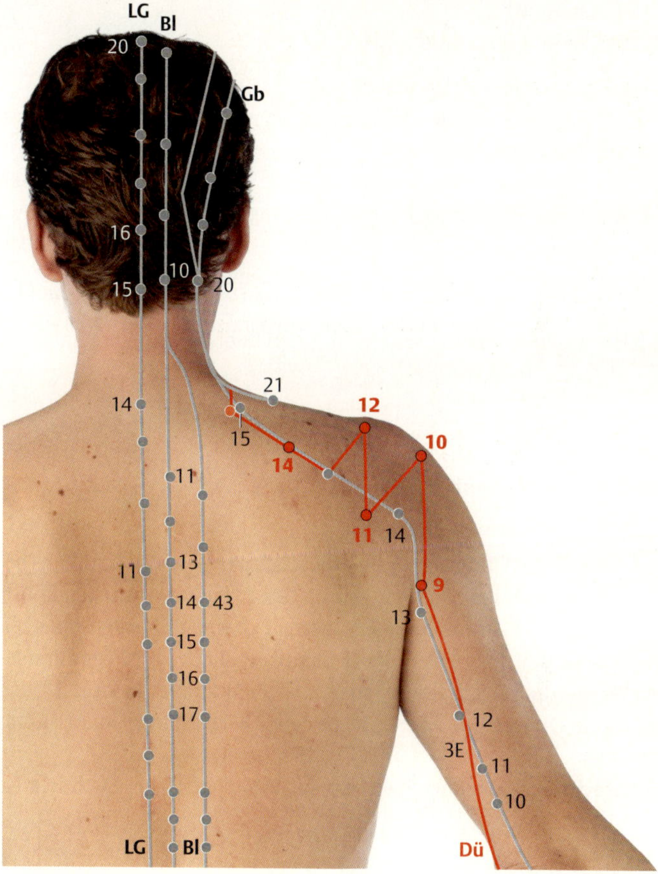

Abb. 5.31 Dü 9–14

Dü 10 (Nao Shu)

*Transport-Punkt zum Oberarmmuskel (s. **Abb. 5.31**)*

- **Funk.:** entspannt die Sehnen
- **Ind.:** Schulterbeschwerden
- **Lok.:** senkrecht über Dü 9 bei adduziertem Arm, auf dem Schulterblatt unterhalb der Spina scapula
- **Stichtechnik:** Nadelung senkrecht zur Hautoberfläche; Stichtiefe ca. 1 Cun

Dü 11 (Tian Zong)

Zong(-Qi) des Himmels (s. ***Abb. 5.31****)*

- **Funk.:** entspannt Sehnen und Muskeln
- **Ind.:** Schmerzen und Bewegungseinschränkungen der Schulter (besonders Außenrotation)
- **Lok.:** in der Fossa infraspinata auf einer Verbindungslinie zwischen der Mitte der Spina scapulae und dem Angulus inferior scapulae. Auf dieser Linie liegt Dü 11 am Übergang des kranialen Drittels zu den übrigen beiden Dritteln. Er entspricht einem Triggerpunkt des M. infraspinatus
- **Stichtechnik:** Nadelung senkrecht zur Hautoberfläche; Stichtiefe ca. 0,5 – 1 Cun

Dü 12 (Bing Feng)

Den Wind im Griff (s. ***Abb. 5.31****)*

- **Funk.:** entspannt Sehnen und Muskeln
- **Ind.:** Schmerzen und Bewegungseinschränkungen der Schulter (besonders Abduktion und Außenrotation), Supraspinatustendinose, Schmerzen und Parästhesien der oberen Extremität, Nackensteifigkeit
- **Lok.:** senkrecht über Dü 11, ca. 1 Cun oberhalb der Mitte der kranialen Begrenzung der Spina scapulae. Der Punkt bildet mit Dü 10 und Dü 11 ein Dreieck. Dü 12 entspricht einem Triggerpunkt im M. supraspinatus
- **Stichtechnik:** Nadelung senkrecht zur Hautoberfläche; Stichtiefe ca. 0,5 – 1 Cun

Dü 14 (Jian Wai Shu)

Äußerer Transportpunkt der Schulter (s. ***Abb. 5.31****)*

- **Funk.:** entspannt Sehnen und Muskeln
- **Ind.:** Schmerzen und Bewegungseinschränkungen der Schulter, Nackensteifigkeit
- **Lok.:** medialer Skapularand auf Höhe des Dornfortsatzes des 1. Brustwirbels, 3 Cun lateral der Medianlinie
- **Stichtechnik:** Nadelung senkrecht zur Hautoberfläche; Stichtiefe ca. 0,5 – 1 Cun

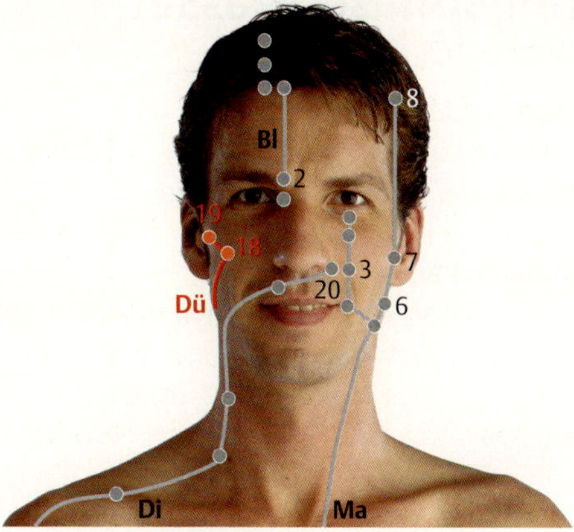

Abb. 5.32 Dü 18 – 19

Dü 18 (Quan Liao)

Jochbeinknochenspalte (s. ***Abb. 5.32****)*

- **Funk.:** vertreibt Wind, Nässe und Hitze
- **Ind.:** Trigeminusneuralgie, Fazialisparese, Zahnschmerzen, Sinusitis maxillaris, schmerzhafte Funktionsstörungen des Kiefergelenkes
- **Lok.:** am unteren Rand des Arcus zygomaticus senkrecht unterhalb des äußeren Augenwinkels, am Vorderrand des M. masseter
- **Stichtechnik:** Nadelung senkrecht zur Hautoberfläche; Stichtiefe ca. 0,5 Cun

Dü 19 (Ting Gong)

Palast des Hörens (s. ***Abb. 5.32****)*

- **Funk.:** unterstützt das Ohr
- **Ind.:** Schwerhörigkeit, Tinnitus, Hörsturz, schmerzhafte Funktionsstörungen des Kiefergelenkes
- **Lok.:** in der Mulde vor dem Tragus
- **Stichtechnik:** Nadelung senkrecht zur Hautoberfläche; Stichtiefe ca. 0,5 Cun

5.4 Wandlungsphase Wasser

Der Wandlungsphase Wasser sind die Niere (Yin) und die Blase (Yang) zugeordnet. Im Jahreszyklus entspricht sie dem Winter, der Phase der Ruhe und Regeneration – wie der gefrorene See im Winter.

Beziehung zwischen Niere und Blase

- Die Niere ist der innere (Yin-)Aspekt, der die Trennung der trüben Säfte zur Aufgabe hat.
- Die Blase ist der äußere (Yang-)Aspekt, der die Ausscheidung der trüben Säfte durchführt.

5.4.1 Persönlichkeitstyp Wasser

■ *Konstitution*

- Menschen, bei denen die Wandlungsphase Wasser ausgeprägt ist, sind sehr genau und ordnungsliebend.
- Sie sind traditionsbewusst und willensstark, sie haben viel Kraft und ein starkes Ich.
- Durch Zhi sind sie weise.
- Der Körperbau ist kräftig mit großen Knochen, kräftigen Extremitäten, breiten Hüften und kräftigem Kinn.

■ *Empfindlichkeit*

- Funktionsstörungen der Wandlungsphase sind Lumbago, Kniebeschwerden, Impotenz, Sterilität und urogenitale Erkrankungen.
- Störungen im Yang Zhi führen zu Antriebsarmut, Müdigkeit und fehlendem Durchhaltevermögen.
- Bei Yin-Zhi-Störung kommen Hektik, innere Unruhe, Misstrauen und Starrsinn auf.

Niere (Shen)

Funktion

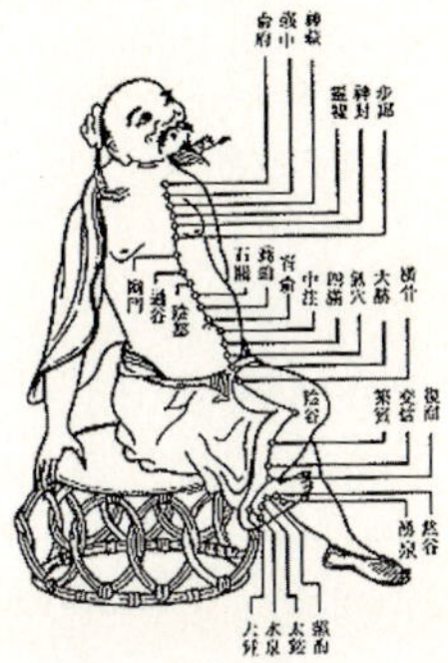

Abb. 5.33 Niere (Shen)

- Die Niere wird „die Wurzel des Lebens“ genannt, weil sie die vorgeburtliche Essenz der Eltern (Jing) lebenslang speichert und mit den zufließenden „erneuerbaren Energien“ aus Atmung und Nahrung den Energiespeicher des Körpers darstellt.
- Sie steht im ständigen Qi-Austausch mit der Lunge.

Merke *Funktionen der Niere:*

- *Sie speichert das Jing und regiert darüber Geburt, Wachstum, Fortpflanzung und Entwicklung,*
- *produziert das Mark, füllt das Gehirn und die Knochen (aus dem Jing),*
- *regiert das Wasser,*
- *kontrolliert das Empfangen des Qi aus der Lunge,*
- *beherbergt Ming Men, das Tor zur Vitalität,*
- *öffnet sich in die Ohren,*
- *manifestiert sich im Kopfhaar,*
- *beherbergt Zhi, die Willenskraft:*
  - *Zhi ist erforderlich, um etwas durchzuhalten.*

Klinische Bedeutung

- Die Niere ist wesentlich beteiligt an allen Wachstumsvorgängen des Organismus und der Reproduktion.
- Sie speichert den Qi-Vorrat des Körpers und übt nährende Funktion für alle Organe aus. Hierbei steht sie in engem Austausch mit der Lunge.
- Störungen zeigen sich als allgemeine Schwäche, Störungen des Wasserhaushaltes und des Shens.
- Alle Knochen- und Gelenkerkrankungen sind mit von der Niere abhängig.
- Häufiges Symptom einer Nierenschwäche sind Ohrbeschwerden ohne Füllezeichen (Leber).

Tab. 5.7	Nieren-Leitbahn
Gekoppeltes Organ	Blase
Wandlungsphase	Wasser
Gewebe	Knochen
Sinnesorgan	Ohr
Emotion	Angst und Furcht

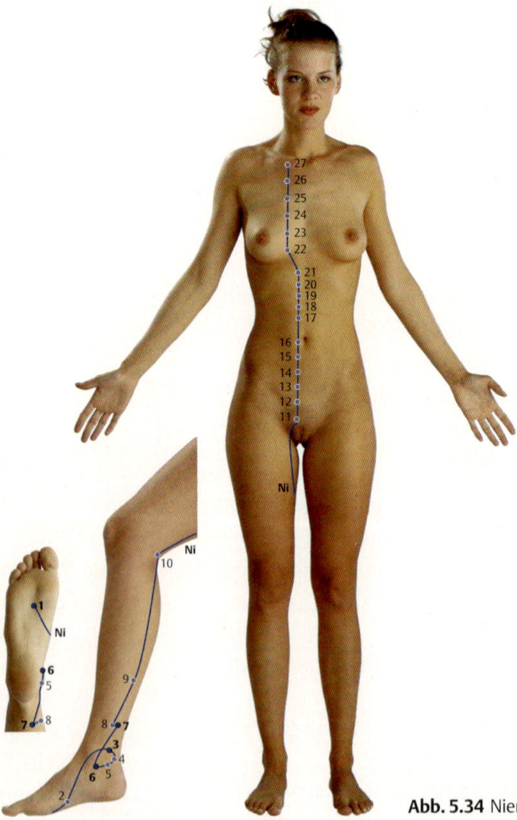

Abb. 5.34 Nieren-Leitbahn

Verlauf

Die Nieren-Leitbahn (s. **Abb. 5.34**) ist eine Yin-Leitbahn; mit der Herz-Leitbahn bildet sie die Shao-Yin-Leitbahnachse.

- Die Leitbahn beginnt unter der Fußsohle.
- Sie zieht diagonal über die mediale Fußsohle zum Malleolus medialis Ni 3,
- zieht eine Schleife hinter und unter dem Malleolus erst abwärts zu Ni 6, dann wieder aufwärts posteromedial über den Unterschenkel zum medialen Kniegelenkspalt Ni 10,
- zieht dann über den Oberschenkel zum Os pubis, 0,5 Cun paramedian zum 9. ICR Ni 21,
- von dort 2 Cun paramedian zur Claviculaunterkante Ni 27.

Merke *Die Nieren-Leitbahn ist die einzige ordentliche Leitbahn, die nicht an einem Nagelfalz beginnt.*

Shu-Mu-Punkte

- **Mu:** Gb 25 (Jing Men)
- **Dorsaler Shu:** Bl 23 (Shen Shu)

Blase (Pang Guan)

Funktion

- Sie empfängt die trüben Säfte aus dem Dünndarm und der Niere und scheidet sie aus.
- Die Funktion ist abhängig vom Nieren-Yang.
- Die Blase hat daher einen engen Bezug zum Ming Men.
- Bei Nieren-Yang-Schwäche produziert sie reichlich hellen Urin.

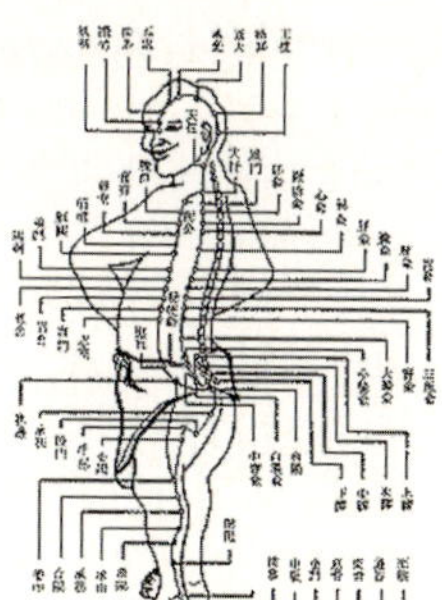

Abb. 5.35 Blase (Pang Guan)

Tab. 5.8	Blasen-Leitbahn
Gekoppeltes Organ	Niere
Wandlungsphase	Wasser
Gewebe	Knochen
Sinnesorgan	Ohr
Emotion	Angst und Furcht

Klinische Bedeutung

- Auf der Blasen-Leitbahn finden sich alle Rücken-Shu-Punkte. Sie ist somit in die Behandlung der meisten inneren Erkrankungen einbezogen.
- Darüber hinaus liegen hier – segmental angeordnet – die Lokalpunkte bei Rückenbeschwerden.

Verlauf

Die Blasen-Leitbahn (s. **Abb. 5.36**) ist eine Yang-Leitbahn; mit der Dünndarm-Leitbahn bildet sie die Tai-Yang-Leitbahnachse.

- Sie läuft vom inneren Augenwinkel nach kranial zur Stirn, über den Kopf zum Nacken Bl 10. Sie trennt sich dort in einen medialen und einen lateralen Ast.
- Der mediale Ast läuft 1,5 Cun lateral der Mittellinie zum Glutaeusoberrand Bl 30, zieht wieder hoch zum 1. Foramen sacrale, von hier herunter zur Mitte der Kniekehle Bl 40. Auf diesem Ast liegen zwischen Bl 14 und Bl 30 die dorsalen Shu-Punkte.
- Der laterale Ast läuft 1,5 Cun lateral des medialen oder 3 Cun paramedian von Bl 41 – 54 (Höhe 4. Foramen ovale) über Rücken und Gesäß und trifft den medialen Ast in Bl 35.
- Unterhalb von Bl 40 liegt Bl 55 auf dem Unterschenkel und läuft weiter posterio-lateral zum Fuß Bl 60, unter dem Malleolus lateralis, über die laterale Fußkante zum lateralen Nagelfalz vom 5. Zeh Bl 67.

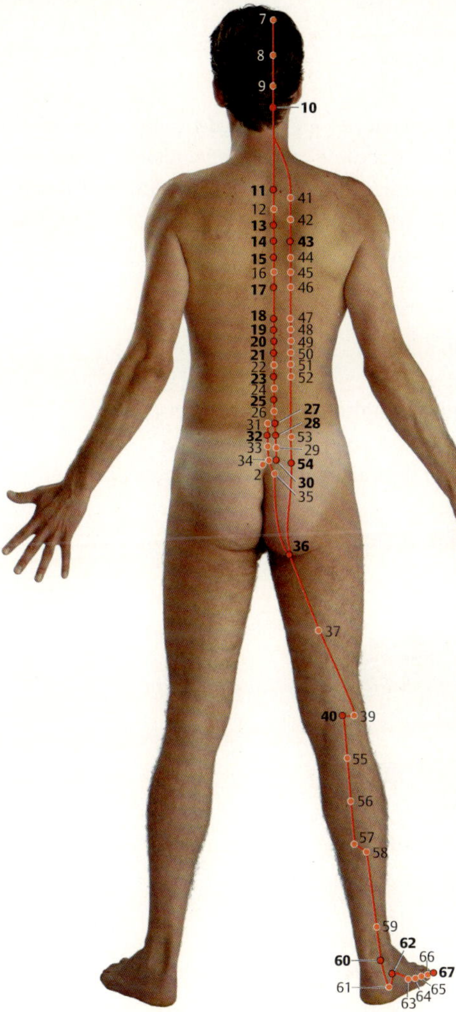
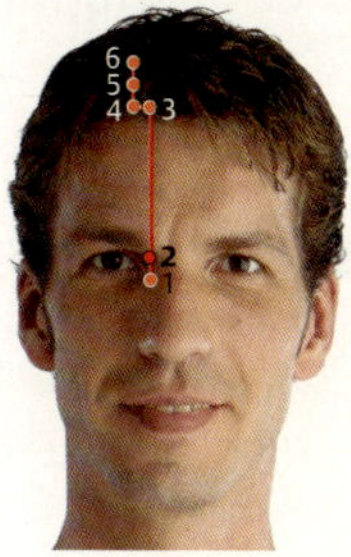

Abb. 5.36 Blasen-Leitbahn

Shu-Mu-Punkte

- **Mu:** KG 3 (Zhong Ji)
- **Dorsaler Shu:** Bl 28 (Pang Guan Shu)

5.4.2 Akupunkturpunkte

Blasen-Leitbahn

Beachte *Blasen-Leitbahnpunkte, die im Bereich der Lunge liegen, können bei senkrechter (falscher) Nadelung zum Pneumothorax führen. Wir raten, die Nadeln prinzipiell schräg, d. h. von lateral nach medial-kaudal zu setzen. So wird auch verhindert, dass beim Zudecken des Patienten Nadeln vorgeschoben werden.*

Bl 2 (Zan Zhu)

Bambus sammeln (s. **Abb. 5.37***)*

- **Funk.:** vertreibt Wind und Hitze, klärt die Augen
- **Ind.:** Augenerkrankungen, Kopfschmerzen, Mangel an Tränenflüssigkeit, Sinusitis frontalis
- **Lok.:** am medialen Ende der Augenbraue über dem medialen Augenwinkel
- **Stichtechnik:** Nadelung subkutan schräg in Richtung Nasenwurzel; Stichtiefe ca. 0,5 Cun

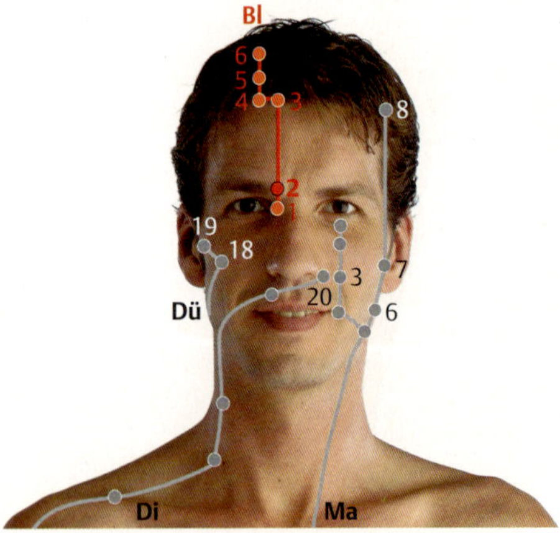

Abb. 5.37 Bl 2

Merke *Die beiden Punkte Bl 2 (rechts und links) bilden zusammen mit dem Extrapunkt Yin Tang (Ex-KH 3) das* ***„vordere magische Dreieck"****. Diese Punkte zusammen haben eine sehr starke Wirkung auf den Nasenrachenraum.*

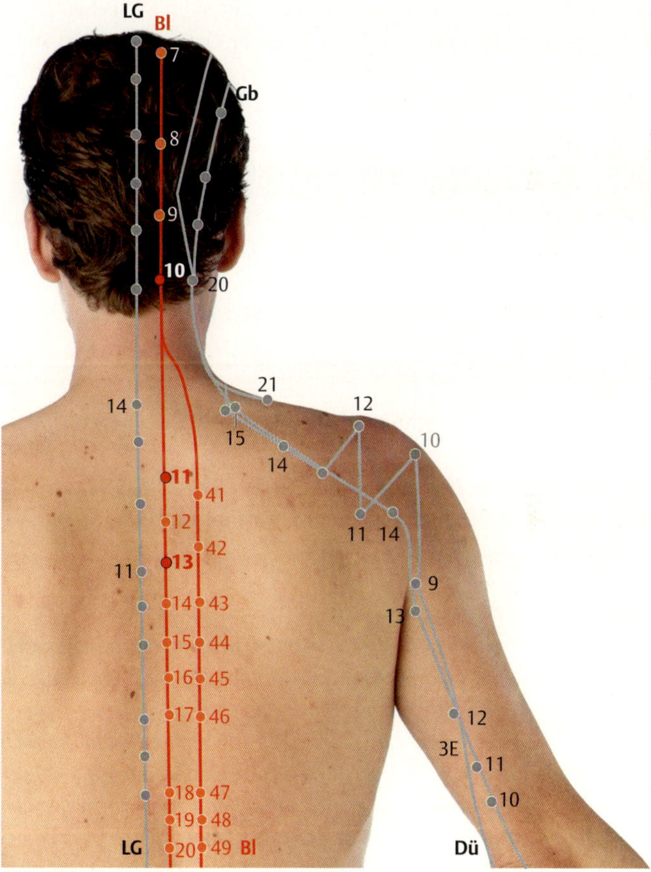

Abb. 5.38 Bl 10–13

Bl 10 (Tian Zhu)

*Himmelssäule (s. **Abb. 5.38**)*

- **Funk.:** vertreibt Wind, entspannt Muskeln und Sehnen, stärkt den Rücken, klärt den Geist, stärkt die Augen
- **Ind.:** HWS-, WS-Syndrom, Schwindel, Kopfschmerzen
- **Lok.:** auf Höhe des Dornfortsatzes von C2 mitten im Muskelwulst des M. trapezius. Der Dornfortsatz von C2 ist der erste von kranial kommende tastbare Dornfortsatz. Die Palpation gelingt meist besser bei leichter Retroflexion des Kopfes. Das oft sehr straffe Ligamentum nuchae wird so entspannt
- **Stichtechnik:** Nadelung senkrecht zur Hautoberfläche; Stichtiefe ca. 1 – 1,5 Cun

Bl 11 (Da Shu)

*Großes Weberschiffchen – Meisterpunkt Knochen (s. **Abb. 5.38**)*

- **Funk.:** stärkt die Knochen, entspannt Sehnen, vertreibt Wind, stärkt das Blut
- **Ind.:** HWS-Syndrom, schmerzhafte Knochenerkrankungen, Kopfschmerzen
- **Lok.:** 1,5 Cun lateral der Unterkante des Dornfortsatzes Th 1
- **Stichtechnik:** Nadelung schräg nach medio-kaudal; Stichtiefe ca. 1 – 1,5 Cun

Merke

- *Von Bl 13 bis Bl 17 stimmt die Nummerierung der Punkte der Blasen-Leitbahn in der Endziffer mit der Nummer der Thorakalwirbel überein (z. B. Bl 13 unter Th 3).*
- *Da die Zustimmungspunkte eine segmentale Zuordnung zu den Organen der Funktionskreise erkennen lassen, liegen die Zustimmungspunkte der Thorakalorgane (Lunge, Kreislauf, Herz) im Thorakalbereich, diejenigen der Verdauungsorgane (Leber, Milz, Pankreas, Magen) im Abdominalbereich und diejenigen der Urogenitalorgane (Niere, Blase) im Lumbalbereich.*

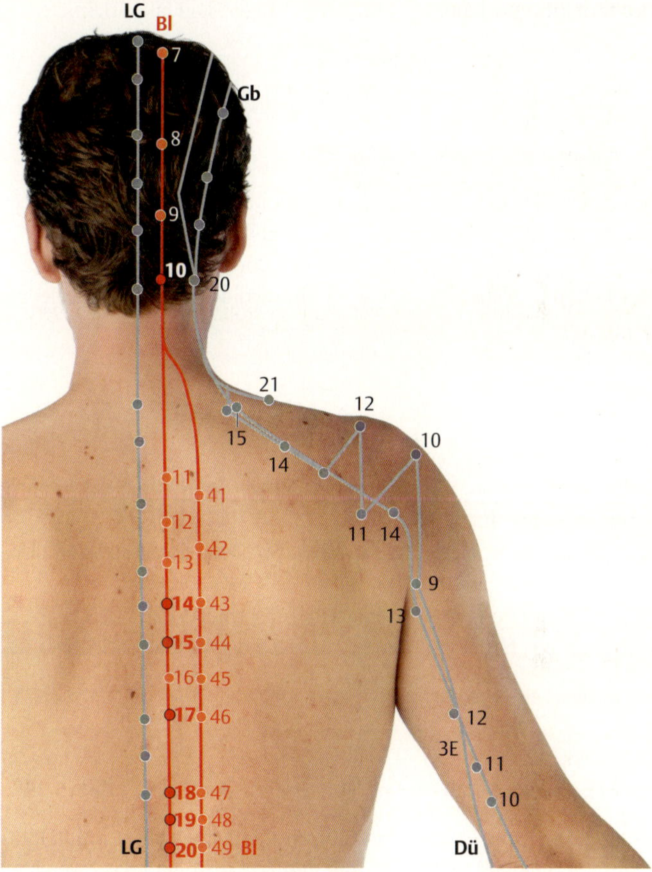

Abb. 5.39 Bl 14–20

Bl 13 (Fei Shu)

*Zustimmungspunkt der Lunge (s. **Abb. 5.38**)*

- **Funk.:** stärkt Lungen-Qi, reguliert Lungen-Qi, Nähr-Qi und Abwehr-Qi, stillt Husten
- **Ind.:** Erkrankungen des Respirationstraktes, Nachtschweiß

- **Lok.:** 1,5 Cun lateral der Unterkante des Dornfortsatzes Th 3
- **Stichtechnik:** Nadelung schräg nach medio-kaudal; Stichtiefe ca. 1 – 1,5 Cun

Bl 14 (Jue Yin Shu)

Zustimmungspunkt Perikard (s. ***Abb. 5.39****)*

- **Funk.:** reguliert das Herz, entspannt den Brustkorb
- **Ind.:** funktionelle Herzbeschwerden, Singultus
- **Lok.:** 1,5 Cun lateral der Unterkante des Dornfortsatzes Th 4
- **Stichtechnik:** Nadelung schräg nach medio-kaudal; Stichtiefe ca. 1 – 1,5 Cun

Bl 15 (Xin Shu)

Zustimmungspunkt des Herzens (s. ***Abb. 5.39****)*

- **Funk.:** beruhigt den Geist, beseitigt Hitze, unterstützt das Gehirn, nährt Herz und Blut
- **Ind.:** funktionelle Herz-Kreislauf-Beschwerden, Schlaflosigkeit, Unruhe
- **Lok.:** 1,5 Cun lateral der Unterkante des Dornfortsatzes Th 5
- **Stichtechnik:** Nadelung schräg nach medio-kaudal; Stichtiefe ca. 1 – 1,5 Cun

Bl 17 (Ge Shu)

Zustimmungspunkt des Zwerchfells, Meisterpunkt des Blutes (s. ***Abb. 5.39****)*

- **Funk.:** nährt und bewegt das Blut, löst Blutstagnation, kühlt Blut-Hitze, stärkt Qi und Blut, entspannt den Brustkorb und das Zwerchfell
- **Ind.:** Singultus, Erbrechen, chronische Erkrankungen mit Anämie, Thoraxschmerzen
- **Lok.:** 1,5 Cun lateral der Unterkante des Dornfortsatzes Th 7
- **Stichtechnik:** Nadelung schräg nach medio-kaudal; Stichtiefe ca. 1 – 1,5 Cun

Merke *Während bis Bl 17 die Endziffern der Punkte der Blasen-Leitbahn mit den Nummern der Thorakalwirbel übereinstimmen (z. B. Bl 17 unter Th 7), zählt man ab Bl 18 einen Wirbel dazu (z. B. Bl 18 unter Th 9).*

Bl 18 (Gan Shu)
Zustimmungspunkt der Leber (s. ***Abb. 5.39****)*

- **Funk.:** reguliert und stärkt die Leber und Gallenblase, nährt Leber-Blut, löst Leber-Qi-Stagnation, unterstützt die Augen, beseitigt Wind, Nässe und Hitze
- **Ind.:** Sehstörungen, Zyklusstörungen, Muskelverspannungen, Muskelkrämpfe, Schmerzen in der Oberbauchregion, emotionale Übererregbarkeit
- **Lok.:** 1,5 Cun lateral der Unterkante des Dornfortsatzes Th 9
- **Stichtechnik:** Nadelung schräg nach medio-kaudal; Stichtiefe ca. 1 – 1,5 Cun

Bl 19 (Dan Shu)
Zustimmungspunkt der Gallenblase (s. ***Abb. 5.39****)*

- **Funk.:** beseitigt Nässe und Hitze aus Leber und Gallenblase, entspannt den Oberbauch, harmonisiert den Magen
- **Ind.:** Erkrankungen der Gallenblase, Singultus und Reflux
- **Lok.:** 1,5 Cun lateral der Unterkante des Dornfortsatzes Th 10
- **Stichtechnik:** Nadelung schräg nach medio-kaudal; Stichtiefe ca. 1 – 1,5 Cun

Bl 20 (Pi Shu)
Zustimmungspunkt der Milz (s. ***Abb. 5.39****)*

- **Funk.:** stärkt Milz und Magen, beseitigt Nässe, nährt das Blut, beseitigt Schleim
- **Ind.:** funktionelle Magen-Darm-Erkrankungen, abdominelles Spannungs- und Völlegefühl, ödematöse Schwellungen, chronische Schleimerkrankungen des Respirationstraktes
- **Lok.:** 1,5 Cun lateral der Unterkante des Dornfortsatzes Th 11
- **Stichtechnik:** Nadelung schräg nach medio-kaudal; Stichtiefe ca. 1 – 1,5 Cun

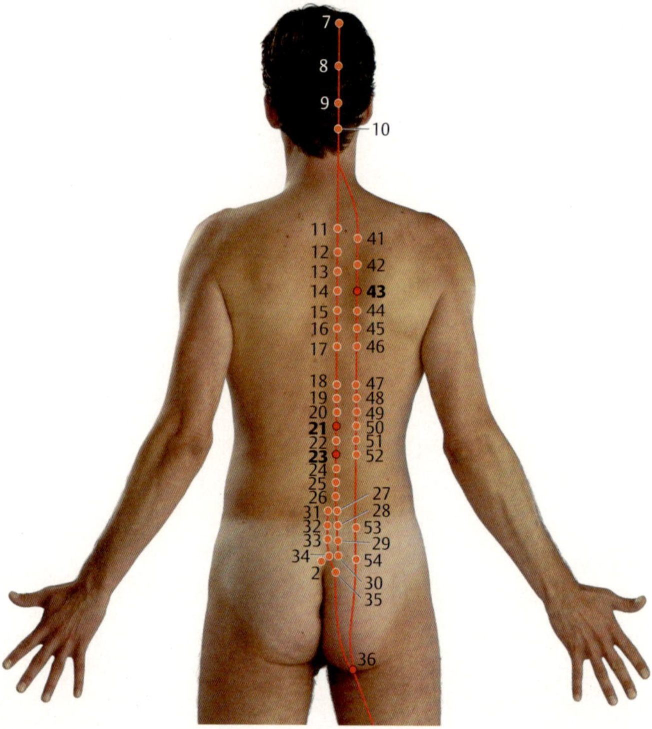

Abb. 5.40 Bl 21 – 23

Bl 21 (Wei Shu)

Zustimmungspunkt des Magens (s. ***Abb. 5.40****)*

- **Funk.:** reguliert und stärkt das Magen-Qi, beseitigt Nässe, löst Nahrungsstagnation auf
- **Ind.:** funktionelle Magenerkrankungen, Übelkeit, Erbrechen, Singultus
- **Lok.:** 1,5 Cun lateral der Unterkante des Dornfortsatzes Th 12
- **Stichtechnik:** Nadelung schräg nach medio-kaudal; Stichtiefe ca. 1 – 1,5 Cun

Bl 23 (Shen Shu)

*Zustimmungspunkt der Niere (s. **Abb. 5.40**)*

- **Funk.:** stärkt die Niere und die Nieren-Essenz, stärkt den unteren Rücken und die Knie, unterstützt Knochen und Mark, unterstützt die Ohren, beseitigt Feuchtigkeit, nährt das Blut
- **Ind.:** chronische Schwäche- und Erschöpfungszustände, chronisches LWS-Syndrom, chronische Kniebeschwerden, Asthma, Allergie, Erkrankungen des Urogenitaltraktes
- **Lok.:** 1,5 Cun lateral der Unterkante des Dornfortsatzes L2
- **Stichtechnik:** Nadelung schräg nach medio-kaudal; Stichtiefe ca. 1–1,5 Cun

Merke *Beim Aufsuchen des 2. LWK empfiehlt es sich, vom Beckenkamm (Crista iliaca) auszugehen und beide Hände aufzulegen. Die Daumen treffen dann in der Mitte auf LWK 4 (= Bl 25). Bl 23 liegt dann zwei Dornfortsätze höher.*

Bl 25 (Da Shang Shu)

*Zustimmungspunkt des Dickdarms (s. **Abb. 5.41**)*

- **Funk.:** fördert die Dickdarmfunktionen, stärkt den unteren Rücken, beseitigt Stagnationen im Dickdarm
- **Ind.:** funktionelle Erkrankungen des Dickdarms, Lokalpunkt bei LWS-Beschwerden
- **Lok.:** 1,5 Cun lateral der Unterkante des Dornfortsatzes L4
- **Stichtechnik:** Nadelung schräg nach medio-kaudal; Stichtiefe ca. 1–1,5 Cun

Bl 27 (Xiao Chang Shu)

*Zustimmungspunkt des Dünndarms (s. **Abb. 5.41**)*

- **Funk.:** fördert die Funktion des Dünndarms, leitet Feuchtigkeit aus, stärkt die LWS
- **Ind.:** LWS-Beschwerden, schmerzhafte Erkrankungen des Urogenitaltraktes
- **Lok.:** in Höhe des 1. Foramen sacrale (am Oberrand der Spina iliaca posterior superior) 1,5 Cun lateral der Medianlinie
- **Stichtechnik:** senkrecht 0,5–1 Cun

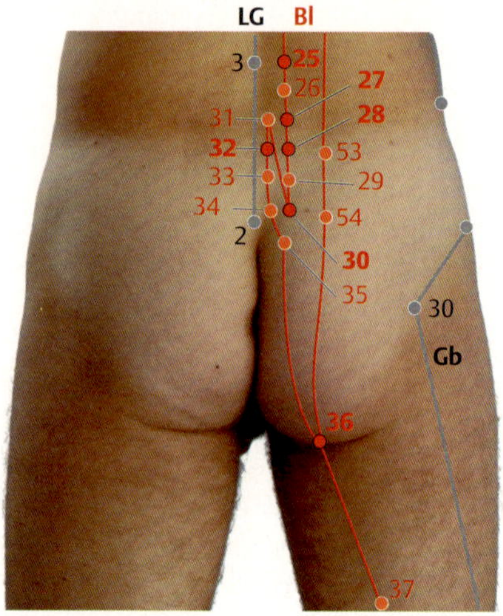

Abb. 5.41 Bl 25–36

Bl 28 (Pang Guan Shu)

Zustimmungspunkt der Blase (s. ***Abb. 5.41****)*

- **Funk.:** reguliert die Blase und Wasserwege, klärt Hitze, leitet Feuchtigkeit aus
- **Ind.:** LWS-Beschwerden, Funktionsstörung der Urogenitalorgane
- **Lok.:** Höhe des 2. Foramen sacrale (am Unterrand der Spina iliaca posterior superior) 1,5 Cun lateral der Medianlinie
- **Stichtechnik:** senkrecht 0,5–1 Cun

Bl 30 (Baihuan Shu)

Zustimmungspunkt des weißen Rings (s. ***Abb. 5.41****)*

- **Funk.:** entfernt feuchte Hitze aus dem unteren San Jiao, stärkt den Lumbalbereich und die Knie, reguliert die Menstruation
- **Ind.:** Menstruationsstörungen, Fluor vaginalis, Schmerzen mit Kälte im Lumbosakralbereich, Dysurie
- **Lok.:** Höhe des 4. Foramen sacrale 1,5 Cun lateral der Medianlinie
- **Stichtechnik:** senkrecht 0,5–1 Cun

Bl 32 (Ciliao)

Folgende Grube (s. ***Abb. 5.41****)*

- **Funk.:** reguliert den unteren San Jiao und die Menstruation, fördert die Miktion und die Defäkation
- **Ind.:** Menstruationsbeschwerden, geburtsbegleitend, Harnretention
- **Lok.:** Im 2. Foramen sacrale
- **Stichtechnik:** senkrecht 0,5 – 1 Cun

Bl 36 (Cheng Fu)

Aufnehmen und unterstützen (s. ***Abb. 5.41****)*

- **Funk.:** beseitigt Stagnationen in der Blasen-Leitbahn
- **Ind.:** Lumboischialgie, Insertionstendinopathie der ischiokruralen Muskulatur
- **Lok.:** in der Mitte der Gesäßfalte (nicht des Oberschenkels)
- **Stichtechnik:** Nadelung leicht schräg nach kranial; Stichtiefe ca. 1,5 – 2 Cun

Beachte *Dieser Punkt liegt in unmittelbarer Nähe zum N. ischiadicus. Bei tiefer Nadelung ist die Punktion möglich, die Nadellage im perineuralen Gewebe erklärt einen Teil der Akupunkturwirkung.*

Bl 40 (Wei Zhong)

In der Mitte der Beuge (s. ***Abb. 5.42****)*

- **Funk.:** entspannt die Sehnen, stärkt Rücken und Knie, beseitigt Nässe und Hitze, kühlt das Blut, löst Blut-Stagnation
- **Ind.:** Lumbalgien, dorsale Kniebeschwerden, Fernpunkt für den unteren LWS-Bereich, Hauterkrankungen mit Rötungen, Nieren- und Blasenerkrankungen
- **Lok.:** in der Mitte der Kniekehle, in Nähe des N. tibialis und der A. poplitea
- **Stichtechnik:** Nadelung senkrecht zur Hautoberfläche; Stichtiefe ca. 0,5 – 1 Cun

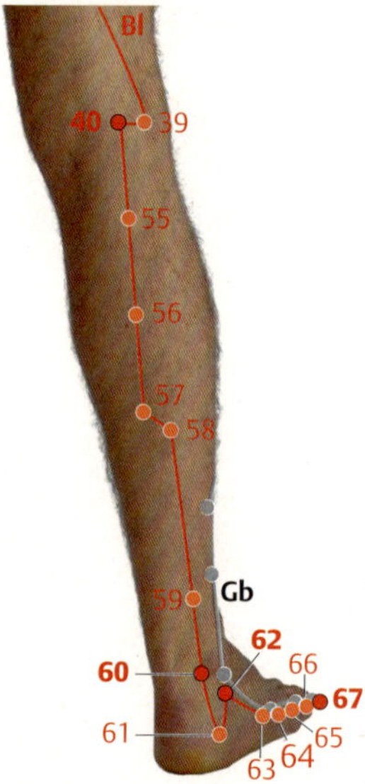

Abb. 5.42 Bl 40–67

Bl 43 (Gao Huan)

Das Innerste des Inneren (s. ***Abb. 5.40****)*

- **Funk.:** stärkt Lungen-Yin, tonisiert Niere und Milz, nährt die Essenz (Jing)
- **Ind.:** BWS-Beschwerden, chronische Lungenerkrankung mit Leere, ausgeprägte Erschöpfung und Anämie
- **Lok.:** 3 Cun lateral der Unterkante des Dornfortsatzes von Th 4
- **Stichtechnik:** Nadelung schräg zur Hautoberfläche; Stichtiefe ca. 0,5 Cun

Beachte *Bei falscher Nadellage Pneumothorax möglich. Besser Moxa als Nadelung.*

Bl 60 (Kun Lun)

Kun-Lun-Gebirge (s. ***Abb. 5.42****)*

- **Funk.:** entspannt die Sehnen, beseitigt Obstruktionen der Leitbahn, beseitigt Hitze, belebt das Blut, stärkt den Rücken

- **Ind.:** Fernpunkt für Wirbelsäulen-Syndrome, Kopfschmerzen, Achillodynie, Affektionen im Bereich der Sprunggelenke
- **Lok.:** in der Mitte der Verbindungslinie Malleolus lateralis – Achillessehne
- **Stichtechnik:** Nadelung senkrecht zur Hautoberfläche; Stichtiefe ca. 0,5 – 1 Cun

Bl 62 (Shen Mai)

*Gefäß der Streckung (s. **Abb. 5.42**)*

- **Funk.:** beseitigt Obstruktionen in der Leitbahn, entspannt Sehnen und Muskulatur, eliminiert Wind, beruhigt den Geist
- **Ind.:** Kopfschmerzen, Schlaflosigkeit, Unruhe, Funktionsstörungen des unteren Sprunggelenkes
- **Lok.:** in einer Vertiefung unterhalb Malleolus lateralis im Gelenkspalt zwischen Talus und Calcaneus
- **Stichtechnik:** Nadelung schräg nach kranial; Stichtiefe ca. 0,5 Cun

Bl 67 (Zhi Yin)

*Das Yin-Erreichen – Tonisierungspunkt (s. **Abb. 5.42**)*

- **Funk.:** eliminiert Wind, beseitigt Obstruktionen in der Leitbahn, klärt das Auge, stärkt das Shen, belebt das Blut
- **Ind.:** Kopfschmerzen, Geburtserleichterung, Korrektur fetaler Malpositionen
- **Lok.:** lateraler Nagelwinkel der 5. Zehe
- **Stichtechnik:** Nadelung senkrecht zur Hautoberfläche; Stichtiefe wenige Millimeter

Nieren-Leitbahn

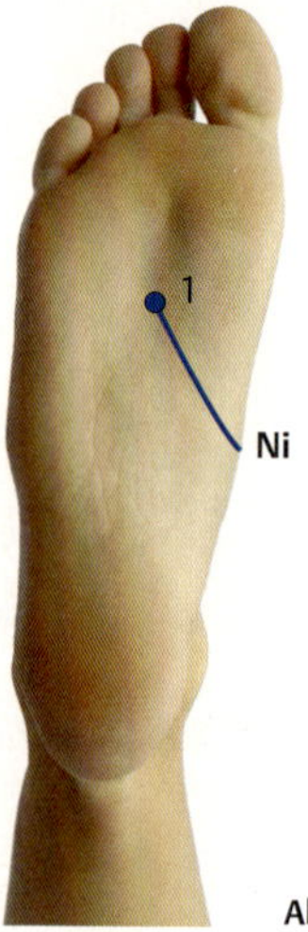

Abb. 5.43 Ni 1

Ni 1 (Yong Quan)

Sprudelnde Quelle – Sedierungspunkt (s. ***Abb. 5.43****)*

- **Funk.:** stärkt das Yin, kühlt Leere-Hitze, beruhigt Shen
- **Ind.:** Unruhe, Panikzustände, Kopfschmerzen
- **Lok.:** unter der Fußsohle in einer Vertiefung zwischen 2. und 3. Zehengrundgelenk
- **Stichtechnik:** Nadelung senkrecht zur Hautoberfläche; Stichtiefe ca. 0,5 Cun

Ni 3 (Tai Xi)

Großer Schluchtenbach – Yuan-Punkt (s. ***Abb. 5.44****)*

- **Funk.:** stärkt die Niere, unterstützt die Essenz, stärkt die LWS, reguliert den Uterus
- **Ind.:** allgemeine Schwächezustände, chronische Urogenitalerkrankungen, Achillodynie und Sprunggelenksaffektionen, chronische Ohrerkrankungen

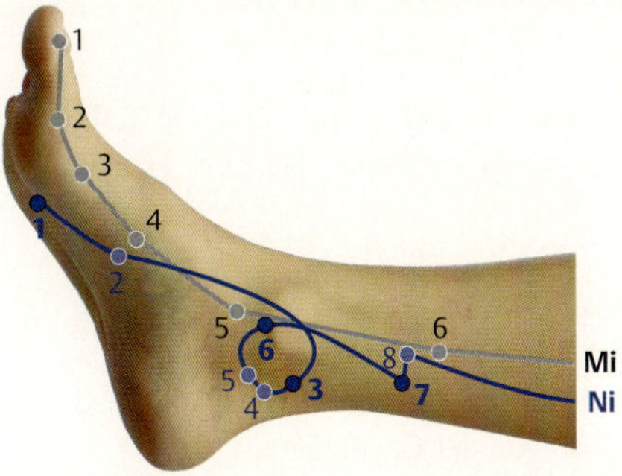

Abb. 5.44 Ni 1 – 7

- **Lok.:** in der Mitte der Verbindungslinie der größten Prominenz des Malleolus medialis und der Achillessehne
- **Stichtechnik:** Nadelung senkrecht zur Hautoberfläche oder schräg nach ventral; Stichtiefe ca. 0,5 – 1 Cun

Ni 6 (Zhao Hai)

Leuchtendes Meer (s. ***Abb. 5.44****)*

- **Funk.:** nährt das Yin, unterstützt die Augen, kühlt das Blut, fördert die Funktion des Uterus
- **Ind.:** Nachtschweiß, chronische Trockenheit der Haut und Schleimhäute, Amenorrhöe
- **Lok.:** kaudal des Malleolus medialis, im Gelenkspaltbereich zwischen Talus und Calcaneus, im Bereich des Sustentaculum tali. Der Punkt Ni 6 liegt auf gleicher Höhe wie Bl 62
- **Stichtechnik:** Nadelung schräg nach kranial; Stichtiefe ca. 0,5 – 1 Cun

Ni 7 (Fu Liu)

Wiederkehr des Flusses – Tonisierungspunkt (s. ***Abb. 5.44****)*

- **Funk.:** stärkt das Nieren-Yang, nährt das Yin, reguliert das Nieren-Qi, beseitigt Nässe, reguliert das Schwitzen
- **Ind.:** allgemeine Schwäche, Ödem der Beine, übermäßiges Schwitzen
- **Lok.:** 2 Cun oberhalb Ni 3 am Vorderrand der Achillessehne
- **Stichtechnik:** Nadelung senkrecht zur Hautoberfläche; Stichtiefe ca. 0,5 – 1 Cun

5.5 Wandlungsphase Holz

Der Wandlungsphase Holz sind die Leber (Yin) und die Gallenblase (Yang) zugeordnet. Im Jahreszyklus entspricht sie dem Frühjahr, der Phase des Keimens und Grünens.

Beziehung zwischen Leber und Gallenblase

- Die Leber harmonisiert den Gallenblasenfluss.
- Die ungestörte Leberenergie ist nötig für die Lebensplanung, die Entscheidungsfähigkeit hängt ab von der Gallenblase.

5.5.1 Persönlichkeitstyp Holz

Konstitution

- Menschen, bei denen die Wandlungsphase Holz ausgeprägt ist, zeichnen sich durch viel Antrieb und Vitalität aus.
- Sie sind Führungspersonen mit fester Lebenseinstellung und festen Glaubensgrundsätzen.
- Sie entwickeln Fantasie und Intuition und pflegen einen respektvollen Umgang mit sich selbst und ihren Mitmenschen.
- Hun (s. u.) fördert ihre Güte und Menschenfreundlichkeit.
- Sie sind energiegeladen mit hohem Bewegungsdrang und haben eine kräftige, gespannte Muskulatur, kräftige Kiefer und buschige Augenbrauen.

Empfindlichkeit

- Bei Störungen von Hun bestehen Streitsucht, Aggressionsausbrüche, depressives Selbstmitleid, Unentschlossenheit (Gb) und Autoaggression.
- Funktionsstörungen sind Schmerz- und Spannungszustände des Kopfes und Nackens, Tinnitus, Kiefergelenksdysfunktionen, Spannungsgefühle des Abdomens, PMS und Dysmenorrhöe.

Perikard (Xin Bao)

Obgleich die Perikard- und die 3-Erwärmer-Leitbahn dem gleichen Umlauf angehören wie Leber und Gallenblase (Wandlungsphase Holz), sind sie doch der Wandlungsphase Feuer (s. Kap. 5.3) zugeordnet. Der Systematik halber werden sie aber hier zusammen mit den beiden anderen Leitbahnen des lateralen (mittleren) Umlaufs beschrieben.

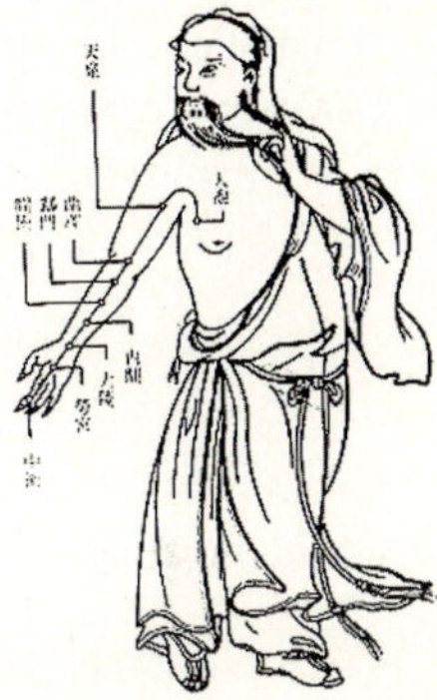

Abb. 5.45 Perikard (Xin Bao)

Funktion

- Das Perikard steht in enger Beziehung zum Herzen und wird als seine äußere Schutzhülle gegen pathogene Einflüsse angesehen.
- Funktionell ist es aber vom Herzen kaum zu unterscheiden. Es ist wie der „höchste Beamte", dessen eigene Meinung von der des Kaisers nicht zu unterscheiden ist.
- Die Unterscheidung liegt in der Behandlungsindikation:
  - Das Herz weist viele Indikationen auf, die das Shen mitbehandeln.
  - Das Perikard wird eher für die Störungen verwendet, bei denen der Herzrhythmus betroffen ist.

Tab. 5.9	**Perikard-Leitbahn**
Gekoppeltes Organ	Dreifacher Erwärmer
Wandlungsphase	Feuer
Gewebe	Blut und Blutgefäße
Sinnesorgan	Zunge, Sprache
Emotion	Freude

Klinische Bedeutung

- Funktionelle Herzbeschwerden und Störungen des oberen Magen-Darm-Traktes werden über die Perikard-Leitbahn therapiert.

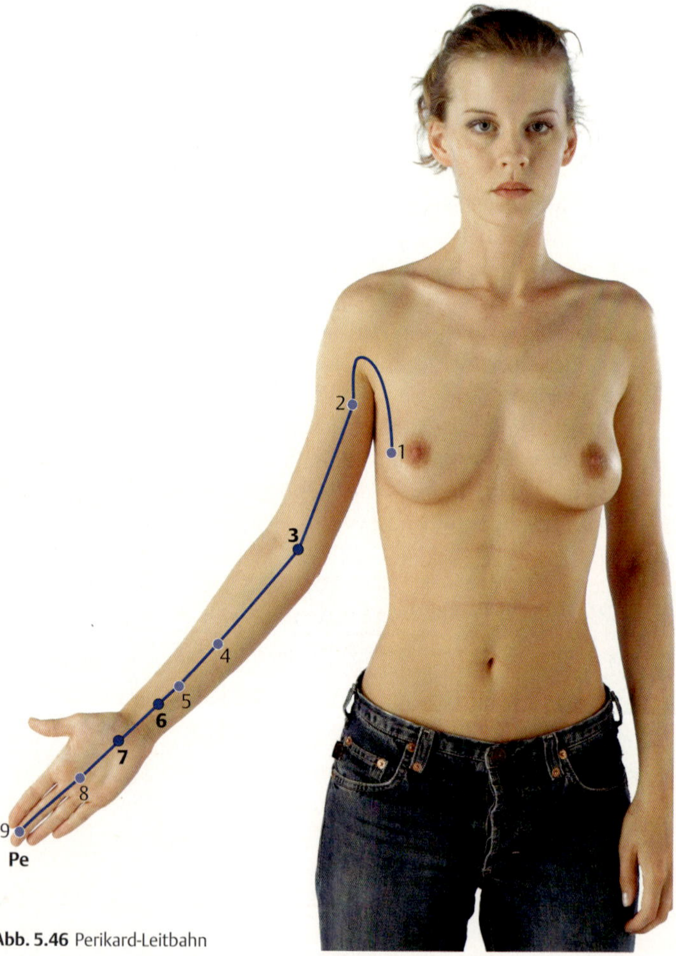

Abb. 5.46 Perikard-Leitbahn

Verlauf

Die Perikard-Leitbahn (s. **Abb. 5.46**) ist eine Yin-Leitbahn; mit der Leber-Leitbahn bildet sie die Jue-Yin-Achse.

- Sie beginnt 3 Cun unter der vorderen Axilla, steigt zur Axilla auf,
- läuft über den medialen Oberarm zum Ellbogen Pe 3,
- läuft dann zwischen den Sehnen von M. palmaris longus und M. flexor carpi radialis Pe 6, über die Mitte des Handgelenkes Pe 7 zur Spitze des Mittelfingers.

Shu-Mu-Punkte

- **Mu:** KG 17 (Dan Zhong)
- **Dorsaler Shu:** Bl 14 (Jue Yin Shu)

Drei(facher) Erwärmer (San Jiao)

Funktion

Er fungiert als Beamter für die Bewässerung und Kontrolle der Wasserwege.

Der San Jiao ist dreigeteilt in

- **Oberer Erwärmer** oberhalb des Zwerchfells mit Herz und Lunge; verteilt Flüssigkeit als feinen Dampf über alle Organe und befeuchtet sie,
- **Mittlerer Erwärmer** zwischen Zwerchfell und Bauchnabel mit Leber, Magen und Milz; der „Kochtopf" zur Nahrungsverwertung,
- **Unterer Erwärmer** unterhalb des Bauchnabels mit Niere, Dünn- und Dickdarm; bündelt die Ausscheidung und speichert Qi und Blut.

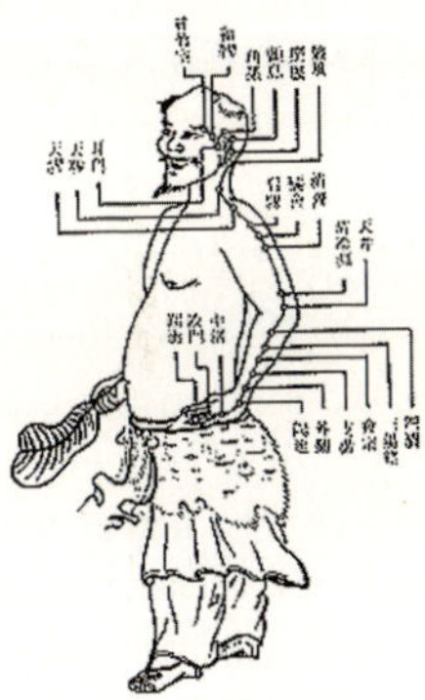

Abb. 5.47 Dreifacher Erwärmer (San Jiao)

Tab. 5.10	Dreifacher-Erwärmer
Gekoppeltes Organ	Perikard
Wandlungsphase	Feuer
Gewebe	Blut und Blutgefäße
Sinnesorgan	Zunge, Sprache
Emotion	Freude

Klinische Bedeutung

Die 3-Erwärmer-Leitbahn ist eine Yang-Leitbahn; mit der Gallenblasen-Leitbahn bildet sie die Shao-Yang-Leitbahnachse.

- Die Shao-Yang-Achse hat einen engen Bezug zum Ohr und lateralen Kopfbereich.
- Indikationen sind demzufolge v. a. Ohrerkrankungen und laterale Kopfschmerzen.

Verlauf

- Die 3-Erwärmer-Leitbahn (s. **Abb. 5.48**) verläuft vom ulnaren Nagelfalz des 4. Fingers zwischen IV. und V. Strahl 3 E 3,
- zwischen Radius und Ulna 3 E 5,
- über das Olekranon, über den lateralen Oberarm zur Schulter 3 E 14,
- über die Fossa supraclavicularis über den Hals hinter das Ohr oberhalb der Ohrmuschel zur Wange und
- endet am lateralen Ende der Augenbraue 3 E 23.

Shu-Mu-Punkte

- **Mu:** KG 5 (Shi Men)
- **Dorsaler Shu:** Bl 22 (San Jiao Shu)

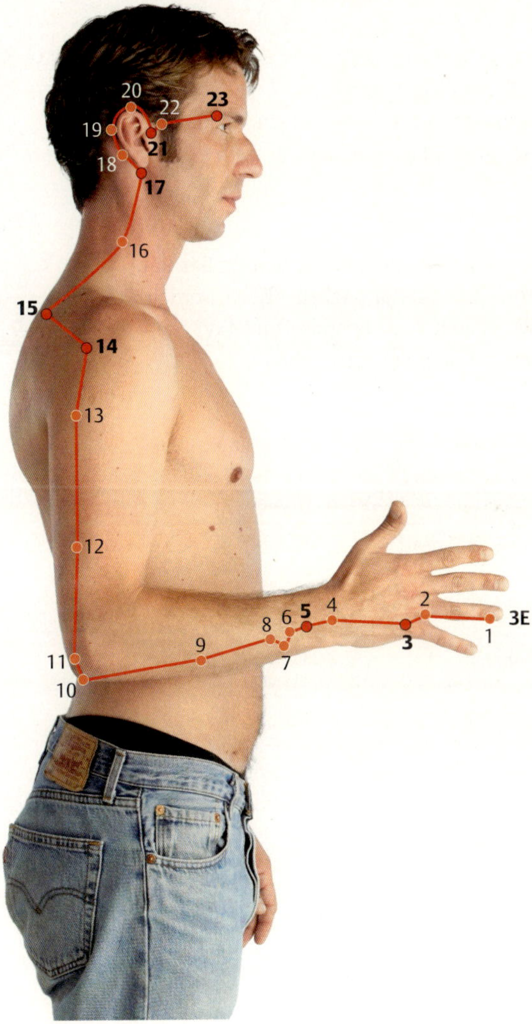

Abb. 5.48 3-Erwärmer-Leitbahn

Gallenblase (Dan)

Funktion

- Sie speichert und sezerniert Galle zur Unterstützung der Verdauung.
- Hun sorgt für den inneren Plan, die Gallenblase hilft, Entscheidungen zu treffen.

Klinische Bedeutung

Die Gallenblasen-Leitbahn ist von großer Bedeutung bei abdominellen Beschwerden, Kopfschmerzen (v. a. laterale) und LWS-Syndromen mit lateraler Ausstrahlung.

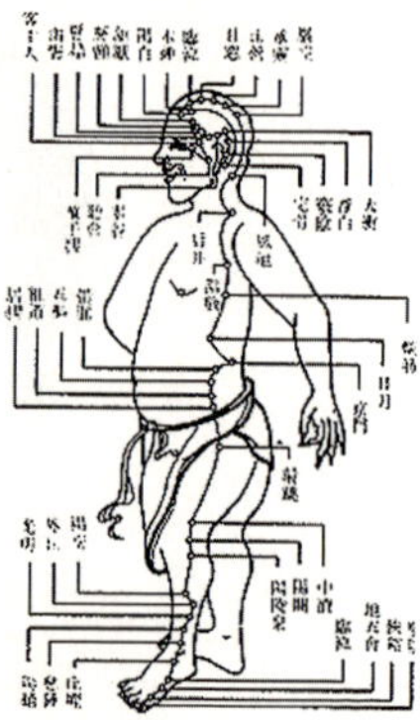

Abb. 5.49 Gallenblase (Dan)

Tab. 5.11	**Gallenblasen-Leitbahn**
Gekoppeltes Organ	Leber
Wandlungsphase	Holz
Gewebe	Muskeln, Sehnen
Sinnesorgan	Auge
Emotion	Wut

Verlauf

Die Gallenblasen-Leitbahn (s. **Abb. 5.50**) ist eine Yang-Leitbahn; mit der 3-Erwärmer-Leitbahn bildet sie die Shao-Yang-Leitbahnachse.

- Sie beginnt in der Nähe des äußeren Augenwinkels bei Gb 1, kreuzt zum anterioren Anteil des Ohrs zu Gb 2.

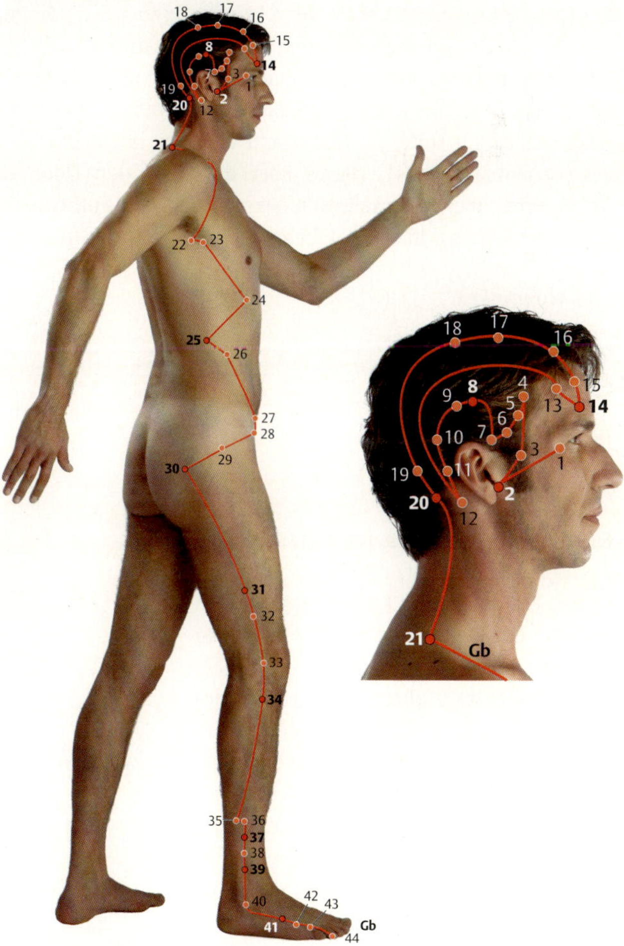

Abb. 5.50 Gallenblasen-Leitbahn

- Dann zieht sie nach oben zum Oberrand des Arcus zygomaticus zu Gb 3, weiter nach oben zur Stirnecke zu Gb 4 und verläuft via Gb 5, Gb 6 und Gb 7 nach unten zum Bereich oberhalb des Ohres.
- Sie verläuft kurvenförmig hinter dem Ohr zum Processus mastoideus zu Gb 12, zieht nach unten zur Supraorbitalregion zu Gb 14.
- Von dort zieht sie nach oben und verläuft kurvenförmig entlang der Kopfseite zu Gb 20 unterhalb des Okziputs, kreuzt die Schulteroberseite bei Gb 21 und läuft zur Fossa supraclavicularis.
- Thorax: Von der Fossa supraclavicularis zieht sie über die Vorderseite der Axilla, über die laterale Thoraxwand entlang der freien Rippenenden Gb 24 zur Hüfte Gb 30, verläuft über den lateralen Oberschenkel (Hosennaht) Gb 31, lateral über das Knie, den Unterschenkel Gb 35, vorn über den Malleolus lateralis und den Fußrücken Gb 43 zum lateralen Nagelfalz der 4. Zehe.

Shu-Mu-Punkte

- **Mu:** Gb 24 (Ri Yu)
- **Dorsaler Shu:** Bl 19 (Dan Shu)

Leber (Gan)

Funktion

- Sie entspricht dem General im Feudalstaat, sie regiert/kontrolliert den freien Fluss von Qi und Blut im ganzen Körper. Stagnation in anderen Organen wirkt sich daher auch auf die Leber aus.
- Stagnation von Qi führt zu Organdisharmonien und Schmerzen bzw. Druck oder Völlegefühlen. Wenn Leber-Qi über einen längeren Zeitraum stagniert, kann sich Leber-Hitze entwickeln und/oder Leber-Yang unkontrolliert aufsteigen.
- Unbefriedigte Begierden greifen die Leber an, Wut/Zorn führen zu Stagnation im Sinne von Schmerz/Druck/Völlegefühlen bzw. Verspannungen und Blockaden.

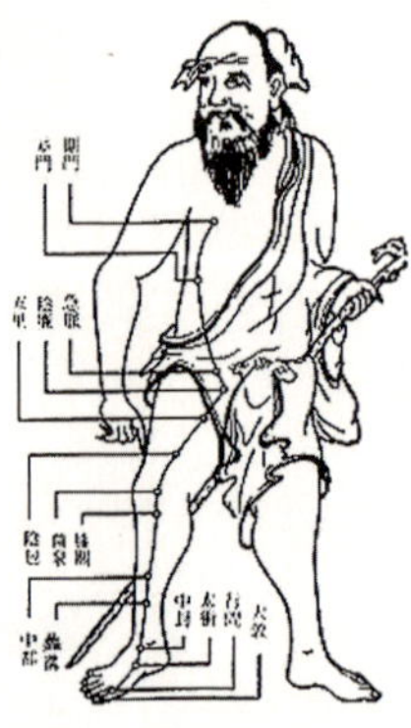

Abb. 5.51 Leber (Gan)

- Die Leber beherbergt die Wanderseele Hun, sie entspricht einer gesunden Aggression.

Merke *Funktionen der Leber:*

- *Sie speichert das Blut – nachts bzw. in Ruhephasen ruht das Blut in der Leber und regeneriert sich und wird durch Aktivität erneut freigesetzt,*
- *regiert/kontrolliert den freien Fluss von Qi und Blut,*
- *beherbergt Hun:*
  - *Hun entspricht am ehesten unserem westlichen Begriff „Seele",*
  - *die Schriftzeichen für Hun bedeuten „Geist" und „Wolke",*
  - *Hun beherrscht die Emotion, befähigt zum Durchsetzen und ermöglicht die Lebensplanung.*

Klinische Bedeutung

- Oberbauchbeschwerden und Beschwerden durch aufsteigendes Qi – wie Sodbrennen und Kopfschmerzen – sind wichtige Behandlungsmodalitäten der Leber-Leitbahn.
- Zusätzlich werden über die Leber Menstruationsbeschwerden mit kolikartigen Schmerzen und starker Blutung therapiert.

Tab. 5.12	**Leber-Leitbahn**
Gekoppeltes Organ	Gallenblase
Wandlungsphase	Holz
Gewebe	Muskeln, Sehnen
Sinnesorgan	Auge
Emotion	Wut

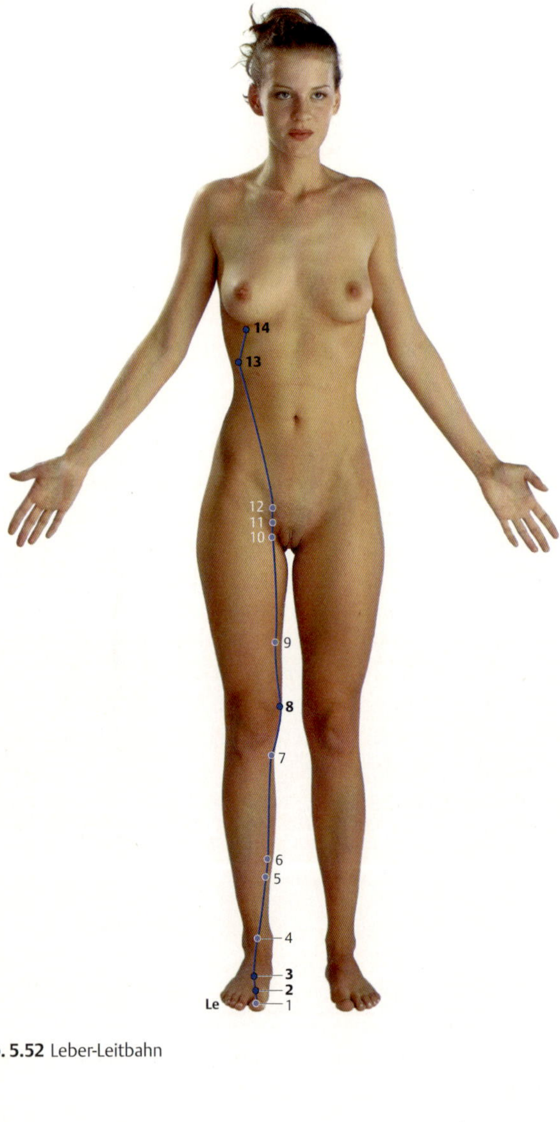

Abb. 5.52 Leber-Leitbahn

Verlauf

Die Leber-Leitbahn (s. **Abb. 5.52**) ist eine Yin-Leitbahn; mit der Perikard-Leitbahn bildet sie die Jue-Yin-Leitbahnachse.

- Sie beginnt am inneren Nagelfalzwinkel der Großzehe,
- führt über den medialen Fußrücken und die Innenseiten des Unter- und Oberschenkels,
- kreuzt dann die Leiste und verläuft nach einem Umweg durch das Scrotum an die Flanke und laterale Thoraxapertur und
- endet am 6. ICR in der Mammilarlinie.

Shu-Mu-Punkte

- **Mu:** Le 14 (Qi Men)
- **Dorsaler Shu:** Bl 18 (Gan Shu)

5.5.2 Akupunkturpunkte

Perikard-Leitbahn

Pe 3 (Qu Ze)

*Gewundener Teich (s. **Abb. 5.53**)*

- **Funk.:** reguliert Herz-Qi, klärt Hitze, kühlt Blut-Hitze, besänftigt Magen
- **Ind.:** Palpitationen, Epikondylopathie
- **Lok.:** ulnar der Bizepssehne in der Ellenbeugenfalte
- **Stichtechnik:** Nadelung senkrecht zur Hautoberfläche; Stichtiefe ca. 0,5 – 1 Cun

Pe 6 (Nei Guan)

*Innere Grenze – Luo-Punkt (s. **Abb. 5.53**)*

- **Funk.:** reguliert und tonisiert das Herz, kühlt Herz-Feuer, senkt gegenläufiges Qi ab, reguliert Magen-Qi, löst Unterdrückung der Leber, beruhigt Shen

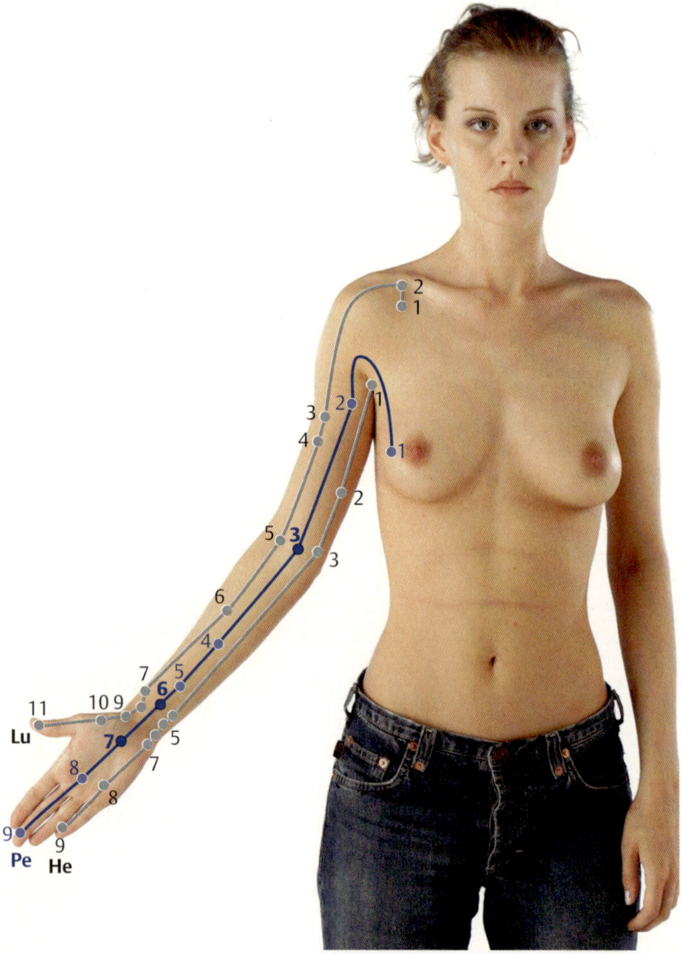

Abb. 5.53 Perikard-Leitbahn, Pe 3 – 7.

- **Ind.:** psychisch ausgleichende Wirkung (in Verbindung mit He 7), Angst- und Erregungszustände, funktionelle Herzbeschwerden, Übelkeit, Erbrechen, Singultus
- **Lok.:** 2 Cun proximal der Handgelenksbeugefalte zwischen den Sehnen des M. palmaris longus und des M. flexor carpi radialis
- **Stichtechnik:** Nadelung senkrecht zur Hautoberfläche; Stichtiefe ca. 0,5 Cun

Pe 7 (Da Ling)

Großer Hügel – Yuan-Punkt, Sedierungspunkt (s. ***Abb. 5.53****)*

- **Funk.:** reguliert das Herz, kühlt Herz-Hitze und Blut, entspannt den Thorax, beruhigt Shen
- **Ind.:** Affektionen im Bereich des Handgelenkes und Unterarmes, funktionelle Herzbeschwerden, seelische Erregungs- und Angstzustände
- **Lok.:** in der Mitte der Handgelenksbeugefalte zwischen den Sehnen des M. palmaris longus und des M. flexor carpi radialis
- **Stichtechnik:** Nadelung senkrecht zur Hautoberfläche; Stichtiefe ca. 0,5 Cun

3-Erwärmer-Leitbahn

3 E 3 (Zhong Zhu)

Mittlere Insel – Tonisierungspunkt (s. ***Abb. 5.54****)*

- **Funk.:** klärt Hitze, vertreibt Wind, unterstützt das Ohr, klärt Kopf und Augen, reguliert Qi-Zirkulation
- **Ind.:** Funktionsstörungen des Ohres, Kopfschmerzen, Konjunktivitis, Schmerzen im Leitbahn- und Achsenverlauf
- **Lok.:** in einer Vertiefung zwischen Os metacarpale IV und V auf dem Handrücken, Annäherung der Übergangsstelle Corpus – Caput der Metacarpale IV und V
- **Stichtechnik:** Nadelung senkrecht zur Hautoberfläche oder schräg nach proximal; Stichtiefe ca. 0,5 Cun

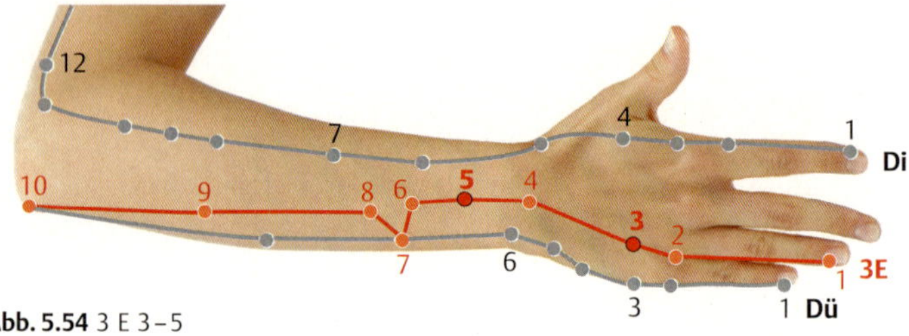

Abb. 5.54 3 E 3 – 5

3 E 5 (Wai Guan)

*Äußerer Pass (s. **Abb. 5.54**)*

- **Funk.:** vertreibt äußere pathogene Faktoren, klärt Hitze, öffnet die Oberfläche, lässt Qi in den Leitbahnen zirkulieren, beseitigt Obstruktion
- **Ind.:** Kopfschmerzen, HWS-Syndrom, Störungen der Ohrfunktion, Handgelenksaffektionen, fieberhafte Erkältungskrankheiten
- **Lok.:** 2 Cun proximal des dorsalen Handgelenksspaltes zwischen Radius und Ulna; 3 E 5 liegt gegenüber Pe 6
- **Stichtechnik:** Nadelung senkrecht zur Hautoberfläche; Stichtiefe ca. 1 Cun

3 E 14 (Jian Liao)

*Schultergrube (s. **Abb. 5.55**)*

- **Funk.:** macht Leitbahnen/Netzgefäße durchgängig, vertreibt Wind/ Kälte
- **Ind.:** Schmerzen im Bereich der Schulter (mit Di 15)
- **Lok.:** Bei Armabduktion entstehen etwas ventral und dorsal des Akromions zwei Grübchen (durch die bindegewebige Einziehung zwischen den drei Deltamuskelanteilen). 3 E 14 liegt im Bereich des dorsalen Grübchens direkt unter dem dorsalen Akromionpol
- **Stichtechnik:** Nadelung senkrecht zur Hautoberfläche auf den Humeruskopf zu; Stichtiefe ca. 0,5 – 1 Cun

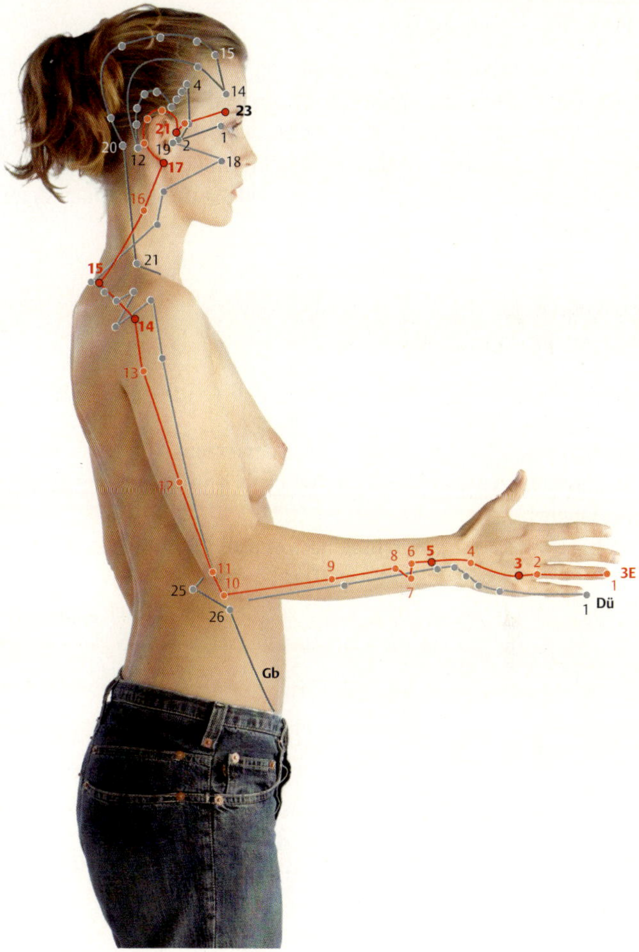

Abb. 5.55 3-Erwärmer-Leitbahn, 3 E 3 – 23.

3 E 15 (Tian Liao)

*Himmelsgrube (s. **Abb. 5.55**)*

- **Funk.:** macht die Leitbahn durchgängig, vertreibt Wind/Feuchtigkeit
- **Ind.:** Kopfschmerzen, Schulter-Arm-Syndrom
- **Lok.:** 1 Cun kaudal Gb 21, in der Mitte zwischen Gb 21 und Dü 13 am Angulus superior der Skapula (Ansatzbereich des M. levator scapulae)
- **Stichtechnik:** Nadelung schräg nach kaudal auf den Angulus superior der Skapula zu; Stichtiefe ca. 1 Cun

3 E 17 (Yi Feng)

*Schutz vor dem Wind (s. **Abb. 5.55**)*

- **Funk.:** macht die Leitbahn durchgängig, öffnet das Ohr und die Sinnesorgane, vertreibt Wind/Feuchtigkeit
- **Ind.:** Tinnitus, Schwerhörigkeit, Kopfschmerzen
- **Lok.:** hinter dem Ohrläppchen zwischen Unterkiefer und Processus mastoideus
- **Stichtechnik:** Nadelung schräg nach ventral; Stichtiefe ca. 1 Cun

Beachte *3 E 17 liegt in Nähe der A. vertebralis, die durch den Querfortsatz des 1. Halswirbels tritt und nach dorsal zieht. Bei dorsaler Stichrichtung besteht deshalb Gefahr der Punktion der A. vertebralis!*

3 E 21 (Er Men)

*Tor des Ohres (s. **Abb. 5.55**)*

- **Funk.:** macht die Leitbahn durchgängig, fördert das Ohr
- **Ind.:** Ohrerkrankungen, Funktionsstörungen des Kiefergelenkes, Zahnschmerzen
- **Lok.:** in der Mulde vor der Incisura supratragica
- **Stichtechnik:** Nadelung senkrecht zur Hautoberfläche; Stichtiefe ca. 0,5 Cun

3 E 23 (Sizhu Kong)

*Seidenbambusloch (s. **Abb. 5.55**)*

- **Funk.:** vertreibt Wind und Hitze von Kopf und Gesicht, klärt die Augen, lindert Schmerz
- **Ind.:** Augenerkrankungen, Kopfschmerzen
- **Lok.:** am lateralen Augenbrauenrand in der Sutura frontozygomatica (tastbare kleine knöcherne Grube)
- **Stichtechnik:** schräg nach dorsal; Stichtiefe ca. 0,5 Cun

Gallenblasen-Leitbahn

Gb 2 (Ting Hui)

*Treffpunkt des Hörens (s. **Abb. 5.50** u. **Abb. 5.56**)*

- **Funk.:** vertreibt Wind und Kälte, öffnet das Ohr
- **Ind.:** Funktionsstörungen des Kiefergelenkes, Erkrankungen des Ohres, Migräne, Zahnschmerzen
- **Lok.:** in der Mulde vor der Incisura intertragica
- **Stichtechnik:** Nadelung senkrecht zur Hautoberfläche; Stichtiefe ca. 0,5 Cun

Gb 8 (Shuai Gu)

*(Am Ohr) gelegenes Tal (s. **Abb. 5.50** u. **Abb. 5.56**)*

- **Funk.:** öffnet das Ohr und unterstützt das Hörvermögen, vertreibt äußeren Wind
- **Ind.:** Otitiden, Hörstörungen, Kopfschmerzen (parietal, temporal)
- **Lok.:** 1,5 Cun oberhalb des höchsten Punktes der Ohrmuschel
- **Stichtechnik:** Nadelung schräg nach kaudal; Stichtiefe ca. 0,5 Cun

Gb 14 (Yang Bai)

*Helles Yang (s. **Abb. 5.50** u. **Abb. 5.56**)*

- **Funk.:** vertreibt Wind, klärt Hitze, unterdrückt gegenläufiges Qi
- **Ind.:** Kopfschmerzen, Sinusitis frontalis, Sehstörungen
- **Lok.:** 1 Cun oberhalb der Augenbrauenmitte, oberhalb der Pupille beim Blick geradeaus
- **Stichtechnik:** Nadelung schräg nach kaudal unter Bildung einer Hautfalte; Stichtiefe ca. 0,5 – 1 Cun

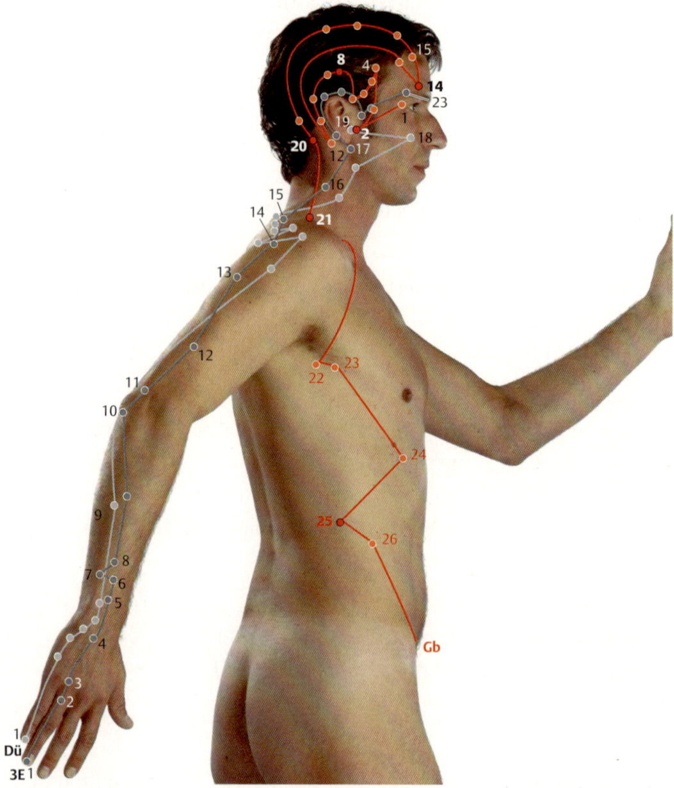

Abb. 5.56 Gallenblasen-Leitbahn, Gb 2–25.

Gb 20 (Feng Chi)

Windteich (s. ***Abb. 5.50*** *u.* ***Abb. 5.56****)*

- **Funk.:** vertreibt inneren und äußeren Wind, besänftigt Leber-Yang, kühlt Leber-Feuer, öffnet und stärkt die Augen
- **Ind.:** Wind-Erkrankungen (plötzlicher Beginn, wechselnde Lokalisation und Intensität), HWS-Syndrom, Schwindel, Augenerkrankungen

- **Lok.:** in einer Mulde zwischen den Muskelansätzen des M. sternocleidomastoideus und des M. trapezius an der Unterkante des Okziputs
- **Stichtechnik:** Nadelung schräg in Richtung kontralaterale Orbita; Stichtiefe ca. 1–1,5 Cun

Gb 21 (Jian Jing)

Schulterbrunnen (s. ***Abb. 5.50*** *u.* ***Abb. 5.56****)*

- **Funk.:** entspannt Sehnen und Bänder, vertreibt Wind und Kälte
- **Ind.:** Schulter-Nacken-Schmerzen, Kopfschmerzen
- **Lok.:** Mittelpunkt der Verbindungslinie Akromion – Dornfortsatz C7 auf der dorsalen Verlängerung einer Vertikallinie durch die Mamille
- **Stichtechnik:** Nadelung schräg nach dorsal in den M. trapezius; Stichtiefe ca. 1–1,5 Cun

Gb 25 (Jing Men)

Tor der Hauptstadt – Mu-Punkt der Niere (s. ***Abb. 5.56****)*

- **Funk.:** stärkt die Niere, reguliert die Wasserwege, unterstützt die Lumbalregion
- **Ind.:** Dysurie, Nephritis, LWS-Beschwerden, Interkostalneuralgie
- **Lok.:** am unteren kaudalen Ende der 12. Rippe
- **Stichtechnik:** Nadelung senkrecht zur Hautoberfläche; Stichtiefe ca. 0,5–1 Cun

Gb 30 (Huan Tiao)

Durch den Reifen springen (s. ***Abb. 5.57****)*

- **Funk.:** stärkt Lumbal- und Hüftregion, vertreibt Wind, Kälte und Feuchtigkeit
- **Ind.:** schmerzhafte Funktionsstörungen der LWS- und Hüftregion, Triggerpunkt des M. piriformis
- **Lok.:** laterale Seite der Hüfte auf der Verbindungslinie zwischen Trochanter major und dem Hiatus sacralis, zwischen äußerem und mittlerem Drittel. Lagerung des Patienten am besten in Seitenlage mit gebeugtem Hüft- und Kniegelenk
- **Stichtechnik:** Nadelung senkrecht zur Hautoberfläche; Stichtiefe ca. 3–5 Cun

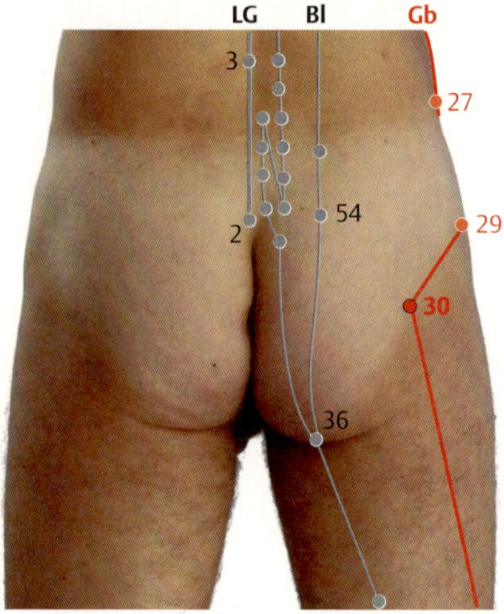

Abb. 5.57 Gb 30

Gb 31 (Feng Shi)

Marktplatz des Windes (s. ***Abb. 5.58****)*

- **Funk.:** entfernt Wind, Feuchtigkeit und Hitze aus der Leitbahn, stärkt Sehnen und Knochen, reguliert Qi und Blut
- **Ind.:** Schmerzen im Leitbahn- und Achsenverlauf, schmerzhafte Funktionsstörungen des Kniegelenkes, Oberbauchbeschwerden, generalisierter Juckreiz, Urtikaria
- **Lok.:** bei „Hände an die Hosennaht" unter der Mittelfingerspitze, 7 Cun über Kniegelenksspalt
- **Stichtechnik:** Nadelung senkrecht zur Hautoberfläche; Stichtiefe ca. 1 – 2 Cun

Gb 34 (Yang Ling Quan)

Yang-Hügel-Quelle – Meisterpunkt Muskeln und Sehnen (s. ***Abb. 5.58****)*

- **Funk.:** reguliert den harmonischen Leber-Qi-Fluss und die Gallenblase, entfernt Feuchtigkeit und Hitze, vertreibt äußeren Wind, Schleim und Kälte, entspannt Muskeln und Sehnen, unterstützt das Kniegelenk

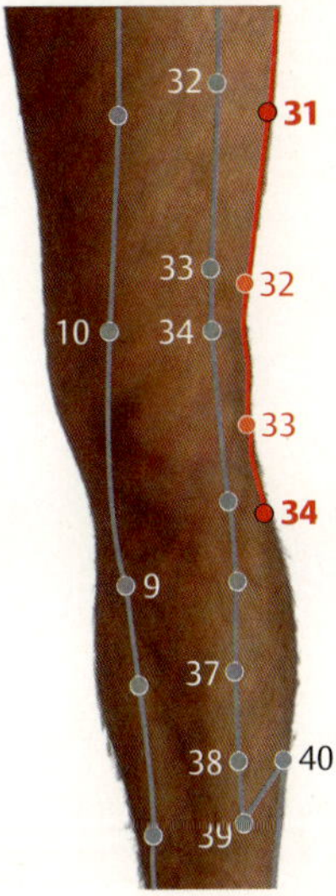

Abb. 5.58 Gb 31–34

- **Ind.:** schmerzhafte Erkrankungen mit Muskel- und Sehnenbeteiligung, Kopfschmerzen, Übelkeit und Erbrechen
- **Lok.:** in der Mulde vor und unter dem Fibulaköpfchen. Das Fibulaköpfchen lässt sich aufsuchen, indem man der Sehne des M. biceps femoris nach kaudal folgt
- **Stichtechnik:** Nadelung senkrecht zur Hautoberfläche; Stichtiefe ca. 1 Cun

Gb 37 (Guang Ming)

Strahlendes Licht (s. ***Abb. 5.59****)*

- **Funk.:** reguliert die Leber, klärt die Augen, vertreibt Wind und Hitze
- **Ind.:** entzündliche Augenerkrankungen, Augenbeschwerden bei Migräne, Beschwerden durch Muskelspasmen, Laktationsstörungen
- **Lok.:** 5 Cun über der höchsten Prominenz des Malleolus lateralis am vorderen Rand der Fibula
- **Stichtechnik:** Nadelung senkrecht zur Hautoberfläche; Stichtiefe ca. 1 Cun

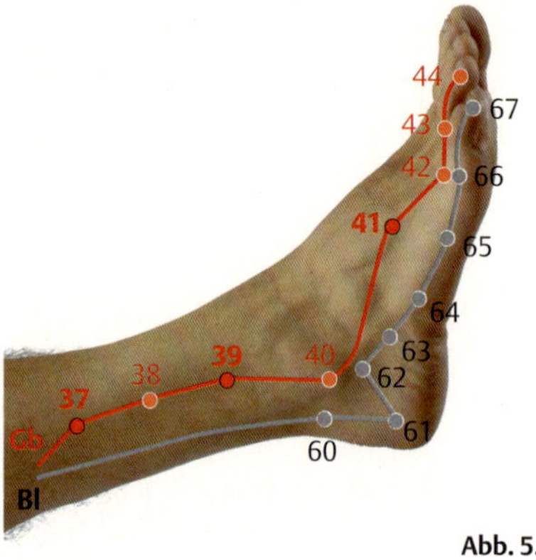

Abb. 5.59 Gb 37–41

Gb 39 (Xuan Zhong)

*Aufgehängte Glocke – Meisterpunkt des Marks, Kreuzungspunkt der drei Yang-Leitbahnen des Beines (s. **Abb. 5.59**)*

- **Funk.:** entfernt Wind und Feuchtigkeit, unterstützt Jing und Mark, beruhigt Leber-Wind
- **Ind.:** HWS-Syndrom, Kopfschmerzen
- **Lok.:** 3 Cun über der höchsten Prominenz des Malleolus lateralis am vorderen Rand der Fibula
- **Stichtechnik:** Nadelung senkrecht zur Hautoberfläche; Stichtiefe ca. 0,5–1 Cun

Merke *Als Gruppen-Luo-Punkt der drei Fuß-Yang-Leitbahnen wirkt Gb 39 auf Funktionsstörungen aller drei Yang-Leitbahnen des Beines.*

Gb 41 (Zu Lin Qi)

*Tränenabstieg am Fuß (s. **Abb. 5.59**)*

- **Funk.:** fördert den harmonischen Leber-Qi-Fluss, besänftigt Leber-Wind, klärt den Kopf von Hitze, klärt die Augen
- **Ind.:** Schmerzen im lateralen Kopf-, Thorax- und Abdomenbereich, Lumboischialgie

- **Lok.:** im Übergang Corpus – Basis der Metatarsale IV und V lateral der Sehne des M. extensor digitorum longus, die zur Kleinzehe zieht
- **Stichtechnik:** Nadelung senkrecht zur Hautoberfläche; Stichtiefe ca. 0,5 Cun

Leber-Leitbahn

Le 2 (Xing Jian)

*Zwischengang – Sedierungspunkt (s. **Abb. 5.60**)*

- **Funk.:** reguliert die Leber, klärt Leber-Feuer, kühlt Blut-Hitze, beruhigt Wind und Leber-Yang
- **Ind.:** krampfartige Schmerzen (besonders im gynäkologischen Bereich), Kopfschmerzen, Glaukom, Tinnitus mit lautem Geräusch
- **Lok.:** proximal des Endes der Interdigitalfalte zwischen der 1. und 2. Zehe
- **Stichtechnik:** Nadelung senkrecht zur Hautoberfläche; Stichtiefe ca. 0,5 Cun

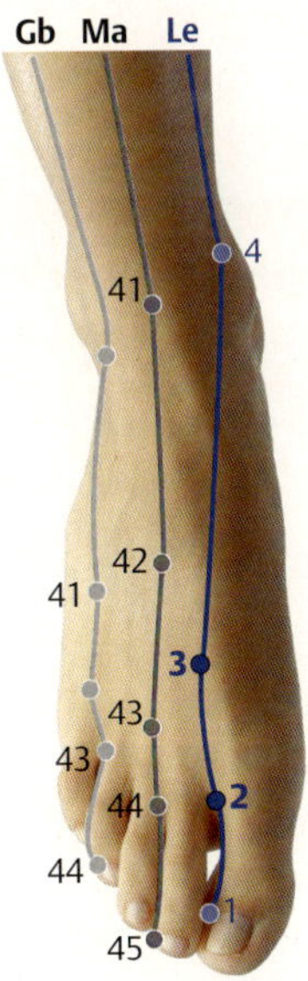

Abb. 5.60 Le 2 – 3

Le 3 (Tai Chong)

Großer Angriffspunkt – Yuan-Punkt (s. ***Abb. 5.60****)*

- **Funk.:** reguliert Leber-Qi, klärt Leber-Feuer, beruhigt Leber-Wind, nährt Leber-Blut und Yin, beruhigt Shen
- **Ind.:** spasmolytische Wirkung (häufig in Kombination mit Le 2), Kopfschmerzen, funktionelle Darmbeschwerden mit Schmerzen, Fernpunkt für den Urogenitalbereich, Hypertonus, Schwindel, Augenerkrankungen, Tinnitus
- **Lok.:** im proximalen Winkel zwischen Os metatarsale I und II, wo sich Corpus und Basisbereiche beider Knochen nähern
- **Stichtechnik:** Nadelung senkrecht zur Hautoberfläche; Stichtiefe ca. 0,5 – 1 Cun

Le 8 (Qu Quan)

Gebogene Quelle (s. ***Abb. 5.61****)*

- **Funk.:** harmonisiert das Leber-Qi, nährt Leber-Blut-Hitze, klärt den unteren 3-Erwärmer
- **Ind.:** Schmerzen im kleinen Becken, gynäkologische Erkrankungen mit Blut-Leere-Störungen, urogenitale Erkrankungen

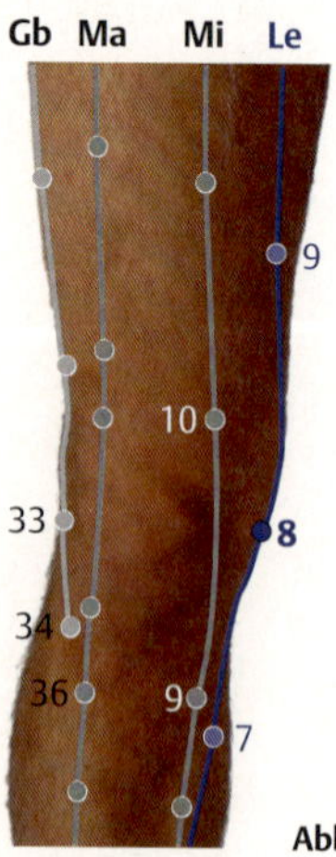

Abb. 5.61 Le 8

- **Lok.:** am Ende der medialen Kniegelenksbeugefalte bei um 90° gebeugtem Knie
- **Stichtechnik:** Nadelung senkrecht zur Hautoberfläche; Stichtiefe ca. 1 Cun

Le 13 (Zhang Men)

Pforte der Sperrmauer – Mu-Punkt der Milz (s. ***Abb. 5.62****)*

- **Funk.:** tonisiert die Milz, harmonisiert Leber-Qi und Blut-Zirkulation, löst Nahrungsstagnation, beseitigt Blut-Stagnation
- **Ind.:** Schmerzen und Völlegefühl im Thorax und Oberbauch, Interkostalneuralgie

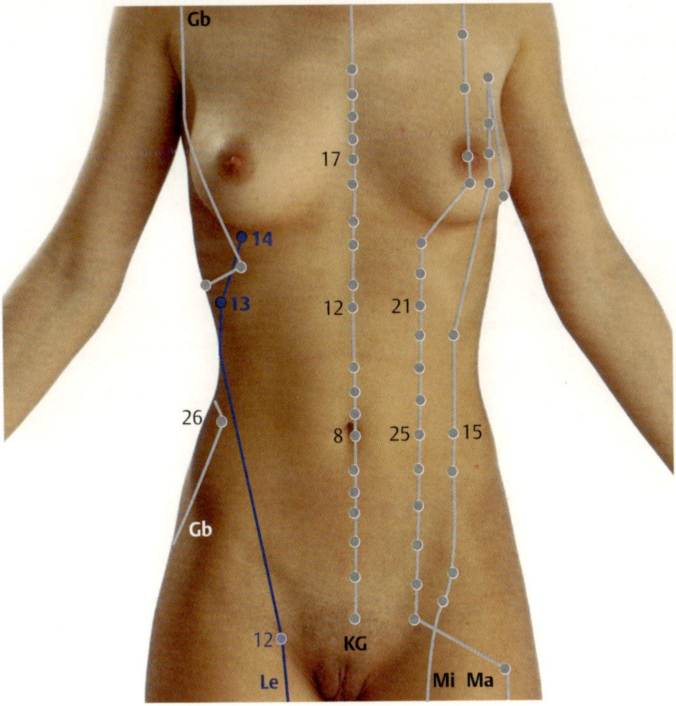

Abb. 5.62 Le 13 – 14

- **Lok.:** am freien Ende der 11. Rippe, an der Lateralseite des Abdomens
- **Stichtechnik:** Nadelung schräg nach medial; Stichtiefe ca. 0,5 Cun

Le 14 (Qi Men)

Pforte der Periode – Mu-Punkt der Leber (s. ***Abb. 5.62****)*

- **Funk.:** reguliert Leber und Milz, Qi und Blut, harmonisiert Leber-Qi, entspannt den Thorax, beseitigt Schleim und Stagnation, fördert die Laktation
- **Ind.:** Verdauungsbeschwerden, Interkostalneuralgie, Laktationsstörung
- **Lok.:** im 6. ICR unterhalb der Mamille in der Mamillarlinie
- **Stichtechnik:** Nadelung schräg nach medial; Stichtiefe ca. 0,5 Cun

Merke *Orientierungshilfe zur* ***ICR-Lokalisation:*** *Der Übergang Manubrium sterni – Corpus sterni ist sehr gut palpabel. Lateral davon befindet sich die 2. Rippe, darunter der 2. ICR.*

5.6 Die acht außerordentlichen Leitbahnen (Qi Jing Ba Mai)

Die acht außerordentlichen Gefäße (Mai) sind:

- Konzeptionsgefäß KG (Ren Mai)
- Lenkergefäß LG (Du Mai)
- Durchdringungsgefäß (Chong Mai)
- Gürtelgefäß (Dai Mai)
- Yin-Fersengefäß (Yin Qiao Mai)
- Yang-Fersengefäß (Yang Qiao Mai)
- Yin-Verbindungsgefäß (Yin Wie Mai)
- Yang-Verbindungsgefäß (Yang Wie Mai)

Von diesen acht Leitbahnen haben nur das Konzeptions- und Lenkergefäß eigene Punkte. Sie werden gelegentlich gemeinsam mit den zwölf Hauptleitbahnen in dem Begriff „die vierzehn Leitbahnen" eingeschlossen. Genauso wie die zwölf Hauptleitbahnen werden sie in der deutschen Nomenklatur abgekürzt. Die verbleibenden sechs außerordentlichen Gefäße haben keine eigenen Punkte, aber teilen mit den vierzehn Leitbahnen Vereinigungspunkte. Die acht außerordentlichen Gefäße leiten sich von den Hauptleitbahnen ab und verbinden diese miteinander.

Tab. 5.13 Einschalt- und Anknüpfungspunkt der außerordentlichen Leitbahnen.

Außerordentliche Leitbahn	Einschaltpunkt	Anknüpfungspunkt
Du Mai (LG)	**Dü 3**	**Bl 62**
Ren Mai (KG)	**Lu 7**	**Ni 6**
Chong Mai	**Mi 4**	**Pe 6**
Dai Mai	**Gb 41**	**3 E 5**
Yang Qiao Mai	Bl 62	Dü 3
Yang Wei Mai	3 E 5	Gb 41
Yin Qiao Mai	Ni 6	Lu 7
Yin Wei Mai	Pe 6	Mi 4

Eingesetzt werden meist Du Mai (LG) und Ren Mai (KG), Chong Mai und Dai Mai – weitere Sonderleitbahnen kommen seltener zur Anwendung.

Merke *Es ist üblich, nur die Einschaltpunkte zu nutzen. Bei der Nutzung von Einschalt- und Anknüpfungspunkt sollte man diese Reihenfolge beim Nadeln einhalten.*

5.6.1 Funktion der außerordentlichen Leitbahnen

Die außerordentlichen Leitbahnen haben drei Hauptfunktionen: „Reservoirs", Verbinden der zwölf Hauptleitbahnen und Schutz des Körpers.

■ *Reservoirs*

Im „Klassiker der Schwierigkeiten" werden die außerordentlichen Leitbahnen mit Reservoirs verglichen, die in der Lage sind, übermäßiges Qi und Blut aus den Hauptleitbahnen herauszunehmen – in der gleichen Weise wie Rückhaltebecken bei starkem Regen. Im Bedarfsfall geben sie Qi und Blut auch wieder ab.

■ *Verbinden der zwölf Hauptleitbahnen*

- **Du Mai (LG)** verbindet alle Yang-Leitbahnen und ist als das „Meer der Yang-Leitbahnen" bekannt. Es hilft, das Qi aller Yang-Leitbahnen zu regulieren. LG 14 Da Zhui ist der Treffpunkt aller Yang-Leitbahnen und wird therapeutisch bei Yang-Füllestörungen genutzt.
- **Ren Mai (KG)** verbindet alle Yin-Leitbahnen und ist bekannt als das „Meer der Yin-Leitbahnen". Es hilft, das Qi aller Yin-Leitbahnen zu regulieren.
- **Chong Mai,** das Penetrationsgefäß, geht durch die Körpermitte. Es hat eine enge Beziehung zum Uterus und kontrolliert mit dem Ren Mai (KG) die Menstruation, bei Männern Hoden- und Prostata-Funktion.
- **Dai Mai,** das Gürtelgefäß, umläuft den Körper im Bereich der Hüfte, verbindet die abdominellen Verläufe der Hauptleitbahnen, des Du Mai (LG) und des Ren Mai (KG).

- Das **Yin-Fersengefäß** verbindet die Nieren- und Blasen-Leitbahnen und kontrolliert die Ausgeglichenheit.
- Das **Yang-Fersengefäß** verbindet Blasen-, Gallenblasen-, Dünndarm-, Dickdarm- und Magen-Leitbahnen und kontrolliert die Aktivität.
- Das **Yin-Verbindungsgefäß** verbindet die Nieren-, Milz- und Leber-Leitbahnen sowie Ren Mai (KG) und dominiert das Innere des ganzen Körpers.
- Das **Yang-Verbindungsgefäß** verbindet die Blasen-, Gallenblasen-, 3-Erwärmer-, Dünndarm- und Magen-Leitbahnen und Du Mai (LG), es kontrolliert das Äußere des ganzen Körpers.

Schutz des Körpers

Im Ren Mai (KG), Du Mai (LG) und Chong Mai zirkuliert das Wei Qi durch Thorax, Abdomen und Rücken und hilft damit, den Körper vor äußeren pathogenen Faktoren zu schützen. Da diese drei Gefäße in der Beckenregion entspringen und direkt mit den Nieren, dem Speicher der Essenz, verbunden sind, zeigt diese Funktion die Beziehung zwischen der konstitutionellen Kraft und der Abwehrfähigkeit gegenüber Erkrankungen.

5.6.2 Lenkergefäß (Du Mai)

Diese Leitbahn (chinesisch: Qi Jing Ba Mai; s. **Abb. 5.64**) zählt zu den acht außerordentlichen Leitbahnen. „Du“ bedeutet regieren oder lenken.

- Dem Lenkergefäß ist kein Organ zugeordnet, jedoch besteht eine enge Beziehung zum Zentralnervensystem und zur Nieren-Leitbahn.
- Nach der traditionellen Vorstellung wird es als Lenker aller Yang-Leitbahnen und -Organe betrachtet und hat eine wichtige übergeordnete Rolle.

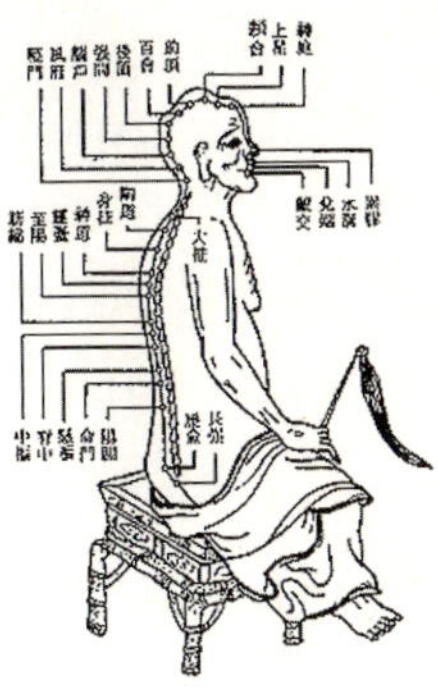

Abb. 5.63 Lenkergefäß (Du Mai)

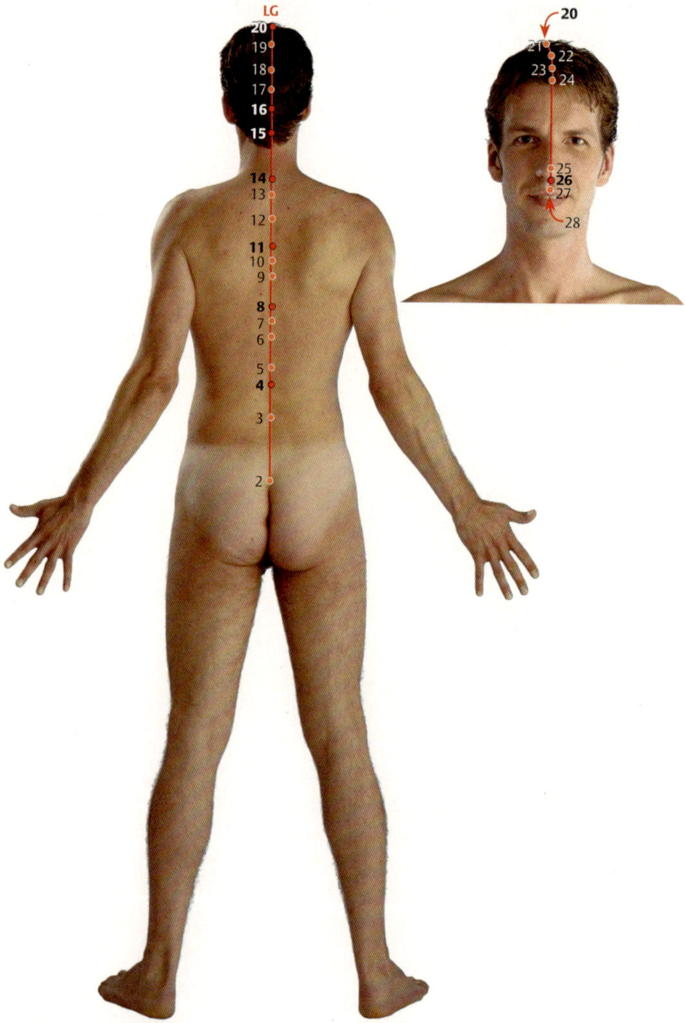

Abb. 5.64 Lenkergefäß

- Das Lenkergefäß hat einen ausgeprägten Einfluss auf die Funktionen des Zentralnervensystems, besonders auf psychische Funktionen.

Klinische Bedeutung

- Punkte im **Lumbal- und Sakralbereich** sind bei anorektalen und urogenitalen Erkrankungen sowie bei Lumboischialgien indiziert.
- Punkte in der **Thorax- und Nackenregion** werden zur Behandlung von BWS- sowie HWS-Syndrom, Interkostalneuralgie, Abwehrschwäche, Fieber und Infektionskrankheiten herangezogen.
- Punkte des **kranialen Verlaufs** sind wichtig in der Behandlung von psychischen, psychosomatischen und neurologischen Erkrankungen sowie bei Kopfschmerzen und Migräne.

Verlauf

- Es entspringt wie Ren Mai (KG) und Chong Mai aus dem Unterbauch,
- tritt zwischen Sakralspitze und Anus an die Oberfläche LG 1,
- zieht von dort median über Okziput und Schädel zu Nase und Oberlippe und
- endet an der Lippenschleimhaut im Frenulum.
- Ein wichtiger innerer Ast führt von LG 16 ins Cerebrum.

Öffnungs- und Ankopplungspunkte

- **Öffnungspunkt:** Dü 3 (Hou Xi)
- **Ankopplungspunkt:** Bl 62 (Shen Mai)

5.6.3 Konzeptionsgefäß (Ren Mai)

Diese Leitbahn (s. **Abb. 5.66**) zählt zu den acht außerordentlichen Leitbahnen. Aufgrund ihres Einflusses auf die Genitalorgane wird sie Konzeptionsgefäß genannt, im Englischen heißt sie „conception".

- Der Ren-Mai ist ebenso wie der Du Mai (LG) mit keinem inneren Organ direkt verbunden.
- Er hat jedoch eine Kontrollfunktion über die Yin-Leitbahnen und -Organe und enthält deren frontal gelegenen Mu-Punkte.

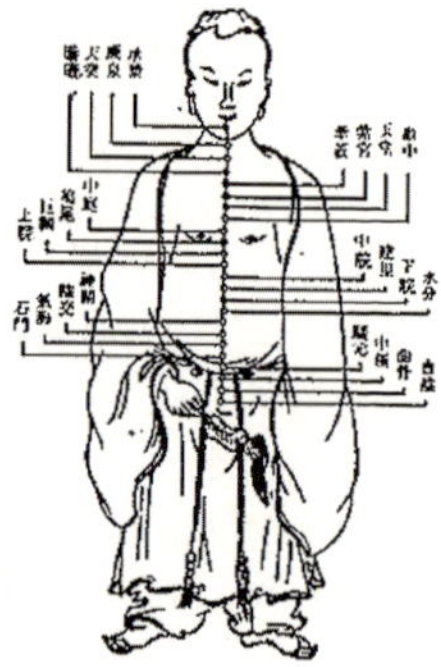

Abb. 5.65 Konzeptionsgefäß (Ren Mai)

Klinische Bedeutung

- Als den sechs Yin-Organen übergeordnete Leitbahn haben die Punkte des Ren Mai (KG) eine regulierende und koordinierende Wirkung auf Erkrankungen der Yin-Organe des Abdomens (Milz, Leber und Niere) sowie des Thorax (Lunge und Herz).
- Deshalb werden die Punkte des Ren Mai (KG) häufig bei urogenitalen, gastrointestinalen und bei Herz- und Lungenerkrankungen angewendet.

Verlauf

- Es beginnt im Becken,
- tritt auf dem Damm oberhalb des Anus an die Oberfläche (KG 1),
- zieht auf der vorderen Medianlinie aufwärts bis zur Mitte des Kinns (KG 24).

Öffnungs- und Ankopplungspunkte

- **Öffnungspunkt:** Lu 7 (Lie Que)
- **Ankopplungspunkt:** Ni 6 (Zhao Hai)

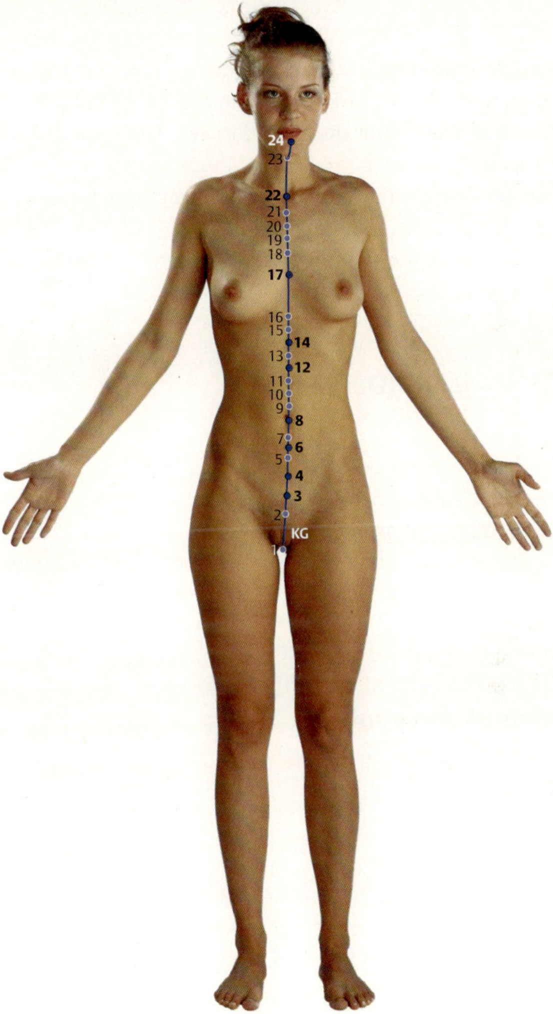

Abb. 5.66 Konzeptionsgefäß

5.6.4 Durchdringungsgefäß (Chong Mai)

- Diese Leitbahn hat keine eigenen Punkte, sie wird behandelt über ihren Öffnungspunkt Mi 4 und den Anknüpfungspunkt Pe 6. Der Chong Mai durchdringt den Uterus und ist sein Blut- und Qi-Speicher („See des Blutes"). Daher wird die Leitbahn bei urogenitalen Erkrankungen beider Geschlechter in die Behandlung eingeschlossen.
- Sie entspringt im Uterus, kommt an Ren 1 und Ma 30 an die Oberfläche. Sie durchdringt den unteren und mittleren San Jiao, die Wirbelsäule, das Bein bis zum Großzeh.

5.6.5 Gürtelgefäß (Dai Mai)

- Der deutsche Name spiegelt den Verlauf der Leitbahn: in Höhe des Hosengürtels zirkulär um die Taille. Sie entspringt bei Le 13, läuft durch Gb 26, Gb 27, Gb 28 und reguliert daher besonders Le und Gb.
- Indikationen sind entsprechende Symptomverläufe wie eine Zosterneuralgie, abdominelles Völlegefühl, Beschwerden der Hüft- und Lumbalregion.

5.6.6 Akupunkturpunkte

Lenkergefäß

LG 4 (Ming Men)

Pforte der Vitalität (s. ***Abb. 5.67****)*

- **Funk.:** tonisiert das Nieren-Yang, nährt das Ursprungs-Qi, wärmt das Tor zur Vitalität, vertreibt Kälte, stärkt Rücken, Beine und Knie
- **Ind.:** Stärkung des Yang und v. a. des Nieren-Yang (Ming Men), Lumbalgie, Urogenitalerkrankungen, Sexualstörungen, Kopfschmerzen
- **Lok.:** unterhalb des Dornfortsatzes des 2. LWK. LG 4 liegt auf gleicher Höhe wie Bl 23

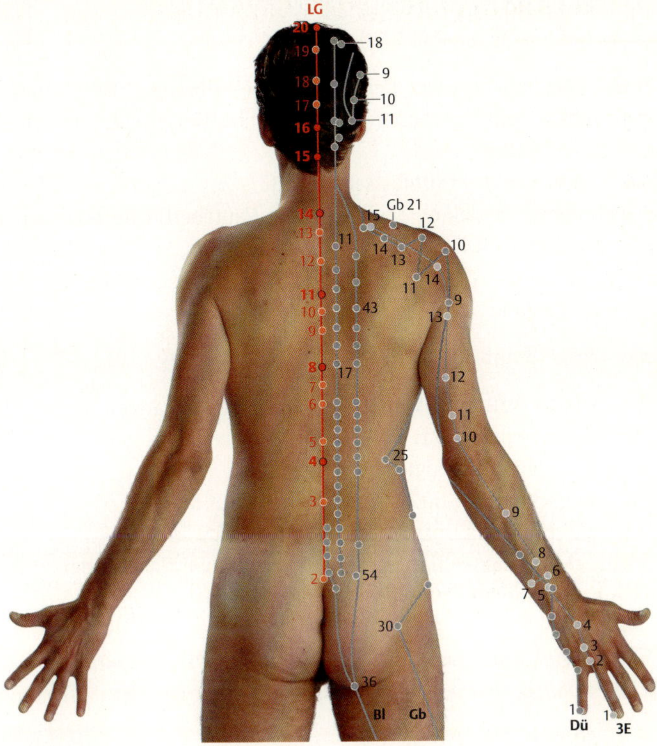

Abb. 5.67 LG 4 – 20

- **Stichtechnik:** Nadelung senkrecht zur Hautoberfläche oder schräg nach kaudal; Stichtiefe ca. 0,5 – 1 Cun

LG 8 (Jin Suo)

*Sehnenkontraktion (s. **Abb. 5.67**)*

- **Funk.:** beruhigt die Leber, unterdrückt Krämpfe, beruhigt Shen
- **Ind.:** Steifheit der Wirbelsäule, Epilepsie
- **Lok.:** unterhalb des Dornfortsatzes des 9. BWK
- **Stichtechnik:** 0,5 – 1 Cun

LG 11 (Shen Dao)

Weg der Geisteskraft (s. ***Abb. 5.67****)*

- **Funk.:** reguliert das Herz, beruhigt den Geist, beseitigt Herz-Feuer
- **Ind.:** funktionelle Herzbeschwerden, Unruhe, Nervosität, Spannungsgefühl im Thorax
- **Lok.:** unterhalb des Dornfortsatzes Th 5
- **Stichtechnik:** Nadelung senkrecht zur Hautoberfläche oder schräg nach kaudal; Stichtiefe ca. 0,5 – 1 Cun

LG 14 (Da Zhui)

Großer Wirbel (s. ***Abb. 5.67****)*

- **Funk.:** leitet äußere Faktoren aus den Yang-Leitbahnen, befreit die Oberfläche, reguliert das Nähr- und das Abwehr-Qi, klärt den Geist, bewegt das Blut, beseitigt innere Hitze
- **Ind.:** Kopfschmerzen und Schulter-Arm-Syndrom
- **Lok.:** unterhalb des Dornfortsatzes des 7. Halswirbels
- **Stichtechnik:** Nadelung senkrecht zur Hautoberfläche oder schräg nach kaudal; Stichtiefe ca. 0,5 – 1 Cun

Merke *Benachbart liegt Bl 11, der Meisterpunkt der Knochen. Bei schmerzhaften Knochen- und Gelenkerkrankungen wird oft diese Kombination gewählt.*

LG 15 (Ya Men)

Pforte der Stummheit (s. ***Abb. 5.67****)*

- **Funk.:** klärt den Geist, fördert das Sprechen, unterdrückt inneren Wind
- **Ind.:** HWS-Syndrom, Hinterkopfschmerz
- **Lok.:** auf Höhe des Dornfortsatzes des 2. Halswirbels in gleicher Höhe wie Bl 10
- **Stichtechnik:** Nadelung schräg nach kaudal; Stichtiefe ca. 0,5 – 1 Cun

Beachte *Die Nadelung von LG 15 und LG 16 erfolgt bei etwas nach vorn gebeugtem Kopf in leicht kaudaler Richtung. Die Nadelspitze sollte im Lig. nuchae liegen.*

LG 16 (Feng Fu)

*Windpalast (s. **Abb. 5.67**)*

- **Funk.:** beseitigt Wind, klärt den Geist, stärkt die Gehirnfunktionen
- **Ind.:** Kopfschmerzen, Punkt bei äußerer und innerer Winderkrankung, Schwindel
- **Lok.:** unterhalb der Protuberantia occipitalis externa in gleicher Höhe wie Gb 20
- **Stichtechnik:** Nadelung schräg nach kaudal; Stichtiefe ca. 0,5 – 1 Cun

Beachte *Bei tiefer Nadelung besteht die Gefahr, in den Bereich der Cisterna cerebellomedullaris zu gelangen!*

LG 20 (Bai Hui)

*Hundert Treffen (s. **Abb. 5.67** u. **5.68**)*

- **Funk.:** klärt den Geist, tonisiert das Yang, stärkt die aufsteigende Funktion der Milz, vertreibt Wind, reguliert das Leber-Yang, öffnet die Sinnesorgane
- **Ind.:** Beruhigungspunkt, psychische Harmonisierung, Kopfschmerzen, Schlafstörungen, Schwindel
- **Lok.:** auf der Mittellinie des Kopfes, auf der Kreuzung mit der Verbindungslinie der beiden Ohrspitzen
- **Stichtechnik:** Nadelung schräg nach dorsal; Stichtiefe ca. 0,5 Cun

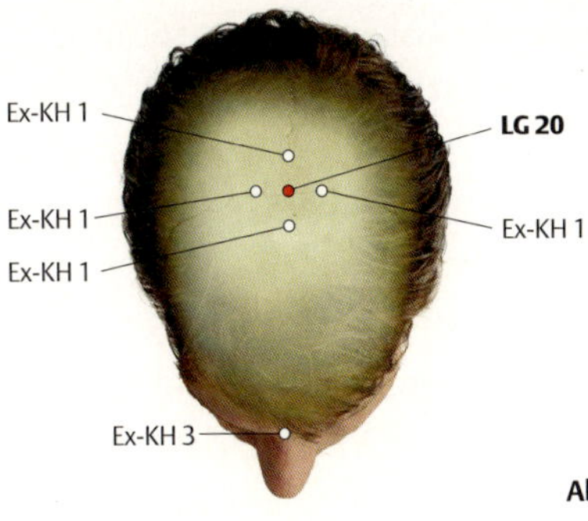

Abb. 5.68 LG 20

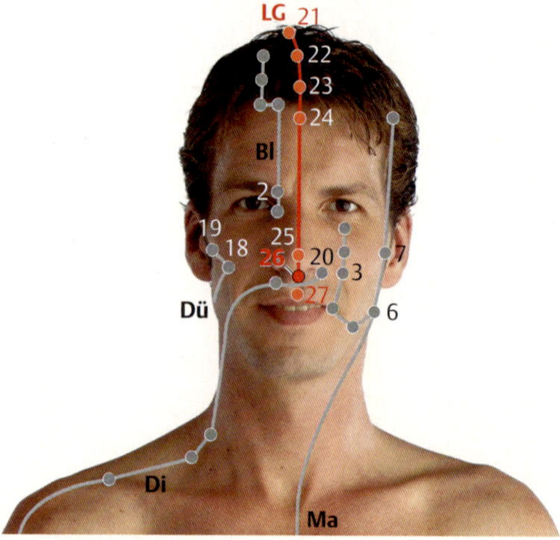

Abb. 5.69 LG 26

LG 26 (Shui Gou)

*Wasser-Rinne (s. **Abb. 5.69**)*

- **Funk.:** fördert die Wiederbelebung, stärkt die LWS
- **Ind.:** Kollapszustände, epileptischer Anfall, Lumbago (akut)
- **Lok.:** im Philtrum auf der vorderen Mittellinie am Übergang des nasalen Drittels zu den übrigen zwei Dritteln der Verbindungslinie zwischen Nase und Oberlippenrand
- **Stichtechnik:** Nadelung senkrecht zur Hautoberfläche; Stichtiefe ca. 0,5 Cun

Konzeptionsgefäß

KG 3 (Zhong Ji)

*Pol der Mitte – Mu-Punkt der Blase (s. **Abb. 5.70**)*

- **Funk.:** beseitigt Nässe und Hitze aus dem Unteren Erwärmer, reguliert den Qi-Fluss im Unteren Erwärmer, besonders der Blase, wärmt den Uterus
- **Ind.:** Urogenitalerkrankungen, Blutungen post partum, Schmerzen bei Nachwehen

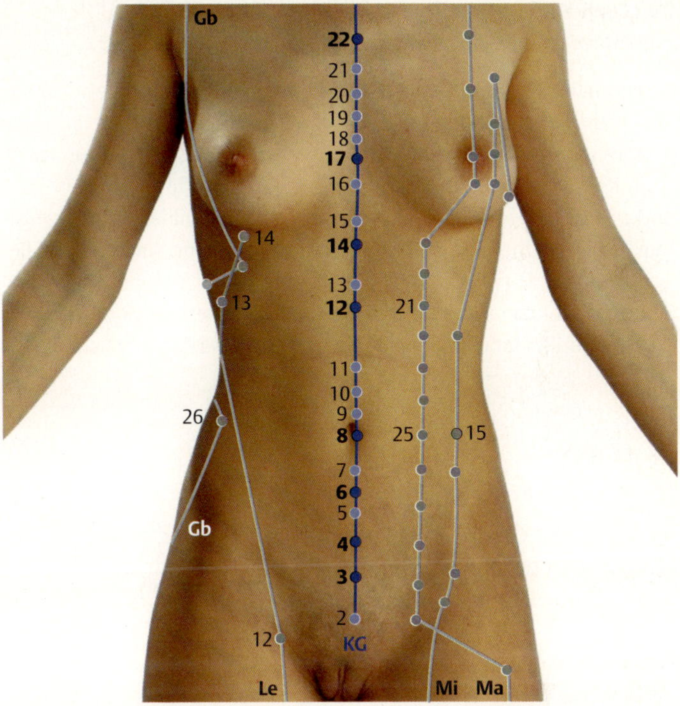

Abb. 5.70 KG 3 – 22

- **Lok.:** 1 Cun kranial der Mitte des Symphysenoberrandes
- **Stichtechnik:** Nadelung senkrecht zur Hautoberfläche; Stichtiefe ca. 1 Cun

Beachte *Bei der Cun-Abmessung im Bauchbereich erfolgt die Orientierung an der Gesamtstrecke „Mitte des Symphysenoberrandes – Nabel“= 5 Cun. Nur so können individuelle Abweichungen des Bauchumfanges berücksichtigt werden.*

KG 4 (Guan Yuan)

*Tor des Ursprungs-Qi – Mu-Punkt des Dünndarms (s. **Abb. 5.70**)*

- **Funk.:** nährt Blut und Yin, stärkt das Yang, reguliert den Uterus, stärkt die Nieren und das Ursprungs-Qi, beseitigt Nässe und Kälte aus dem Unteren Erwärmer, beruhigt Hun, unterdrückt das Aufsteigen des Qi zum Kopf
- **Ind.:** urogenitale und gynäkologische Krankheitsbilder, Tonisierungspunkt bei psychischer und physischer Erschöpfung, abdominelle Beschwerden
- **Lok.:** 2 Cun kranial der Mitte des Symphysenoberrandes
- **Stichtechnik:** Nadelung senkrecht zur Hautoberfläche; Stichtiefe ca. 1 Cun

KG 6 (Qi Hai)

*Meer des Qi (s. **Abb. 5.70**)*

- **Funk.:** stärkt Qi und Yang, reguliert den Qi-Fluss, stärkt das Ursprungs-Qi, wärmt den Unteren Erwärmer
- **Ind.:** allgemeiner Tonisierungspunkt bei Erschöpfung, wird häufig gemoxt
- **Lok.:** 1,5 Cun unterhalb des Bauchnabels
- **Stichtechnik:** Nadelung senkrecht zur Hautoberfläche; Stichtiefe ca. 1 Cun

KG 8 (Shen Que)

*Palasttor des Geistes (s. **Abb. 5.70**)*

- **Funk.:** stabilisiert das Yang, stärkt Milz-Yang, kräftigt Yuang-Qi
- **Ind.:** Moxibustion häufig zur allgemeinen Tonisierung sinnvoll
- **Lok.:** in der Mitte des Bauchnabels

Beachte *KEINE Nadelbehandlung, ausschließlich Moxatherapie!*

KG 12 (Zhong Wan)

*Mittlere Magengrube – Mu-Punkt des Magens und des Mittleren Erwärmers, Meisterpunkt der Fu-Organe (s. **Abb. 5.70**)*

- **Funk.:** stärkt Milz- und Magen-Qi, reguliert das Magen-Qi, beseitigt Nässe
- **Ind.:** funktionelle Magen- und Darmerkrankungen
- **Lok.:** in der Mitte der Verbindungslinie Xiphoidbasis – Bauchnabel
- **Stichtechnik:** Nadelung senkrecht zur Hautoberfläche; Stichtiefe ca. 1 Cun

Beachte *Bei der Cun-Abmessung im Bauchbereich erfolgt die Orientierung an der Gesamtstrecke Xiphoid-Oberrand-Nabel = 8 Cun. Nur so können individuelle Abweichungen des Bauchumfanges berücksichtigt werden.*

KG 14 (Ju Que)

*Großer Palast – Mu-Punkt des Herzens (s. **Abb. 5.70**)*

- **Funk.:** beruhigt den Geist, harmonisiert das Herz, unterdrückt rebellierendes Magen-Qi
- **Ind.:** funktionelle Herzbeschwerden, Magenbeschwerden; psychosomatische Erkrankungen
- **Lok.:** 1 Cun unterhalb der Xiphoidspitze
- **Stichtechnik:** Nadelung senkrecht zur Hautoberfläche; Stichtiefe ca. 1 Cun

KG 17 (Dan Zhong)

*Mitte der Brust – Mu-Punkt des Perikards, Mu-Punkt des Oberen Erwärmers, Meisterpunkt des Qi und der Atmung (s. **Abb. 5.70**)*

- **Funk.:** reguliert die Qi-Zirkulation im Oberen Erwärmer, stärkt das Qi, vertreibt Fülle aus dem Brustkorb, befreit die Lunge, löst Schleim
- **Ind.:** chronische Erkrankungen des Respirationstraktes, funktionelle Herzbeschwerden, thorakales Engegefühl
- **Lok.:** auf der Medianlinie in Höhe der Mamillen im 4. ICR
- **Stichtechnik:** Nadelung schräg nach kaudal; Stichtiefe ca. 0,5 Cun

Beachte *Bei 5–10 % der westlichen Bevölkerung findet sich auf Höhe des 4. ICR ein Foramen sternale. Bei zu tiefer, senkrechter Nadelung kann dann der Herzbeutel verletzt werden (in 15–25 mm Tiefe)!*

KG 22 (Tian Tu)

Himmelsvorsprung (s. ***Abb. 5.70****)*

- **Funk.:** fördert das Absteigen des Lungen-Qi, löst Schleim, beseitigt Hitze, stillt Husten
- **Ind.:** akute Lungenerkrankungen, Singultus, Globusgefühl, Heiserkeit
- **Lok.:** in der Mitte der Incisura jugularis, in Höhe des Ansatzes der Clavicula
- **Stichtechnik:** Nadelung schräg nach kaudal; Stichtiefe ca. 1 Cun

KG 24 (Cheng Jiang)

Speichelaufnahme (s. ***Abb. 5.66****)*

- **Funk.:** vertreibt äußeren Wind, lindert Gesichtsschmerzen und Schwellungen im Gesicht
- **Ind.:** Zahn- und Gesichtsschmerzen, Reduktion des Würgreizes bei endoskopischen Untersuchungen sowie zahnärztlichen Eingriffen (Abdrucknahme)
- **Lok.:** tiefste Stelle der Medianlinie des Unterkiefers, in der Mitte der Mentolabialfalte
- **Stichtechnik:** Nadelung senkrecht zur Hautoberfläche; Stichtiefe ca. 0,5 Cun

5.7 Extrapunkte

Diese Akupunkturpunkte liegen nicht auf einer ordentlichen oder außerordentlichen Leitbahn. Synonyme sind Neupunkte oder Zusatzpunkte; es sind ca. 1500 beschrieben.

Es gibt verschiedene Nomenklaturen; gängig sind sowohl die Durchnummerierung unterschieden nach Körperregionen als auch die Benennung mit chinesischen Eigennamen.

Tab. 5.14 Lokalisation mit Abkürzungen.

Deutsch		Englisch	
Ex-KH	Extra Kopf-Hals	Extra Head-Neck	Ex-HN
Ex-BB	Extra Brust-Bauch	Extra Chest	Ex-CA
Ex-R	Extra Rücken	Extra Back	Ex-B
Ex-AH	Extra Arm-Hand	Extra upper Extremities	Ex-UE
Ex-BF	Extra Bein-Fuß	Extra lower Extremities	Ex-LE

5.7.1 Akupunkturpunkte

Extrapunkte Kopf-Hals

Ex-KH 1 (Si Shen Cong)

Vier Weise, die den Geist erhellen (s. ***Abb. 5.71****)*

- **Funk.:** unterdrücken inneren Wind, beruhigen den Geist
- **Ind.:** verstärkt die Wirkung von LG 20
- **Lok.:** setzt sich aus vier Punkten zusammen, die sich jeweils 1 Cun vor, hinter und neben LG 20 befinden
- **Stichtechnik:** Nadelung schräg auf LG 20 zu (oft alle vier Punkte); Stichtiefe ca. 0,5 Cun

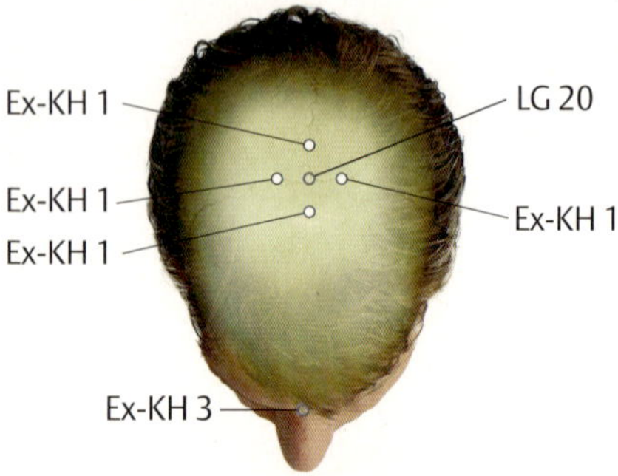

Abb. 5.71 Ex-KH 1

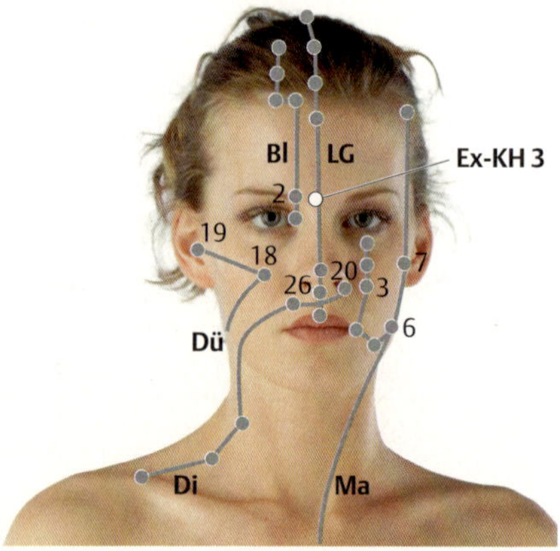

Abb. 5.72 Ex-KH 3

Ex-KH 3 (Yin Tang)

Siegel-Halle (s. ***Abb. 5.72****)*

- **Funk.:** zerstreut pathogenen Wind, stillt Schmerzen, befreit die Nase
- **Ind.:** frontale Kopfschmerzen, Augenerkrankungen, Rhinitis, Sinusitis frontalis
- **Lok.:** in der Mitte zwischen den Augenbrauen
- **Stichtechnik:** Nadelung nach Abheben einer Hautfalte zwischen den Augenbrauen subkutan nach kaudal in Richtung Nasenwurzel; Stichtiefe ca. 1 Cun

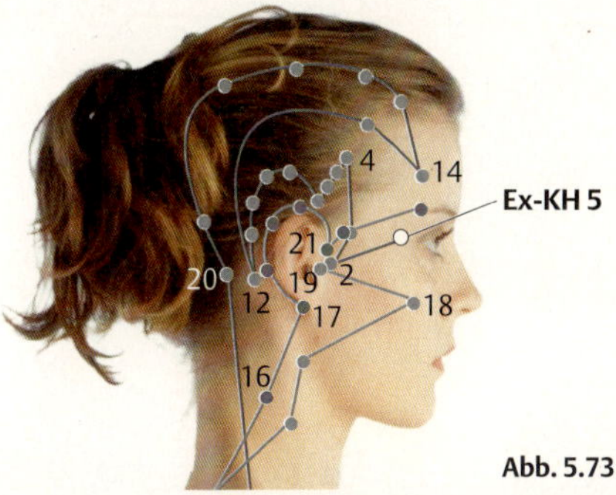

Abb. 5.73 Ex-KH 5

Ex-KH 5 (Tai Tang)
*Leuchtendes Yang (s. **Abb. 5.73**)*

- **Funk.:** zerstreut pathogenen Wind, mildert Spasmen, kühlt Hitze und klärt den Kopf, verbessert die Sehkraft
- **Ind.:** Kopfschmerzen, besonders Migräne, Augenerkrankungen
- **Lok.:** vom Mittelpunkt der Verbindungslinie Augenbrauenende – lateraler Augenwinkel etwa 1 Cun ohrwärts in einer Vertiefung
- **Stichtechnik:** Nadelung senkrecht zur Hautoberfläche; Stichtiefe ca. 1 Cun

Ex-KH 15 (Jing Bai Lao)
*Hals-Schwindsucht (s. **Abb. 5.74**)*

- **Funk.:** vertreibt Wind und Feuchtigkeit
- **Ind.:** schmerzhafte Funktionsstörungen der Schulter-Nacken-Region
- **Lok.:** 2 Cun kranial Dornfortsatz C7, 1 Cun lateral der Mittellinie
- **Stichtechnik:** Nadelung senkrecht zur Hautoberfläche; Stichtiefe ca. 1 Cun

Extrapunkte Rücken

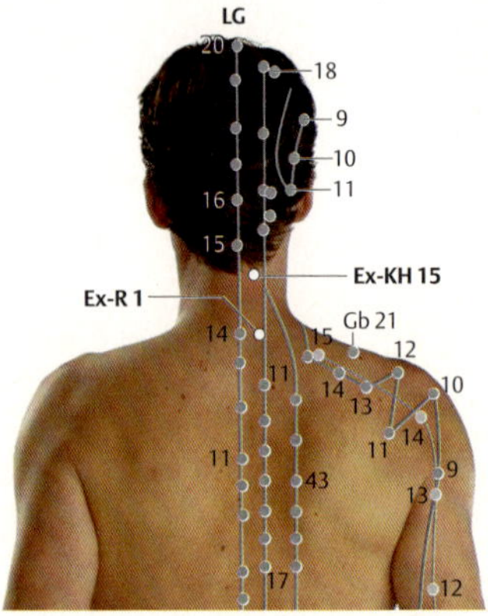

Abb. 5.74 Ex-R 1 und Ex-KH 15.

Ex-R 1 (Ding Chuan)

Asthma beruhigen (s. ***Abb. 5.74****)*

- **Funk.:** beseitigt Atemnot
- **Ind.:** akute Erkrankungen des Respirationstraktes mit Luftnot
- **Lok.:** 0,5 Cun lateral LG 14 (lateral der Spitze des Dornfortsatzes von C7)
- **Stichtechnik:** Nadelung schräg auf LG 14 zu; Stichtiefe ca. 0,5 – 1 Cun

Ex-R 2 (Hua Tuo Jia Ji)

Beidseits der Wirbelsäule (s. ***Abb. 5.75****)*

- **Funk.:** je nach Nadeltechnik tonisierend oder sedierend bei WS-Erkrankungen
- **Ind.:** lokale Schmerzen im Bereich der Wirbelsäule
- **Lok.:** 17 Punkte auf jeder Seite der Wirbelsäule 0,5 Cun lateral der Spitze der Dornfortsätze von Th 1 bis L5. Die Punkte liegen in gleicher Höhe wie die Punkte des inneren Astes der Blasen-Leitbahn
- **Stichtechnik:** Nadelung schräg nach medial oder senkrecht zur Hautoberfläche; Stichtiefe ca. 0,5 – 1 Cun

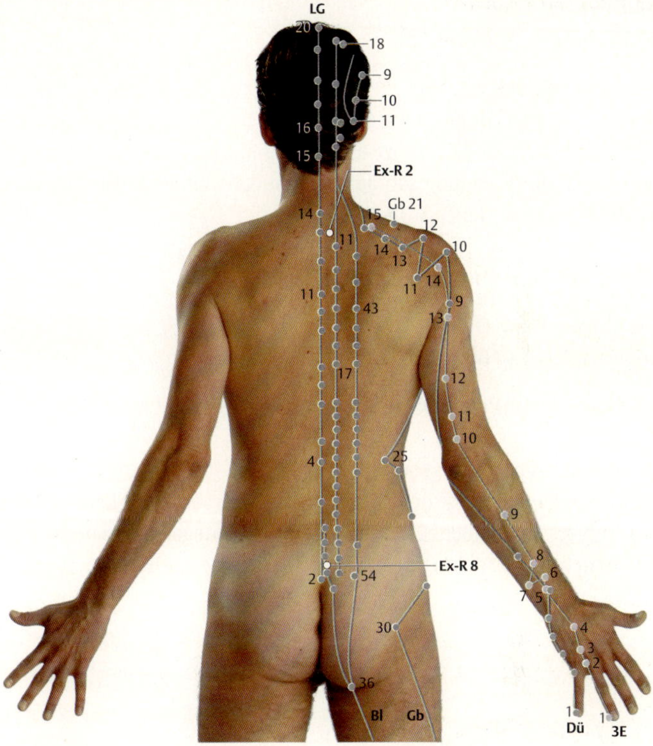

Abb. 5.75 Ex-R 2–8 (Ex-R 2: 17 Punkte auf jeder Seite der Wirbelsäule).

Merke *Die Hua-Tuo-Punkte liegen im Bereich der kleinen Wirbelgelenke (Facettengelenke). So erklärt sich ihre Wirkung auf Funktionsstörungen in diesem Bereich, bei denen sich druckdolente Regionen im Verlauf der Linie der Hua-Tuo-Punkte auch zervikal finden lassen. Es handelt sich um Myogelosen im Bereich der paravertebralen Rückenmuskulatur, die sich durch die segmentalen Funktionsstörungen entwickelt haben und dort therapiert werden.*

Ex-R 8 (Shi Qi Zhui)

*17. Wirbelkörper (s. **Abb. 5.75**)*

- **Funk.:** keine beschrieben
- **Ind.:** Lumbago, Lumboischialgie
- **Lok.:** unterhalb der Dornfortsatzspitze von L5
- **Stichtechnik:** Nadelung schräg nach kaudal oder senkrecht zur Hautoberfläche; Stichtiefe ca. 0,5 Cun

Extrapunkte Arm-Hand

Ex-AH 7 (Yao Tong Dian)

*Lumbago-Punkt (s. **Abb. 5.76**)*

- **Funk.:** harmonisieren Qi- und Blut-Fluss in den Leitbahnen, beenden Schmerz
- **Ind.:** Lumbago, Lumboischialgie
- **Lok.:** zwei Punkte auf dem dorsalen Handrücken zwischen 2./3. und 4./5. Metakarpalknochen, 1 Cun distal des Handgelenksspaltes
- **Stichtechnik:** Nadelung schräg zur Handmitte nach volar; Stichtiefe ca. 0,5 Cun

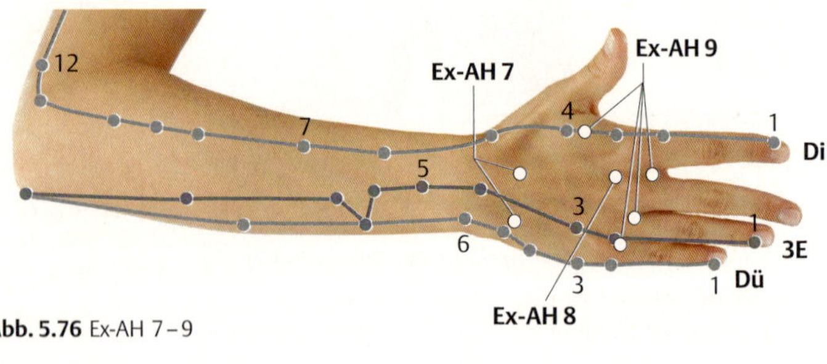

Abb. 5.76 Ex-AH 7–9

Ex-AH 8 (Luo Zhen)

Steifer Nacken (s. ***Abb. 5.76****)*

- **Funk.:** beendet Nackenschmerzen
- **Ind.:** Zervikalsyndrom, Schulterschmerzen
- **Lok.:** Handrücken, im Annäherungsbereich zwischen Korpus und Köpfchen von Metacarpale II und III, etwa 0,5 Cun proximal der Metakarpophalangealgelenke II und III
- **Stichtechnik:** Nadelung schräg nach proximal oder senkrecht zur Hautoberfläche; Stichtiefe ca. 0,5 – 1 Cun

Ex-AH 9 (Ba Xie)

Acht Schläge (gegen) schädigende Einflüsse (s. ***Abb. 5.76****)*

- **Funk.:** stärken das Wei Qi, vertreiben äußere pathogene Faktoren
- **Ind.:** Affektionen der Metakarpophalangealgelenke, Arthrose und Arthritis im Fingerbereich, Raynaud-Syndrom
- **Lok.:** vier Punkte auf jedem Handrücken: Bei lockerer Fausthaltung finden sich diese Punkte zwischen den Metakarpalköpfchen
- **Stichtechnik:** Nadelung bei lockerer Fausthaltung nach proximal; Stichtiefe ca. 0,5 Cun

Extrapunkte Bein-Fuß

Ex-BF 2 (He Ding)

Kranich-Scheitel (s. ***Abb. 5.77****)*

- **Funk.:** lokaler Punkt
- **Ind.:** Schmerzen, Funktionsstörungen im Kniebereich
- **Lok.:** in der Mitte des Patellaoberrandes
- **Stichtechnik:** Nadelung auf den Patellaoberrand; Stichtiefe ca. 0,5 Cun

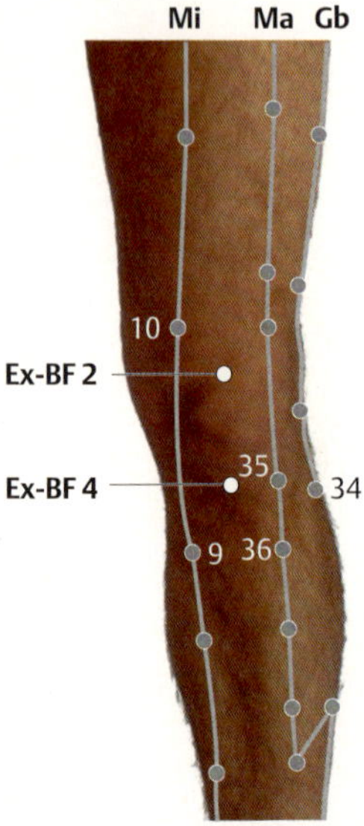

Abb. 5.77 Ex-BF 2–4

Ex-BF 4 (Nei Xi Yan)

Mediales Knieauge (s. ***Abb. 5.77****)*

- **Funk.:** lokaler Punkt
- **Ind.:** Schmerzen, Funktionsstörungen im Kniebereich
- **Lok.:** bei leicht gebeugtem Knie unterhalb der Kniescheibe und medial der Patellasehne, mediales Knieauge (als Knieaugen bezeichnet man die zwei Punkte unterhalb, jeweils medial und lateral der Patella). Das mediale Knieauge entspricht also dem Punkt Ex-BF 4, das laterale Knieauge entspricht Ma 35 (s. Kap. 5.2.2)
- **Stichtechnik:** Nadelung schräg nach medial; Stichtiefe ca. 0,5 Cun

Ex-BF 10 (Ba Feng)

Acht (gegen) den Wind (s. ***Abb. 5.78****)*

- **Funk.:** vertreiben äußeren Wind, aktivieren die Blutzirkulation
- **Ind.:** Schmerzen im Fußrücken, Arthritis, chronische Polyarthritis, Minderdurchblutung, Dysmenorrhöe

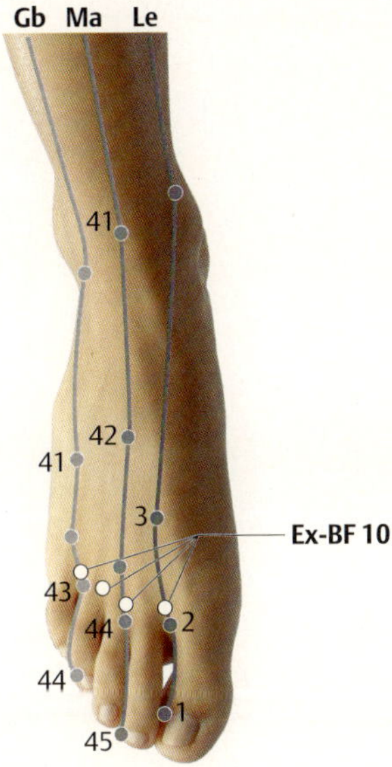

Abb. 5.78 Ex-BF 10

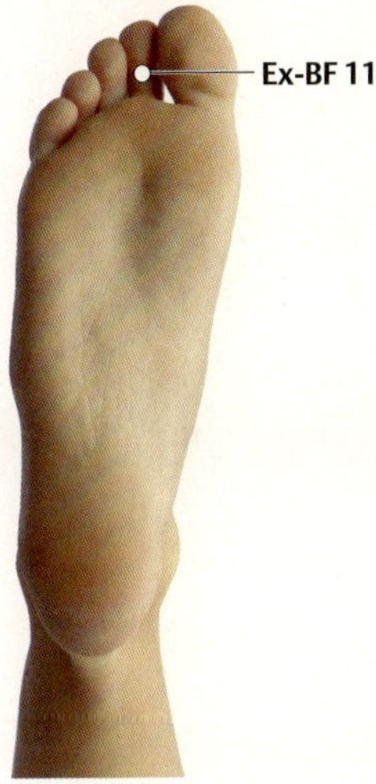

Abb. 5.79 Ex-BF 11

- **Lok.:** vier Punkte auf dem Fußrücken proximal des Interdigitalfaltenendes am Übergang vom „roten zum weißen Fleisch“
- **Stichtechnik:** Nadelung schräg nach proximal; Stichtiefe ca. 0,5 Cun

Ex-BF 11 (Du Yin)

Einzigartiges Yin (s. ***Abb. 5.79****)*

- **Ind.:** Plazentalösungsstörungen, Dysmenorrhöe
- **Lok.:** plantar, im Gelenkspalt des distalen Interphalangealgelenkes der zweiten Zehe
- **Stichtechnik:** senkrecht; Stichtiefe ca. 0,5 Cun

Mikrosysteme

Teil 2

6 Mikrosysteme

6.1 Einführung

Als Mikrosystem (Somatotop) wird eine vollständige Punkt-Kartografie des Organismus bezeichnet, die sich auf unterschiedlichste Stellen des Körpers projizieren kann. Im Gegensatz zur Körperakupunktur, die auf eine über 2000-jährige Geschichte zurückblickt, geht die Beschreibung der somatotopischen Projektionssysteme auf die Entdeckung der Ohrkartografie durch den französischen Arzt Paul Nogier zurück. Es handelt sich also im Gegensatz zur Akupunktur um noch sehr junge Therapieverfahren.

Den Mikrosystemen liegt ein in sich geschlossenes Gedankenmodell zugrunde. Kerngedanke ist hierbei das Konzept des Somatotops. Dieser Begriff setzt sich zusammen aus den griechischen Wörtern Soma (= Körper) und Topos (= Ort). Gemeint ist damit, dass sich der ganze Körper differenziert auf ein Areal projiziert.

Allen Mikrosystemen gemeinsam ist, dass sie sowohl unter diagnostischen als auch unter therapeutischen Gesichtspunkten eingesetzt werden können. Die Wirkung bei der Behandlung über das Mikrosystem setzt meist schneller ein als bei der Körperakupunktur. Bei der Therapie ist sowohl ein pragmatischer Zugang (z. B. bei Schmerzen im Bereich des Kniegelenkes wird das Projektionsareal des Knies genadelt) möglich, als auch ein Zugang, der die diagnostischen und therapeutischen Prinzipien der Chinesischen Medizin berücksichtigt.

6.2 Gängige Mikrosysteme

Das mit Abstand häufigste Mikrosystem, über das behandelt wird, ist das Ohr. Neben der Ohrakupunktur gibt es eine Vielzahl weiterer Mikrosysteme, die in der Praxis zur Anwendung kommen. Neben der häufigen Ohrakupunktur werden in der Praxis, die chinesische Schädelakupunktur, die Yamamoto Neue Schädelakupunktur (s. Kap. 6.4), die Mundakupunktur, die Neue Punktuelle Schmerz- und Organtherapie (NSPO) und die Handakupunktur angewendet. Die Handakupunktur wird unterschieden in eine russische und eine koreanische Schule. Auch hier wird das von der Körperakupunktur bekannte Leitbahnsystem mit identischen Punktenamen fast komplett auf den Händen abgebildet.

6.3 Die Ohrakupunktur

Bei der Ohrakupunktur wird der Körper auf die Ohrmuschel projiziert. Der Begriff Mikrosysteme wird oft synonym benutzt.

6.3.1 Unterschiede Körperakupunktur und Ohrakupunktur

- Bei der Körperakupunktur sind die Akupunkturpunkte immer auffindbar.
- Bei der Ohrakupunktur findet man nur dann entsprechende Punkte im Bereich der Ohrmuschel, wenn eine Irritation in der betreffenden „Zone" vorliegt. So zeigt z. B. bei Schmerzen im Bereich des Kniegelenkes das Projektionsareal des Knies im Bereich der Ohrmuschel eine erhöhte Reagibilität.
- Bei einem gesunden Patienten ohne jegliche Regulationsstörung (fiktiver Zustand) wäre in der Ohrmuschel keine Projektionszone nachweisbar, da das Auftreten von Irritationszonen an das Vorliegen einer Störung gebunden ist.
- Bei der Suchtakupunktur am Ohr werden die Areale erst unter Karenz empfindlich. So sollte bei Anwendung zur Nikotinentwöhnung erst eine 12 – 14-stündige Nikotinkarenz bestehen.

6.3.2 Geschichte

- Erwähnt werden erste Therapiemöglichkeiten über die Ohrmuschel schon in der Antike. So soll Hippokrates mittels einer Blutung am äußeren Ohr versucht haben, Impotenz zu kurieren.
- Ägyptische Seeleute sollen versucht haben, mittels Durchstechung des Ohrläppchens ihr Sehvermögen für die Seefahrt zu steigern.
- Erste Therapieansätze im westeuropäischen Raum sind bei Zactus Lusitanus schon 1637 beschrieben, z. B. die Behandlung einer Ischialgie durch Kauterisation im Bereich der Ohrmuschel.
- Das eigentliche Verdienst der systematischen Darstellung der Ohrakupunktur gebührt jedoch Paul Nogier (1908–1996). Der französische Arzt beschrieb 1956 erstmalig systematisch verschiedene Projektionszonen im Bereich der Ohrmuschel. Nogier entdeckte den Reflex auriculo-cardiale und begründete die Aurikolotheraphie.
- Später wurden die Ergebnisse auch in China bekannt – 1959 findet sich in der chinesischen Akupunkturliteratur erstmalig die Bezeichnung Ohrakupunktur.

Die verschiedenen Schulen

Es gibt drei unterschiedliche Schulen im Bereich der Ohrakupunktur:

- **Französisch-westliche Schule:** Ihr liegen im Wesentlichen die Erkenntnisse von Nogier und der Weiterentwicklungen durch verschiedene andere europäische Kollegen zugrunde (u. a. Frank R. Bahr).
- **Chinesische Schule:**
  - Sie bezieht ihre Erkenntnisse der Kategorisierung unterschiedlicher Projektionsareale ein.
  - Das Verdienst der österreichischen Kollegen Ingrid Wancura und Georg König ist die Systematisierung der chinesischen Ohrakupunktur. Sie haben den unterschiedlichen Akupunkturarealen Nummern zugeordnet. Jeder Akupunkturpunkt nach chinesischer Nomenklatur trägt also eine entsprechende Nummer (z. B. Punkt Nr. 3 = Stirn).
  - Ausnahme sind die Punkte 29, 29 a, 29 b auf der postantitragalen Furche – ihre Nummerierung geht auf Lange zurück.
- **Russische Schule:** geht auf R. A. Durinjan zurück.

Man darf die teilweise differenten Punktlokalisationen der unterschiedlichen Schulen nicht als konkurrierend betrachten, sondern muss sie aus dem jeweiligen Gedankenmodell und der praktischen Herangehensweise interpretieren.

6.3.3 Grundlagen

Innervationen der Ohrmuschel

Die Versorgung der Ohrmuschel erfolgt über vier verschiedene Nerven sowohl branchiogenen als auch somatogonen Ursprungs:

- N. auricularis magnus
- N. auriculotemporalis
- R. auricularis des N. vagus
- N. occipitalis minor (Plexus cervicalis)

Die Unterscheidung in ento-, meso-, und ektodermale Innervationsareale, wie dies verschiedentlich dargestellt wird, ist wissenschaftlich nicht haltbar. Sie hat allenfalls mnemotechnische Relevanz.

Anatomie der Ohrmuschel

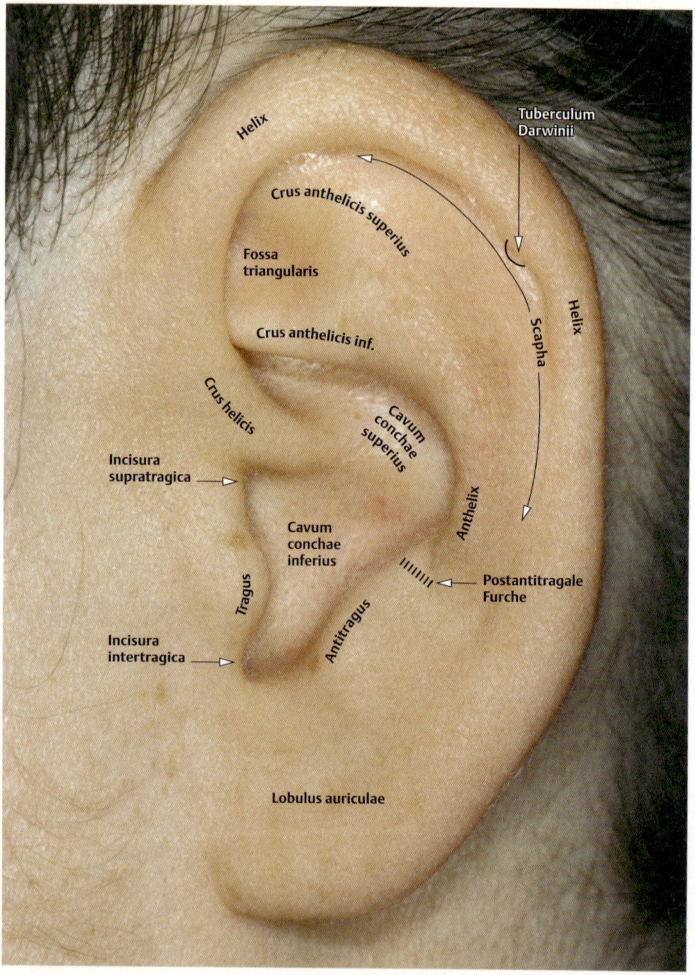

Abb. 6.1 Anatomie der Ohrmuschel.

- **Helix:** bildet die äußere Form der Ohrmuschel (Krempe):
  - Sie steigt als Helixwurzel (Crus helicis) auf.
  - Sie wird zum Helixkörper und – absteigend zum Ohrläppchen hin – zum Helixschwanz.
  - Sie geht in das Ohrläppchen über (Lobulus auriculae).
  - Im oberen Teil der Helix findet sich meist eine hervorspringende Erhebung bzw. Verbreiterung des Helixrandes (Tuberculum Darwinii).
- **Anthelix:** läuft parallel zur Helix:
  - Sie entspringt mit zwei Schenkeln, dem Crus anthelicis inferius und dem Crus anthelicis superius, im kranialen Anteil der Ohrmuschel.
  - Zwischen den beiden Anthelixschenkeln befindet sich die Fossa triangularis.
  - Die Anthelix geht im unteren Teil des Ohres in den Antitragus über.
  - Die Grenze bildet die postantitragale Furche.
- **Scapha:** befindet sich zwischen der Helix und dem Crus anthelicis superius sowie der Anthelix.
- **Tragus:** wird von der Incisura intertragica und von der Incisura supratragica begrenzt.
- **Cavum conchae:** befindet sich am Boden der Ohrmuschel. Durch den aufsteigenden Helixast werden gebildet:
  - Cavum conchae superius (=Cymba conchae),
  - Cavum conchae inferius.
- **Äußerer Gehörgang:**
  - Er liegt im Cavum conchae inferius.
  - Er wird bei Aufsicht durch den Tragus verdeckt.

Bedeutung der Lateralität

- Bei der Überprüfung der reagiblen Zonen im Bereich der Ohrmuschel finden sich teils unterschiedliche Reagibilitäten in Bezug auf das rechte und linke Ohr. Dies wird von einigen Schulen in Zusammenhang mit einer Rechts- bzw. Linkshändigkeit diskutiert und spielt im Rahmen der Aurikulotherapie eine entscheidende Rolle.
- Für die klassische Ohrakupunktur ist dies von untergeordneter Bedeutung. In der Regel wird über beide Ohren therapiert.

Beachte *Deutliche Hyperreagibilitäten im Bereich einer Ohrmuschel sollten allerdings zur Vorsicht mahnen. Im Zweifelsfall sollte dann über das andere Ohr behandelt werden.*

Punktauswahl, Punktsuche und Stichtechnik

- Die Punktauswahl erfolgt über eine Reagibilitätsprüfung. Hierbei wird im Bereich der Ohrmuschel mit einer Akupunkturnadel oder einem anderen Hilfsgerät (z. B. Kugelstopfer) nach reagiblen Arealen gesucht.
- Bei der Nadelung sollte man berücksichtigen, dass das Knorpelgewebe ein bradytrophes Gewebe ist und die durch die Nadelung hervorgerufene Traumatisierung des Knorpels ein Gefahrenmoment darstellt (Entwicklung einer Perichondritis). Prinzipiell besteht die Möglichkeit, die Nadelung mehr tangential durchzuführen.

Anwendung

Indikationen

Wie bei der Körperakupunktur gilt:
- Akupunktur kann heilen, was gestört ist.
- Akupunktur kann nicht heilen, was zerstört ist.

Beachte *Die Wirkung der Ohrakupunktur im Rahmen von Erkrankungen des Bewegungsapparates setzt häufig schneller ein als bei der Körperakupunktur.*

Kontraindikationen

Hier gelten die gleichen Ausführungen wie im Rahmen der Körperakupunktur (s. Kap. 4.9.2).

Vital bedrohliche Erkrankungen
- Es versteht sich von selbst, dass vital bedrohliche Erkrankungen keine Indikationen zur Akupunkturbehandlung sind, z. B.
  - nicht abgeklärte Krankheitsbilder,
  - Verletzungen und Entzündungen im Bereich der Ohrmuschel,
  - auffällige Hyperreagibilitäten (hier ist erhöhte Vorsicht geboten).
- Relative Kontraindikationen in der Gravidität sind
  - hormonaktive Punkte (Ovar, Uterus, genitale Zone).

Unerwünschte Nebenwirkungen

- Auch im Rahmen der Ohrakupunktur können Erstverschlimmerungen auftreten.
- Lokale Infektionen sind ebenfalls beschrieben.
- Auch vagovasale Reaktionen können auftreten. Deshalb sollte auch die Ohrakupunktur im Liegen durchgeführt werden.

Praktische Durchführung

- Die Notwendigkeit einer Desinfektion der Ohrmuschel wird unterschiedlich diskutiert. Es ist zu beachten, dass das Risiko einer Perichondritis bei Traumatisierung des Knorpels nicht ausgeschlossen ist.
- Im Bereich der Ohrmuschel wird entweder mit einem Widerstandsmessgerät, jedoch besser mit einer Akupunkturnadel nach Reagibilitätszonen gesucht.
- In diese gefundenen Zonen bzw. Punkte wird mit möglichst dünnen Nadeln (Ohrnadeln) häufig etwas tangential eingestochen.
- Selten werden mehr als fünf Nadeln pro Ohr und Sitzung benötigt.
- Die Behandlungszeit beträgt wie bei der Körperakupunktur ca. 30 Min.

Merke *Von der Behandlung mit Dauernadeln ist abzuraten, da die Gefahr der Ausbildung einer Perichondritis besteht.*

6.3.4 Topografische Lage

Reflexzonen

Die Ohrakupunkturpunkte verteilen sich im Bereich der Ohrmuschel nach einem bestimmten Muster (s. **Abb. 6.2**). Dabei entspricht die Lage der einzelnen Organe bzw. Körperregionen der bei einem auf dem Kopf stehenden Fötus:

- **Lobulus:** Kopf und Gesicht
- **Scapha:** obere Extremität
- **Anthelix** inklusive der beiden Crura anthelicis: Körperstamm und untere Extremität

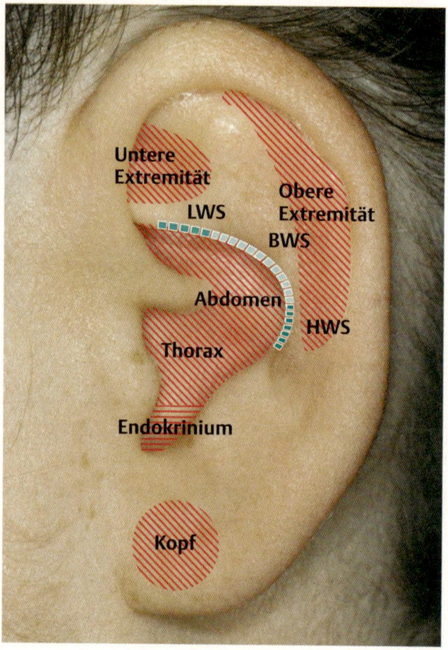

Abb. 6.2 Topografische Lage der Reflexzonen.

- **Cavum conchae:** innere Organe
- **Fossa triangularis:** nach Nogier die untere Extremität, in der Chinesischen Schule Beckenorgane
- **Helixwurzel:** nach Nogier die sympathische Innervation der Eingeweide, in der Chinesischen Schule Diaphragma
- **hormonell wirksame Punkte:** in der Chinesischen Schule nur als endokrine Region, Nogier differenziert noch in hypothalamische Projektionen der Nebenniere, Schilddrüse, Nebenschilddrüse und Mamma

Diese etwas unterschiedlichen anatomischen Gegebenheiten stellen in sich keinen Widerspruch dar, sondern können als unterschiedliche Reaktionsorte aufgefasst werden. Dabei kann zwischen funktionellen und organpathologischen Störungen unterschieden werden:

- Die chinesische Schule stellt eher die funktionellen Zusammenhänge dar.
- Die Nogier-Punkte sind häufig den organpathologischen Projektionen zuzuordnen. Nach Nogier befindet sich der motorische Anteil eines Organs exakt gegenüber dem sensiblen Organareal der Ohrmuschelvorderseite. Es projizieren sich
  - **motorische Elemente** auf der Rückseite der Ohrmuschel,
  - **sensorische Elemente** auf der Vorderseite der Ohrmuschel.

Merke *Abhängig von der „Schulzugehörigkeit" variiert die Lokalisation der einzelnen Punkte z. T. erheblich. Dies ist u. a. unter dem Gesichtspunkt zu sehen, dass die Ohrakupunkturpunkte eigentlich Zonen sind, in denen dann der jeweilige aktive Punkt lokalisiert wird.*

Ohrakupunkturpunkte

Nach der chinesischen Nomenklatur erfolgt die Zuordnung zur topografischen Lage der Ohrakupunkturpunkte in numerischer Reihenfolge (s. **Abb. 6.3**):

1	Analgesiepunkt bei Zahnextraktionen
2	Gaumen
3	Mundboden
4	Zunge
5	Maxilla
6	Mandibula
7	Analgesiepunkt bei Zahnextraktionen
8	Auge
9	Innenohr
10	Tonsillen
11	Wange
12	Tragusgipfel
13	Nebennieren
14	Äußere Nase
15	Larynx, Pharynx
16	Innere Nase
16a	N. auriculotemporalis
17	Durstpunkt
18	Hungerpunkt
19	Hypertonuspunkt
20	Außenohr
21	Herzpunkt
22	Endokrinium
23	Ovar
24a	Auge 1
24b	Auge 2
25	Hirnstamm
26	Zahnschmerzpunkt
26a	Hirnanhang
27	Larynx und Zahn
28	Hirn
29	Polster
30	Parotis
31	Asthma
32	Hoden
33	Stirn
34	Graue Substanz
35	Sonne

36 Dach
37 Halswirbelsäule
38 Kreuz- und Steißbeinwirbel
39 Brustwirbelsäule
40 Lendenwirbelsäule
41 Hals
42 Thorax
43 Abdomen
44 Mamma
45 Thyreoidea
46 Zehe
47 Ferse
48 Knöchel
49 Kniegelenk
50 Hüftgelenk
51 Vegetativum
52 N. ischiadicus
53 Gesäß
54 Lendenschmerzpunkt
55 „Tor der Götter", Shen Men
56 Becken
57 Hüfte
58 Uterus
59 Blutdrucksenkender Punkt
60 Dyspnoepunkt
61 Hepatitispunkt
62 Finger
63 Clavicula
64 Schultergelenk
65 Schulter
66 Ellbogen
67 Handwurzel
68 Appendix 1
69 Appendix 2
70 Appendix 3
71 Urtikariazone
72 Helix (1–6)
73 Mandel 1
74 Mandel 2
75 Mandel 3
76 Leber 1
77 Leber 2
78 Ohrspitze
79 Äußere Genitalien
80 Urethra
81 Rektum
82 Zwerchfell
83 Verzweigungspunkt
84 Mund
85 Ösophagus
86 Kardia
87 Magen
88 Duodenum
89 Dünndarm
90 Appendix 4
91 Kolon
92 Blase
93 Prostata
94 Ureter
95 Nieren
96 Pankreas und Gallenblase
97 Leber
98 Milz
99 Aszites
100 Herz
101 Lunge
102 Bronchus
103 Trachea
104 Dreifacher Erwärmer
105* Blutdrucksenkende Furche
106* Unterer Rücken
107* Oberer Rücken
108* Mittlerer Rücken
* Die Punkte 105 bis 108 befinden sich auf der Ohrmuschelrückseite

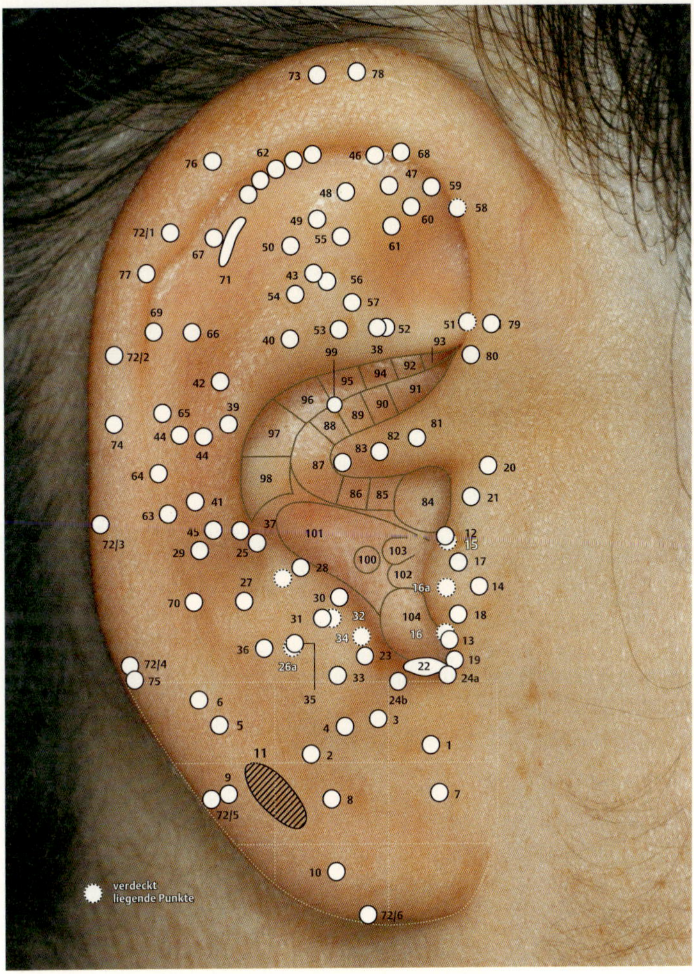

Abb. 6.3 Ohrakupunkturpunkte nach chinesischer Nomenklatur.

Wichtige Akupunkturpunkte am Lobulus

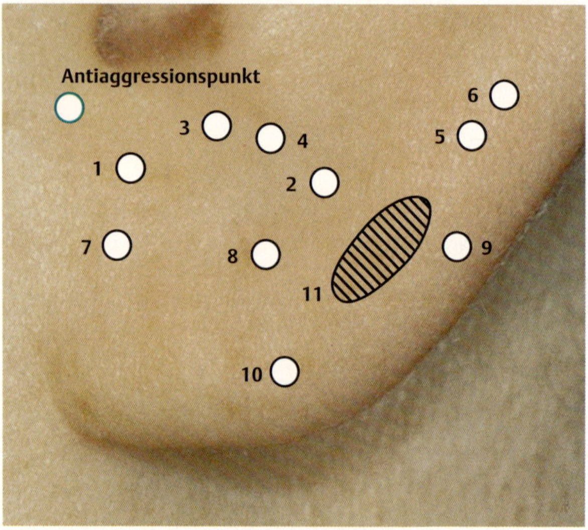

Abb. 6.4 Wichtige Akupunkturpunkte am Lobulus.

1 Analgesiepunkt bei Zahnextraktionen

- **Lok.:** Quadrant I
- **Ind.:** Analgesie bei Zahnextraktionen

2 Gaumen

- **Lok.:** Quadrant II
- **Ind.:** Trigeminusneuralgie, Zahnschmerzen

3 Mundboden

- **Lok.:** Quadrant II
- **Ind.:** Trigeminusneuralgie, Zahnschmerzen

4 Zunge

- **Lok.:** Quadrant II
- **Ind.:** Stomatitis, Zahnschmerzen

5 Maxilla

- **Lok.:** Quadrant III
- **Ind.:** Trigeminusneuralgie, Zahnschmerzen

6 Mandibula

- **Lok.:** Quadrant III
- **Ind.:** Trigeminusneuralgie, Zahnschmerzen

7 Analgesiepunkt bei Zahnschmerzen

- **Lok.:** Quadrant IV
- **Ind.:** Stomatitis, Zahnschmerzen

8 Auge

- **Lok.:** Quadrant V
- **Ind.:** entzündliche Augenerkrankungen, Hordeolum, Glaukom, bei Kopfschmerzen, die „ins Auge ziehen“

9 Innenohr

- **Lok.:** Quadrant VI
- **Ind.:** Schwindel, Tinnitus, Schwerhörigkeit

10 Tonsillen

- **Lok.:** Quadrant VI
- **Ind.:** lymphatisch wirkender Punkt

11 Wange

- **Lok.:** Quadrant V/VI
- **Ind.:** Fazialisparese, Trigeminusneuralgie

Antiaggressionspunkt

- **Lok.:** am Unterrand der Incisura intertragica, gesichtswärts
- **Ind.:** wichtiger psychotroper Punkt, Suchtbehandlung

Wichtige Akupunkturpunkte am Tragus

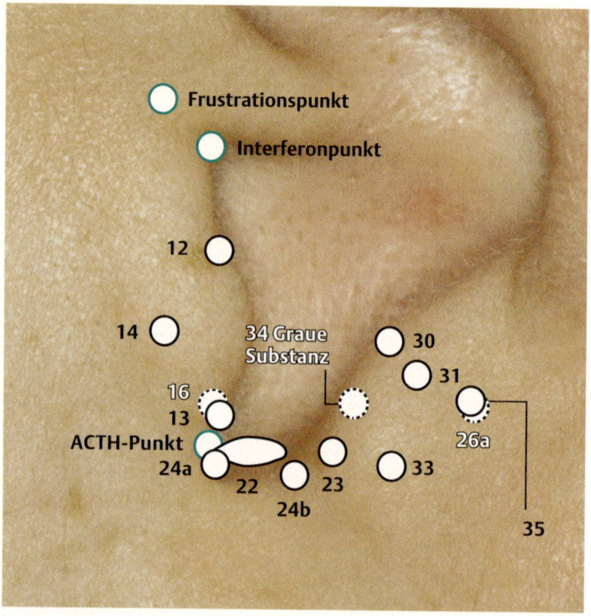

Abb. 6.5 Wichtige Akupunkturpunkte am Tragus.

12 Tragusgipfel

- **Lok.:** bei eingipfeligem Tragus am kranialen Schenkel, bei zweigipfeligem Tragus am kranialen Gipfel
- **Ind.:** Analgesie, entzündungshemmend

13 Nebenniere

- **Lok.:** bei eingipfeligem Tragus im unteren Tragusdrittel, bei zweigipfeligem Tragus kaudale Tragusspitze
- **Ind.:** allergische Diathese, Gelenkerkrankungen, chronische Entzündungen, Kreislaufdysregulation, Paresen, Neuralgien; allgemein indiziert bei allen Formen der Nebennierendysfunktion

14 Äußere Nase

- **Lok.:** Mitte der Traguswurzel
- **Ind.:** lokale Affektionen der Nase (Ekzem, Rhinophym etc.)

16 Innere Nase

- **Lok.:** Innenseite des Tragus, in Höhe des Punktes 13
- **Ind.:** Rhinitis, Sinusitis

Beachte *Kollapsgefahr (Vagusreizung)!*

Frustrationspunkt

- **Lok.:** in der Furche zwischen Tragus und Crus helicis
- **Ind.:** psychosomatische Beschwerden

Interferonpunkt

- **Lok.:** in der Spitze der Incisura supratragica
- **Ind.:** immunmodulierende Wirkung, entzündungshemmend

Wichtige Akupunkturpunkte an der Incisura intertragica

22 Endokrinium

- **Lok.:** am gesichtsseitigen Bodenanteil der Incisura intertragica
- **Ind.:** bei allen endokrinologischen Störungen (Gynäkologie, Rheumatologie, Allergien, Hauterkrankungen); Zone entspricht nach Nogier den Punkten Nebenniere, Schilddrüse, Nebenschilddrüse

23 Ovar (Gonadotropinpunkt nach Nogier)

- **Lok.:** auf dem vorderen und äußeren Wulst des Antitragus „Auge der Schlange", bei Betrachtung des Antitragus und der Anthelix als Schlange
- **Ind.:** Störungen der Ovarialfunktion, regelabhängige Migräne und Hauterkrankungen

24a Auge 1, 24b Auge 2

- **Lok.:** unterhalb der Incisura intertragica
- **Ind.:** nichtentzündliche Augenerkrankungen, evtl. Myopie, Astigmatismus, Optikusatrophie

34 Graue Substanz

- **Lok.:** Innenseite des Antitragus oberhalb des Punktes Ovar
- **Ind.:** allgemein ausgleichende Wirkung, antiphlogistisch wirksam, analgetisch wirksam

ACTH-Punkt

- **Lok.:** kaudales Ende bis kaudales Drittel des Tragus, teils innen liegend
- **Ind.:** wichtiger Punkt bei der Behandlung von rheumatischen Erkrankungen, Asthma bronchiale, Hauterkrankungen

Wichtige Akupunkturpunkte am Antitragus (chinesische Nomenklatur)

26a Hirnanhang (Thalamus nach Nogier)

- **Lok.:** entspricht innenseitig der Lokalisation des Punktes 35
- **Ind.:** allgemeiner Analgesiepunkt; nach Nogier Beeinflussung der homolateralen Körperseite

Beachte *Kontraindiziert während der Schwangerschaft!*

30 Parotis

- **Lok.:** auf der Spitze des Antitragus
- **Ind.:** Pruritus (starke juckreizstillende Wirkung), Entzündungen der Parotis, Mumps

31 Asthma

- **Lok.:** zwischen Punkt 30 und 33
- **Ind.:** Bronchitis, Asthma, Wirkung auf das Atemzentrum

33 Stirn

- **Lok.:** am vorderen Antitragusschenkel
- **Ind.:** Störungen im Bereich der Stirn (-algie, -itis), entspricht dem Os frontale nach Nogier; Schwindel

34 Graue Substanz

- **Lok.:** Innenseite des Antitragus oberhalb des Gonadotropinpunktes („Auge der Schlange“)
- **Ind.:** allgemein ausgleichende Wirkung, antiphlogistisch wirksam, analgetisch wirksam

35 Sonne

- **Lok.:** in der Mitte der Basis des Antitragus
- **Ind.:** Kopfschmerzen, Migräne, Augenerkrankungen, Schwindel, Schlafstörungen

Merke *Sehr häufig verwendeter Punkt!*

Wichtige Akupunkturpunkte am Antitragus (Nogier)

Postantitragale Furche

- **Lok.:** wichtige Akupunkturpunkte (29a, 29, 29b, 29c) auf einer Geraden vom Nullpunkt durch die Einkerbung zwischen Antitragus und Anthelix zum Ohrrand
- **Ind.:** s. entsprechende Punkte

29 Polster (Os occipitale)

- **Lok.:** in der postantitragalen Furche, ungefähr in der Mitte zwischen den Punkten 29a und 29b. Die Lokalisation des Punktes Polster nach chinesischer Nomenklatur liegt etwas weiter gesichtswärts
- **Ind.:** bei Schmerzzuständen, Hauterkrankungen, Kreislaufdysregulation, Allergien, Schwindel, vegetativer Dysfunktion, in der Rekonvaleszenzphase

Merke *Wichtiger analgetisch wirksamer Punkt mit breitem Wirkungsspektrum!*

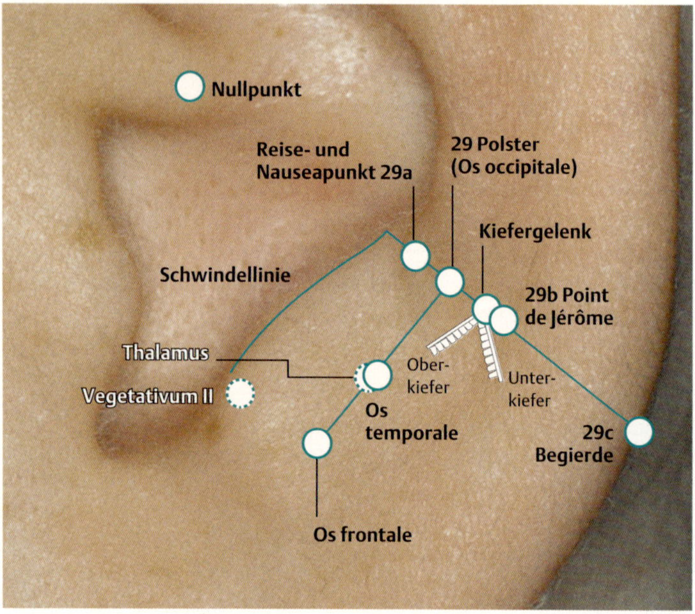

Abb. 6.6 Wichtige Akupunkturpunkte am Antitragus (Nogier).

29 a Reise- und Nauseapunkt

- **Lok.:** zwischen Anthelixrand und Punkt 29 (Polster)
- **Ind.:** Reisekrankheit, Erbrechen

29 b Point de Jérôme „Entspannungspunkt"

- **Lok.:** in der postantitragalen Furche, Schnittpunkt mit der vegetativen Rinne
- **Ind.:** vegetative Harmonisierung, Einschlafstörungen; bei Durchschlafstörungen Nadelung des entsprechenden Punktes auf der Ohrrückseite

29 c Punkt der Begierde

- **Lok.:** Schnittpunkt mit dem Ohrrand, am Ende der postantitragalen Furche
- **Ind.:** im Rahmen der Suchttherapie

Schwindellinie nach von Steinburg

- **Lok.:** entlang der postantitragalen Furche und der Antitragusoberkante, etwas nach innen gelegen
- **Ind.:** Schwindel

Vegetativum II (Graue Substanz)

- **Lok.:** innenseitig des Antitragus, entspricht ungefähr dem Punkt Graue Substanz
- **Ind.:** analgetisch, vegetativ harmonisierend

Thalamus (26 a Hirnanhang nach chinesischer Nomenklatur)

- **Lok.:** innenseitig des Antitragus gegenüber Os temporale (Punkt 35 Sonne)
- **Ind.:** vegetativ harmonisierend, allgemeiner Analgesiepunkt, Ejaculatio praecox, Frigidität, Beeinflussung der homolateralen Körperseite; bei Gelenkrheuma Nadelung mit Goldnadeln

Beachte *Kontraindiziert während der Schwangerschaft!*

Os temporale (35 Sonne nach chinesischer Nomenklatur)

- **Lok.:** in der Mitte der Basis des Antitragus
- **Ind.:** sehr häufig verwendeter Punkt bei Kopfschmerzen, Migräne, Augenerkrankungen, Schwindel, Schlafstörungen

Os frontale (33 Stirn nach chinesischer Nomenklatur)

- **Lok.:** am vorderen Antitragusschenkel
- **Ind.:** Störungen im Bereich der Stirn (-algie, -itis)

Kiefergelenk

- **Lok.**: kaudales Ende der vegetativen Rinne
- **Ind.**: Kiefergelenksstörungen, Kopfschmerzen

Projektionszonen der Wirbelsäule (Nogier)

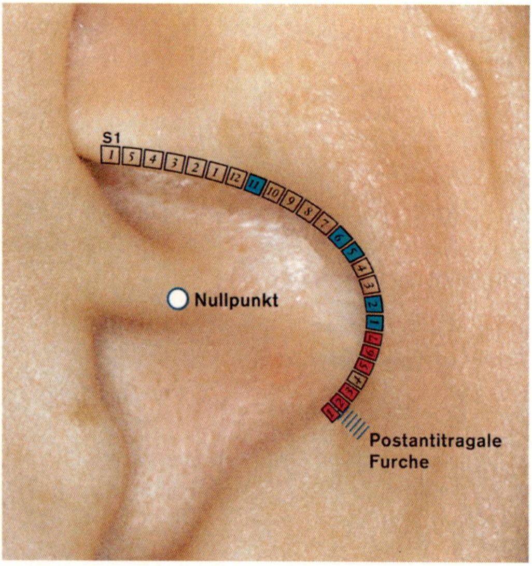

Abb. 6.7 Projektionszonen der Wirbelsäule nach Nogier.

Das Projektionsareal C0/C1 liegt am Schnittpunkt der postantitragalen Furche mit der Anthelix. Die Verlängerung der Oberkante des aufsteigenden Helixastes zur Helixkrempe stellt im Schnittpunkt mit der Anthelix den Übergang C7/Th1 dar. (Punkt liegt etwas oberhalb einer Waagerechten durch den Nullpunkt.) Das Schnittpunktareal der beiden Crura anthelicis, senkrecht projiziert auf die Anthelix, stellt den Übergang Th12/L1 dar.

Wichtige Akupunkturpunkte im Bereich der Fossa triangularis

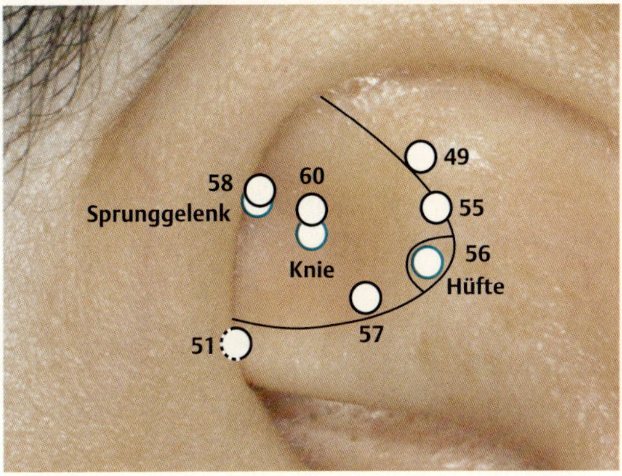

Abb. 6.8 Wichtige Akupunkturpunkte im Bereich der Fossa triangularis.

49 Kniegelenk

- **Lok.:** Mitte des Crus superius; das „französische" Knie liegt in der Mitte der Fossa triangularis; stellt eher die anatomische Projektion des Kniegelenkes dar
- **Ind.:** Schmerzen im Bereich des Knies – eher im Rahmen funktioneller Störungen

51 Vegetativum

- **Lok.:** am Schnittpunkt Crus inferius mit der Helix
- **Ind.:** wichtiger Punkt, vegetativ harmonisierende Wirkung, vegetativ ausgleichende Wirkung auf alle viszeralen Organe

55 Shen Men „Tor der Götter"

- **Lok.:** oberhalb des Winkels des Crus superius und Crus inferius, zum Crus superius hin gelegen
- **Ind.:** starke psychisch ausgleichende Wirkung, übergeordneter Punkt bei Schmerzzuständen, entzündungshemmend

Merke *Einer der wichtigsten Ohrakupunkturpunkte!*

56 Cavum pelvis (Becken)

- **Lok.:** im Teilungswinkel des Crus superius und Crus inferius
- **Ind.:** bei Schmerzen im Bereich der Beckenregion; Punkte Hüfte und Becken nach Nogier identisch mit Punkt 56

57 Hüfte

- **Lok.:** am Unterrand der Fossa triangularis, ventral des Punktes 56
- **Ind.:** Schmerzen in der Hüftregion

58 Uterus

- **Lok.:** in der Fossa triangularis, nahe der Helix
- **Ind.:** Zustand nach Uterusexstirpation, z. B. postoperative Schmerzen

Hüftgelenk

- **Lok.:** in der Spitze der Fossa triangularis am Schnittpunkt der beiden Crura
- **Ind.:** Hüftbeschwerden

Kniegelenk

- **Lok.:** in der Mitte der Fossa triangularis
- **Ind.:** Kniegelenksbeschwerden

Sprunggelenk

- **Lok.:** in der Weiterführung einer Verbindungslinie Hüftgelenk – Kniegelenk vor (in) der Helix; wird teilweise durch den Helixrand verdeckt
- **Ind.:** Schmerzen im Bereich des Sprunggelenks

Wichtige Akupunkturpunkte der aufsteigenden Helix (chinesische Nomenklatur)

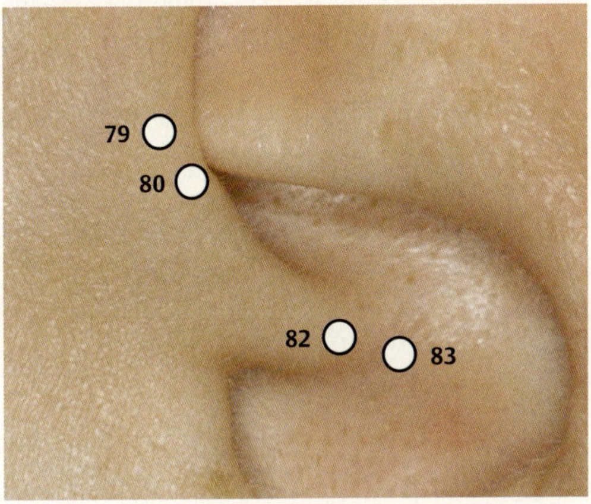

Abb. 6.9 Wichtige Akupunkturpunkte der aufsteigenden Helix (chinesische Nomenklatur).

79 Äußere Genitalien

- **Lok.:** auf der aufsteigenden Helix, in Höhe des Schnittpunktes mit dem Crus anthelicis inferius
- **Ind.:** alle Formen von Potenzstörungen, Migräne, Dysurie

80 Urethra

- **Lok.:** in Höhe des Schnittpunktes aufsteigender Helixast – Unterrand Crus inferius
- **Ind.:** Harnweginfekt, Dysurie

82 Zwerchfell

- **Lok.:** am aufsteigenden Helixast kranioventral der Helixwurzel in einem deutlich tastbaren Grübchen; entspricht von der topografischen Lage dem Nullpunkt nach Nogier
- **Ind.:** bei hämatologischen Erkrankungen, spasmolytisch wirksam

Merke *Nach Nogier **der** energetische Steuerungspunkt schlechthin!*

83 Verzweigungspunkt

- **Lok.:** am Beginn des Crus helicis
- **Ind.:** bei den Chinesen keine wesentliche Bedeutung. Nach Nogier Endpunkt des Plexus solaris (Punkt der Beklommenheit)

Merke *Der Punkt wird häufig bei Angstzuständen genadelt (auch „Angstpunkt 2“ genannt).*

Projektionszonen der inneren Organe (chinesische Nomenklatur)

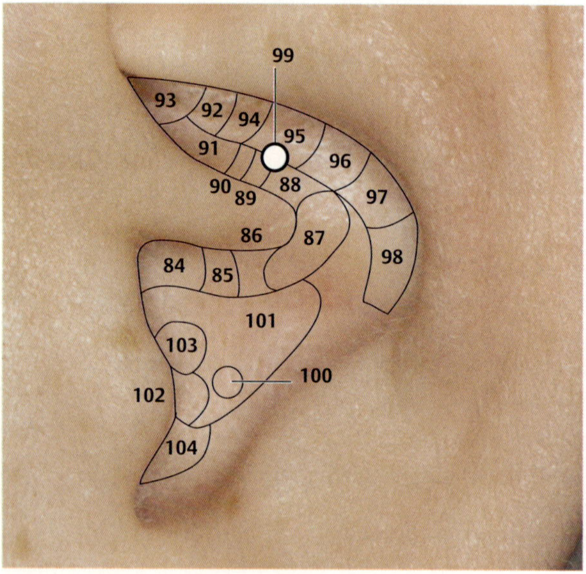

Abb. 6.10 Projektionszonen der inneren Organe (chinesische Nomenklatur).

84 Mund

- **Lok.:** oberer Teil der Incisura supratragica
- **Ind.:** Trigeminusneuralgie, Stomatitis

85 Ösophagus

- **Lok.:** unterhalb der Mitte der aufsteigenden Helixwurzel
- **Ind.:** Beschwerden im Bereich des Ösophagus

86 Kardia

- **Lok.:** lateral der Zone 85 (Ösophagus)
- **Ind.:** Magenbeschwerden, Reflux

87 Magen

- **Lok.:** um den Helixfuß
- **Ind.:** Magenbeschwerden, Gastritis, Ulzera, Übelkeit, Erbrechen

88 Duodenum

- **Lok.:** Hemiconcha superius, oberhalb des Helixfußes
- **Ind.:** gastrointestinale Beschwerden

89 Jejunum/Ileum

- **Lok.:** im Cavum conchae superius, anschließend an die Zone Duodenum
- **Ind.:** gastrointestinale Beschwerden

90 Appendix

- **Lok.:** ventral anschließend an die Zone 89
- **Ind.:** lymphatisch wirksamer Punkt

91 Colon

- **Lok.:** in der Hemiconcha superius gegenüber der Zone 94
- **Ind.:** gastrointestinale Beschwerden, Meteorismus, Obstipation, Diarrhö

92 Blase

- **Lok.:** kranial von Punkt 91
- **Ind.:** Erkrankungen des Urogenitaltraktes, Dysurie, Inkontinenz

93 Prostata

- **Lok.:** auf dem Boden des Cavum conchae superius im Winkel aufsteigende Helix – Crus anthelicis inferius
- **Ind.:** Erkrankungen der Prostata, Dysurie, Potenzstörungen

94 Ureter

- **Lok.:** lateral Punkt 92
- **Ind.:** Dysurie

Merke *Wird oft in Kombination mit Punkt 95 verwendet.*

95 Niere

- **Lok.:** in der Mitte des kranialen Anteils der Hemiconcha superius
- **Ind.:** sowohl bei Erkrankungen des Urogenitaltraktes als auch bei Gelenkerkrankungen, Menstruationsbeschwerden, Migräne, Schlafstörungen, funktionellen Beschwerden und Erkrankungen des Ohres; Suchttherapie

Merke *Einer der wichtigsten Punkte in der Ohrakupunktur!*

96 Pankreas und Gallenblase

- **Lok.:** neben Punkt 95
  - nach chinesischer Lokalisation projiziert sich die Gallenblase im rechten Ohr und das Pankreas im linken Ohr
  - nach Nogier projiziert sich der Pankreaskopf zusätzlich im rechten Ohr, Corpus und Kauda des Pankreas dagegen im linken Ohr
- **Ind.:** Cholezystopathien, Verdauungsbeschwerden

97 Leber

- **Lok.:** Übergang Cavum conchae inferius/superius, lateral des Magenareals, anthelixnah
  - im rechten Ohr projiziert sich die Leber in den Arealen 97 und 98
  - im linken Ohr liegt die Projektion im Areal 97
- **Ind.:** gastrointestinale Erkrankungen, hämatologische Erkrankungen, Hauterkrankungen, Augenerkrankungen

Merke *Wichtiger Punkt im Rahmen der Suchtbehandlung.*

98 Milz

- **Lok.:** kaudal der Zone 97, im Cavum conchae inferius, anthelixnah
  - im rechten Ohr projiziert sich die Leber in den Arealen 97 und 98
  - im linken Ohr liegt die Projektion im Areal 97
- **Ind.:** Verdauungsbeschwerden, hämatologische Erkrankungen

99 Aszites

- **Lok.:** zwischen den Punkten 88, 89 und 95
- **Ind.:** unterstützende Wirkung bei Lebererkrankungen

100 Herz

- **Lok.:** in der Mitte der Concha inferius
- **Ind.:** psychovegetative Fehlregulation, Hypertonus, Hypotonus, Schlafstörungen, Angstzustände, Herzbeschwerden, Depressionen

101 Lunge

- **Lok.:** um die Zone 100 herum
- **Ind.:** Erkrankungen des Respirationstraktes, Hauterkrankungen; im Rahmen der Suchtbehandlung, speziell der Raucherentwöhnung

102 Bronchus

- **Lok.:** medial des Lungenareals zum Meatus externus
- **Ind.:** Erkrankungen des Respirationstraktes

103 Trachea

- **Lok.:** oberhalb des Areals 102
- **Ind.:** Erkrankungen des Respirationstraktes

104 Dreifacher Erwärmer

- **Lok.:** unterhalb von Zone 102
- **Ind.:** unterstützend wirksam bei hormonellen Erkrankungen

6.3.5 Behandlungskonzepte

Es gibt prinzipiell mehrere Möglichkeiten. Allen gemein ist, dass nur Punkte genadelt werden, die nach Untersuchung der Ohrmuschel über die Reagibilitätsprüfung gefunden werden.

- Pragmatischer Zugang:
  - Hierbei werden Punkte des entsprechend gestörten Areals genadelt, z. B. bei Kniegelenksbeschwerden das Areal des Knies.
- Zugang, der die Prinzipien der Chinesischen Medizin berücksichtigt:
  - So wird z. B. beim Kopfschmerz infolge einer Schleimerkrankung das Milzareal genadelt, da der Erkrankung nach chinesischen Überlegungen eine Schwäche der Milz zugrunde liegt.
- Zugang, der den schulmedizinisch-westlichen pathophysiologischen Theorien entspringt:
  - So wird z. B. eine allergische Erkrankung über das ACTH-Areal oder das Areal Nebenniere zur Einflussnahme auf den Glukokortikoidstoffwechsel oder zur Förderung der adrenergen Hormonwirkung genadelt.

6.4 Schädelakupunktur nach Yamamoto (YNSA)

In den 70er-Jahren entwickelte der japanische Arzt Dr. Toshikatsu Yamamoto (geb. 1929) aufgrund seiner Beobachtungen ein neues Somatotop im Bereich des Schädels, die sogenannte Yamamoto New Scalp Acupuncture (YNSA). Die von ihm entwickelte YSNA-Methode wird vor allem bei Schmerzerkrankungen und neurologischen Erkrankungen eingesetzt. Ausgehend von der japanischen Bauchdiagnostik (*fukushin*), bei der entsprechende Projektionsareale für die 12 Leitbahnen beschrieben werden, und der von ihm neu entwickelten Halsdiagnostik, konnte er einen direkten Bezug zu dem von ihm neu gefundenen Mikrosystem herstellen. Dabei beobachtete Yamamoto, dass bei der Bauchdeckendiagnostik gefundene Quellungen bzw. Indurationen durch die korrekte Nadelung der von ihm neu beschriebenen Akupunkturpunkte am Schädel sofort aufgelöst werden konnten.

6.4.1 Basis- und Ypsilonpunkte

Basispunkte

Yamamoto unterscheidet Basispunkte und Ypsilonpunkte. Die Basispunkte (s. **Abb. 6.11** u. **Abb. 6.12**) projizieren sich im frontalen und okzipitalen Kopfbereich.

Im frontalen Kopfbereich der Stirn werden Projektionszonen für den Bewegungsapparat beschrieben. Des Weiteren finden sich Projektionszonen für die Sinnesorgane und die sogenannten Brainpoints. Diese finden überwiegend Anwendung bei der Behandlung von Erkrankungen im Bereich des Gehirns wie bei Folgezuständen nach Hirninfarkt.

Sollte die Behandlung über die frontalen Basispunkte nicht zum gewünschten Erfolg führen, besteht die Möglichkeit der Therapie über die okzipitalen Projektionsareale der Basispunkte.

Die Therapie über die Basispunkte erfolgt entsprechend dem Untersuchungsbefund. Hierbei wird der maximale Triggerpunkt in einer Zone genadelt. Zum Beispiel beim Kopfschmerz die Nadelung des aktivsten

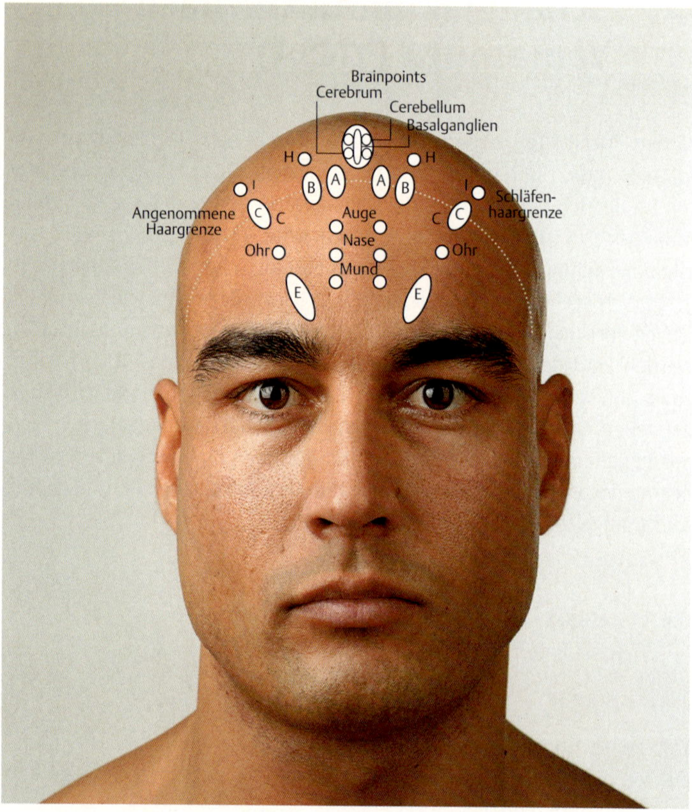

Abb. 6.11 Frontale Basispunkte.

Triggerpunktes in der Zone A, beim Schulterschmerz die Nadelung des aktivsten Triggerpunktes in der Zone C usw.

Die Basispunkte stellen ein anatomisches Somatotop dar. Die Auswahl der zu therapierenden Zonen erfolgt nach anatomischer Lokalisation der Beschwerden.

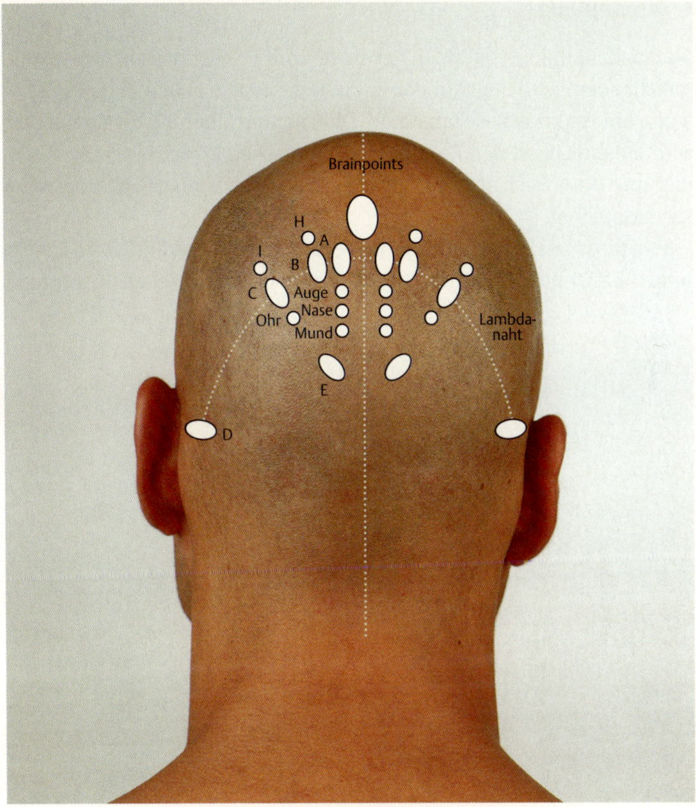

Abb. 6.12 Okzipitale Basispunkte.

Ypsilonpunkte

Die Ypsilonpunkte (s. **Abb. 6.13**) stellen die Projektionszonen der entsprechenden Leitbahnen in der Chinesischen Medizin dar. Sie repräsentieren ein funktionales Somatotop. Die Therapie über die Ypsilonpunkte wird entsprechend den Regeln der Chinesischen Medizin durchgeführt. Hierüber lassen sich aber auch durchaus komplexe innere Störungsmuster therapieren.

Bei Störungen im Bereich des Bewegungsapparates können zusätzlich zu den Basispunkten die Ypsilonpunkte zur Therapie genadelt werden.

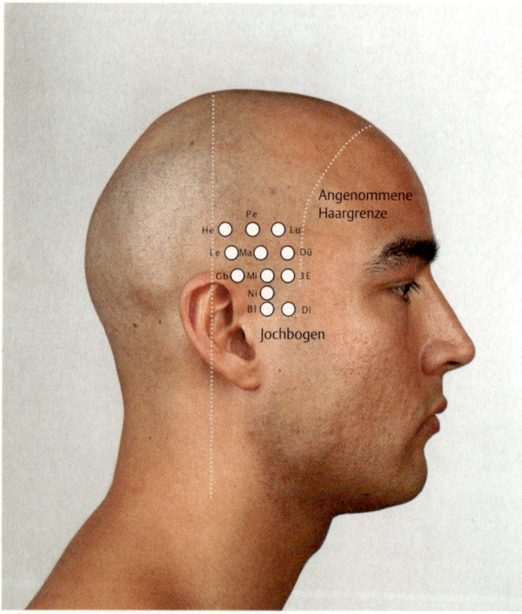

Abb. 6.13 Ypsilonpunkte als funktionales Somatotop.

Behandlungskonzepte

Teil 3

7 Behandlungskonzepte

Das Kapitel Behandlungskonzepte ist gegliedert nach westlichen Indikationen. Der typische Behandlungsplan nach Lokalpunkt, Fernpunkt in der Achse und symptomatischen Punkten ist die Gliederungsgrundlage. Es wird unterschieden in akutes und chronisches Stadium, und bei den chronischen Erkrankungen werden die Punkte zur Behandlung der Disharmonie angefügt. Häufige Disharmoniemuster werden im Anschluss mit Behandlungskonzepten dargestellt. Zuletzt werden mögliche ergänzende Techniken aus dem Bereich der Chinesischen Medizin, der Mikrosystemakupunktur und des Akutapings berücksichtigt.

Es hat sich bewährt, bei der Behandlung einem festen Schema zu folgen, um eine chinesische Syndromdiagnose zu Beginn der Behandlung zu stellen und so begründet zu einem Nadeltherapiekonzept zu kommen.

Die **Anamnese** kann sich anhand der acht diagnostischen Kriterien (Ba Gang) orientieren. Ziel ist es, sich einen Eindruck über den energetischen Gesamtzustand des Körpers zu verschaffen, äußere und innere pathogene Faktoren (s. Kap. 4.11.2) zu erkennen und auf Symptome zu achten, die hinweisend sind für bestimmte Wandlungsphasen. So weisen Verdauungsstörungen auf die Wandlungsphase Erde oder Symptome der Atemorgane auf die Wandlungsphase Metall hin. Die Lokalisation von Beschwerden wird schon in der Anamnese erfolgen und in der Untersuchung präzisiert werden.

Dabei kann es hilfreich sein, wenn der Patient an einem Akupunkturmodell die betroffenen, schmerzenden Bereiche zeigt. Anhand dieser Angaben kann der Therapeut eine erste Zuordnung zu betroffenen Leitbahnen und möglichen Akupunkturpunkten treffen.

Nach der Anamnese sollte klar sein, ob eine ausreichende schulmedizinische Abklärung des Krankheitsbildes stattgefunden hat oder diese aus forensischen Gründen noch ergänzt werden muss. **Eine schulmedizinische Abklärung hilft jedoch nicht bei der Wahl der Punkte, sondern nur die Ergebnisse aus Anamnese und Untersuchung und Disharmonie.**

Untersuchung Nach der Untersuchung sollte der Therapeut einen Eindruck der Veränderungen der tastbaren Strukturen haben. Wo sind muskuläre Veränderungen im Vergleich zur Gegenseite? Welche Akupunkturpunkte liegen in diesem Bereich und welche sind druckdolent?

Gibt es Hitze, Kälte, Schwellung an Gelenken oder Muskeln? Bewegungseinschränkungen z. B. auch durch Schmerzen? Die Befunde sollten jetzt einer Leitbahn zuzuordnen und das punctum maximum (p.m.) des Schmerzes bekannt sein.

Zungen- und Pulsdiagnostik sollten jetzt durchgeführt werden, wenn dies nicht schon während der Anamnese geschehen ist. Mit den vorliegenden Ergebnissen sollte bei chronischen Beschwerden eine Disharmonie zu erkennen sein und damit auch die Behandlung feststehen.

Folgende Punktkategorien werden im Behandlungsteil unterschieden:

Lokalpunkte Hierbei handelt es sich oftmals um druckdolente Akupunkturpunkte, die bei der Untersuchung festgestellt wurden. Diese sind unabhängig von der Leitbahnzuordnung der Erkrankung. Sie werden bei jeder Behandlung neu untersucht. Tendenziell nimmt bei Besserung der Grundbeschwerden auch die Druckschmerzhaftigkeit der Lokalpunkte im Verlauf einer Akupunktur-Serie ab.

- Zusätzlich kann es druckdolente Punkte geben, die keine Akupunkturpunkte sind **(Ashi)**. Diese können auch in die Behandlung einbezogen werden.

Fernpunkte sind im Prinzip alle Punkte, die nicht nahe am Geschehen liegen.

- **Achsen-Fernpunkte** sind die vier Punkte der betroffenen Leitbahn und in der korrespondierenden Leitbahnachse (oben, unten, Kopplung der Yang- oder Yin-Achsen, z. B. Di, Ma). Diese Punkte liegen distal des Ellenbogen- und Kniegelenkspaltes. Sie bleiben im Rahmen eines Therapiekonzeptes gleich.

Symptomatische Punkte sind Punkte, die bestimmte Symptome behandeln, wie z. B. Schmerz, aber auch die Punkte zur Behandlung der pathogenen Faktoren. Hier finden auch Meisterpunkte, Öffnungspunkte der außerordentlichen Leitbahnen und regionale Fernpunkte ihre Berücksichtigung. Die symptomatischen Punkte variieren wie die Symptome über einen Behandlungszyklus.

Punkte zur Behandlung einer Disharmonie Auch dies sind Fernpunkte. Sie finden nur bei chronischen Störungen auf der Organebene Anwendung. Es sind Punkte aus der Gruppe der Steuerungspunkte (s. Kap. 4.8.4) mit einer tonisierenden Wirkung auf Organe oder Funktionen, z. B. Shu- oder Yuan-Punkte, die meist in Kombination behandelt werden. Diese Punkte bleiben über einen Behandlungszyklus gleich.

Der nun feststehende Behandlungsplan sollte dokumentiert werden. Gegebenenfalls sollte hierzu der Qualitätsbogen der KV genutzt werden.

Erklärung: **MP = Meisterpunkt, OP = Ohrpunkt, WT = Wärmetherapie, ÖP = Öffnungspunkt**

7.1 Schmerzen

Die Grundlagen der Schmerzakupunktur werden ausführlich in Kapitel 4.12 dargestellt.

7.1.1 Erkrankungen des Bewegungsapparates

In der Praxis überwiegen die chronischen Erkrankungen des Bewegungsapparates. Die Beschäftigung mit der Disharmonie ist essenziell für einen langfristigen Behandlungserfolg. In Abstufung nach Häufigkeit sind folgende Wandlungsphasen betroffen: Wasser, Erde, Holz.

Wasser – Nieren-Yang- und -Yin-Leere

Kennzeichen Nieren Yang-Leere

- Nieren-Yang-Leere ist häufiger als die Yin-Leere.
- Zeichen der Yang-Leere sind Frösteln, Kälte/Schwäche in LWS und Extremitäten, reichlich klarer Urin; Zunge: blass, geringer weißer Belag; Puls: tief, schwach

Punkte

- Ni 3 (Yuan), Bl 23 (Shu), LG 4 (Ming Men), WT auf Ni 3, LG 4, Bl 23, KG 6 und KG 8 (allgemein Tonisierungspunkt), Ni 7 (Tonisierungspunkt Ni)

Kennzeichen Nieren-Yin-Leere

- Nieren-Yin-Leere: Hitze der fünf Herzen (Handflächen, Fußsohlen, Dekolleté), aber ausgeprägte Schwäche, Blässe, Anämie

Punkte

- Ni 3 (Yuan), Bl 23 (Shu), LG 4 (Ming Men), WT auf Ni 3, LG 4, Ni 7 (Tonisierungspunkt), chinesische Phytotherapie ist hier sehr hilfreich!

Erde – Milz-Qi – oder Milz-Yang-Mangel

Kennzeichen

- mit Kältezeichen
- Verdauungsstörungen mit Meteorismus, wechselnde Stühle, Adipositas, teigige, ödematöse Haut, kalte Gelenkergüsse, Varizen

Punkte

- Mi 3 (Yuan), Bl 20 (Shu), Mi 6 (Gruppen-Lou, Yin am Bein), Mi 4 (ÖP Chong Mai), bei gynäkologischen Symptomen zusätzlich (Menopause), Le 13 (MP Zang-Organe), KG 12 (MP Fu-Organe)

Holz

Kennzeichen

- junge athletische Patienten mit ausgeprägter, aber sehr verspannter Muskulatur, Frustration, Reizbarkeit; Zunge: rot-violett, dünner weißer Belag; Puls: gespannt, saitenförmig
- Leber-Qi-Stagnation bei Frauen oft mit PMS

Punkte

- Di 4, Le 3 (Vier Tore), LG 20, bei Leber-Wind Gb 34, Le 14 (Mu der Leber), Pe 6 befreit von Thoraxbeklemmung

Symptomatische Punkte bei Schmerzbehandlung

- Schmerzpunkte: Di 4, Ma 44 (ventral), Dü 3 (dorsal)
- Wind-Punkte: Gb 20, Gb 31, Bl 40
- Meisterpunkt der Knochen: Bl 11
- Treffpunkt aller Yang-Leitbahnen: LG 14
- Meisterpunkt der Muskeln und Sehnen: Gb 34
- Sedierende Punkte: He 7, Bl 62
- Öffnungspunkte der außerordentlichen Leitbahnen:
  - Konzeptionsgefäß (frontal): Lu 7
  - Lenkergefäß (dorsal): Dü 3
- OP nach Projektionsareal des Schmerzes, OP 55 Shen Men, OP 26 a Thalamus

HWS-Syndrom

Kennzeichen

Es werden zwei Typen nach ihrer Ausstrahlung unterschieden:
- Der **laterale Typ** zeigt Beschwerden mit Ausstrahlung über Schulter in den Arm bis ggf. zu den Fingern. Beschwerden werden bei Kopfdrehung („Nein") verstärkt. Betroffen ist die Shao-Yang-Achse (3E, Gb).
- Beim **dorsalen Typ** strahlen die Beschwerden oft entlang der Blasenleitbahn den Rücken herunter. Das Nicken („Ja") verursacht mehr Beschwerden. Betroffen ist die Yang-Ming-Achse (Dü, Bl).

Punkte

- Lokalpunkte: Bl 10 – 13, Dü 11 – 14, Gb 20 – 21, LG 14 – 16
- Achsen-Fernpunkte:
  - dorsaler Typ: Dü 3, Bl 60
  - lateraler Typ: 3E 5, Gb 39
- Symptomatische Punkte (s. S. 266), Ex-KH 15
- Punkte nach Disharmonie
- zusätzlich:
  - am lokalen p.m. Schröpfen statt Nadel
  - Elektrostimulation an Nadeln
  - WT an Myogelosen oder zur Behandlung der Disharmonie
  - Akutape HWS

- OP 37 HWS, OP 26 a Thalamus, OP 55 Shen Men, OP Kiefergelenk, psychotrope Punkte (z. B. Antiaggressionspunkt, Vegetativum I)

BWS-Syndrom

Punkte

- Lokalpunkte auf der Blasen-Leitbahn, innerer Ast Bl 13 – 18, äußerer Ast Bl 41 – 47
- Achsen-Fernpunkte: Dü 3, Bl 60
- Symptomatische Punkte (s. S. 266)
- Punkte nach Disharmonie
- zusätzlich:
  - am lokalen p. m. Schröpfen statt Nadel
  - Elektrostimulation an Nadeln
  - WT an Myogelosen oder zur Behandlung der Disharmonie
  - Akutape BWS
  - OP 39 BWS, OP 26 a Thalamus, OP 55 Shen Men, psychotrope Punkte (z. B. Antiaggressionspunkt, Vegetativum I)

LWS-Syndrom, Lumbago

Kennzeichen

Die Beschwerden werden auch nach ihrer Ausstrahlung unterschieden:

- Die typischen LWS-Beschwerden strahlen oft im Verlauf der Blasen-Leitbahn aus.
- S 1- und Iliosakralgelenk-Beschwerden strahlen eher nach lateral entlang der Gallenblasen-Leitbahn aus.

Punkte

- Lokalpunkte auf der Blasen-Leitbahn, innerer Ast Bl 23 – 36, äußerer Ast Bl 51 – 54 Gb 30, 31
- Achsen-Fernpunkte:
  - dorsal (Dü, Bl): Dü 3, Bl 40
  - lateral (3E, Gb): 3E 5, Gb 34
- Symptomatische Punkte (s. S. 266), Ex-R 2, Ex-R 8, Ex-AH 7
- Punkte nach Disharmonie

- zusätzlich:
  - am lokalen p.m. Schröpfen statt Nadel
  - Elektrostimulation an Nadeln
  - WT an Myogelosen oder zur Behandlung der Disharmonie
  - Akutape LWS, ISG
  - OP 40 LWS, OP ISG-Gelenk, OP 26 a Thalamus, OP 55 Shen Men, OP 29 Polster, OP 29 b Point de Jérôme, psychotrope Punkte (z. B. Antiaggressionspunkt, Vegetativum I)

Schulterschmerzen

Punkte

- Lokalpunkte: Di 14, Di 15, 3E 14, 3E 15, Dü 9, 10, Gb 21, Lu 1, Lu 2
- **Achsen-Fernpunkte:**
  - ventral (Di, Ma) Anteversion schmerzhaft: Di 4, Ma 38
  - dorsal (Dü, Bl) Retroversion schmerzhaft: Dü 3, Bl 60
  - lateral (3E, Gb) Abduktion schmerzhaft: 3E 5, Gb 39
- Symptomatische Punkte (s. S. 266)
- Punkte nach Disharmonie
- zusätzlich:
  - am lokalen p.m. Schröpfen statt Nadel
  - Elektrostimulation an Nadeln
  - Wärmetherapie an Myogelosen oder zur Behandlung der Disharmonie
  - Akutape Schulter
  - OP 37 HWS, OP 39 BWS, OP 65 Schulter, OP 26 a Thalamus, OP 55 Shen Men, psychotrope Punkte (z. B. Antiaggressionspunkt, Vegetativum I)

Eine besonders wirksame Behandlungsform ist die initial alleinige, beidseitige, stark sedierende Behandlung von Ma 38. Hierzu sitzt der Patient auf der Liege, die Knie liegen auf der Halbrolle. Während der sedierenden manuellen Stimulation des Therapeuten an Ma 38 bewegt der Patient seine Schulter (ggf. unterstützt durch Personal) die eine zunehmend größere Bewegungsfreiheit erreichen sollte. Nach dieser ersten Therapie erfolgt eine typische Nadelbehandlung nach oben genannten Regeln unter Belassung der Nadeln in Ma 38.

Epicondylopathie

- Lokalpunkte: He 3, Pe 3, Di 10, Di 11, Di 14, Lu 5
- Achsen-Fernpunkte:
  - Epicondylitis lateralis (Di, Ma): Di 10, Ma 36
  - Epicondylitis medialis (He, Ni): He 5, Ni 7
- Symptomatische Punkte (s. S. 266), Ashi-Punkt am Fibulaköpfchen beim lateralen Typ
- Punkte nach Disharmonie
- zusätzlich:
  - Elektrostimulation an Nadeln
  - WT an Myogelosen oder zur Behandlung der Disharmonie
  - Akutape medialer oder lateraler Ellbogen
  - OP 37 HWS, OP 39 BWS, OP 66 Ellbogen, OP 26 a Thalamus, OP 55 - Shen Men, psychotrope Punkte (z. B. Antiaggressionspunkt, Vegetativum I)

Schmerzen im Bereich des Handgelenkes

- Lokalpunkte: Pe 6, Pe 7, He 7, Di 4, 3E 4, Di 5, Lu 7, Lu 9
- Bei Beschwerden distal des Ellbogen- und Kniegelenkes gibt es keine Achsen-Fernpunkte im klassischen Sinn, da die Beschwerden im Bereich dieser Fernpunkte liegen.
- Symptomatische Punkte (s. S. 266), Ex-AH 9
- Punkte nach Disharmonie
- zusätzlich:
  - am lokalen p.m. Schröpfen statt Nadel
  - Elektrostimulation an Nadeln
  - WT an Myogelosen oder zur Behandlung der Disharmonie
  - OP 37 HWS, OP 39 BWS, OP Handgelenk, OP 26 a Thalamus, OP 55 Shen Men, psychotrope Punkte (z. B. Antiaggressionspunkt, Vegetativum I)

Rhizarthrose

- Lokalpunkte: Di 4, Di 5, Lu 10, 3E 5, 3E 4, Lu 11, Di 1
- Symptomatische Punkte (s. S. 266), Ex-AH 9
- Punkte nach Disharmonie
- zusätzlich:
  - Elektrostimulation an Nadeln
  - WT an Myogelosen oder zur Behandlung der Disharmonie

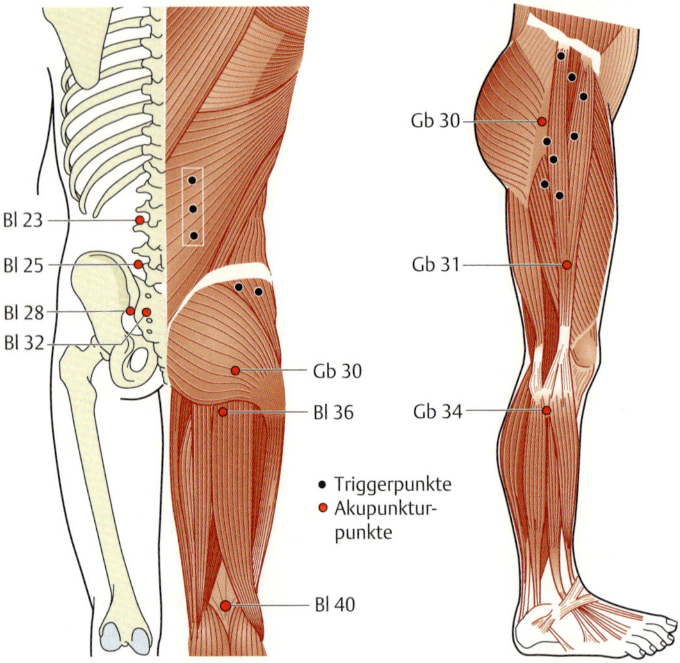

Abb. 7.1 Behandlungspunkte bei Hüftgelenksarthrose.

- OP 37 HWS, OP 39 BWS, OP Handgelenk, OP Daumen, OP 26 a Thalamus, OP 55 Shen Men, psychotrope Punkte (z. B. Antiaggressionspunkt, Vegetativum I)

Coxalgie

Zur Behandlung der Coxalgie werden nahe liegende Punkte der Gallenblasenleitbahn und die lokalen Triggerpunkte (s. Abb. 7.1) im Sinne des dry needlings sowie die regionalen Ohrpunkte genutzt.

- Lokalpunkte: Gb 30, Gb 31, Bl 36 + lokale Triggerpunkte
- Achsen-Fernpunkte:
  - lateral (3E, Gb): 3E 5, Gb 34

- Symptomatische Punkte (s. S. 266)
- Punkte nach Disharmonie
- zusätzlich:
  - am lokalen p.m. Schröpfen statt Nadel
  - Elektrostimulation an Nadeln
  - WT an Myogelosen oder zur Behandlung der Disharmonie
  - Akutape Hüftgelenk
  - OP 40 LWS, OP ISG-Gelenk, OP 57 Hüfte, OP 49 Kniegelenk, OP 26 a Thalamus, OP 55 Shen Men, psychotrope Punkte (z. B. Antiaggressionspunkt, Vegetativum I)

Gonalgie

- Lokalpunkte: Mi 9, Mi 10, Ma 36, Ma 35, Ex-BF 2, Ex-BF 4, Le 8, Gb 34, Bl 40
- Achsen-Fernpunkte:
  - lateral (Di, Ma): Di 10, Ma 36
  - medial (Mi, Lu): Mi 9, Lu 5
- Symptomatische Punkte (s. S. 266)
- Punkte nach Disharmonie
- zusätzlich:
  - Elektrostimulation an Nadeln
  - WT an Myogelosen oder zur Behandlung der Disharmonie
  - Akutape Knie, ggf. Ergusstape
  - OP 40 LWS, OP ISG-Gelenk, OP 49 Kniegelenk OP 26 a Thalamus, OP 55 Shen Men, psychotrope Punkte (z. B. Antiaggressionspunkt, Vegetativum I)

Achillodynie

- Lokalpunkte: Ni 3, Ni 4, Ni 5, Ni 7, Bl 60, Bl 62, Bl 58, Bl 57
- Bei Beschwerden distal des Ellbogen- und Kniegelenkes gibt es keine Achsen-Fernpunkte im klassischen Sinn, da die Beschwerden im Bereich dieser Fernpunkte liegen.
- Symptomatische Punkte (s. S. 266)
- Punkte nach Disharmonie

- zusätzlich:
  - Elektrostimulation an Nadeln
  - WT an Myogelosen oder zur Behandlung der Disharmonie
  - Akutape Achillessehne
  - OP 40 LWS, OP ISG-Gelenk, OP 49 Kniegelenk, OP Sprunggelenk, OP Achillessehne, OP 47 Ferse, OP 26 a Thalamus, OP 55 Shen Men, psychotrope Punkte (z. B. Antiaggressionspunkt, Vegetativum I)

Metatarsalgie

- Lokalpunkte: Ma 41, Ma 43, Ma 44, Gb 41, Gb 43, Le 2, Le 3, Ex-BF 10, Ni 1
- Symptomatische Punkte (s. S. 266)
- Punkte nach Disharmonie
- zusätzlich:
  - Elektrostimulation an Nadeln
  - WT an Myogelosen oder zur Behandlung der Disharmonie
  - OP 40 LWS, OP ISG-Gelenk, OP 49 Kniegelenk, OP Sprunggelenk, OP 47 Ferse, OP 26 a Thalamus, OP 55 Shen Men, psychotrope Punkte (z. B. Antiaggressionspunkt, Vegetativum I)

7.1.2 Erkrankungen des Kopfes

Zephalgien (Spannungskopfschmerzen, Migräne)

Am Kopf unterscheidet man die Schmerzen nach den vier Lokalisationen:

- lateral (3E, Gb): Achsen-Fernpunkte 3E 3, Gb 41
- dorsal (Dü, Bl): Achsen-Fernpunkte Dü 3, Bl 62
- frontral (Di, Ma): Achsen-Fernpunkte Di 4, Ma 44
- Scheitelkopfschmerz: Achsen-Fernpunkte Le 3, LG 20

Im Folgenden werden die Behandlungskonzepte für häufige Syndrome dargestellt.

Aufsteigendes Leber-Yang

Kennzeichen

- Hypertonie oft mit typischer Facies, gerötete Augen
- Schlafstörungen
- Kopfschmerz unter der Schädeldecke, **Cave**: mehr Schmerz durch initiale Behandlung von LG 20 möglich
- Zunge: rot mit betonten roten Rändern
- Puls: gespannt schnell

Punkte

- Di 4/Le 3 (Vier Tore) harmonisieren die Leber
- Le 2 (Sedierungspunkt Leber)
- Pe 6 bewegt Leber-Yang nach unten
- Gb 34 bei Leber-Wind

Aufsteigende Magen-Fülle mit Milz-Qi-Leere

Kennzeichen

- Sodbrennen, Brennen im Epigastrium
- Verdauungsstörungen mit Meteorismus
- Zunge: mit geröteter Mittelfurche

Punkte

- KG 12, Bl 21 (Mu des Magens)
- Pe 6, He 7 harmonisieren den mittleren San Jiao
- Mi 3 (Yuan Milz)
- Ma 36 harmonisiert den Magen

„Schleim benebelt die Sinne“ mit Mi-Qi-Leere

Kennzeichen

- schwerer, benebelter Kopf mit Konzentrationsstörungen
- Schwindel, dumpfe Kopfschmerzen
- Zunge: rot, dicker, schleimiger Belag
- Puls: kräftig gespannt

Punkte

- Ma 40 löst Schleim
- Mi 9 eliminiert Feuchtigkeit
- Di 4, Di 11 eliminieren Hitze
- Ma 36 bewegt Qi, aktiviert Yang
- OP 37 HWS, OP 26 a Thalamus, OP 55 Shen Men, OP 22 Endokrinium, OP Kiefergelenk, OP Antiaggressionspunkt, OP 51 Vegetativum I

Kopfschmerz, Stirnkopfschmerz

(Yang-Ming-Achse Ma–Di, oft auch Gesichtsschmerz)

- Lokalpunkte: Ma 2 – 8, Di 20, Dü 18, Ex-KH 3, Ex-KH 5, LG 24, Gb 14
- Achsen-Fernpunkte: Di 4, Ma 44
- (OP s. Migräne), OP 33 Os frontale

Okzipital-Kopfschmerz

(Tai-Yang-Achse Dü–Bl, oft aus der HWS aufsteigend)

- Lokalpunkte: Bl 10 – 15, Bl 2, Gb 20, LG 14 – 20
- Achsen-Fernpunkte: Dü 3 Bl 62
- (OP s. Migräne), OP 29 Os occipitale

Lateraler Kopfschmerz

(Shao-Yang-Achse 3E–Gb)

- Lokalpunkte: 3E 20 – 23, Gb 1 – 20, Tai Yang (Ex-KH 5), Ma 8
- Achsen-Fernpunkte: 3E 3, Gb 41
- (OP s. Migräne), OP 35 Os temporale

Trigeminusneuralgie

Beachte *Bei akuten Neuralgien des Gesichtes führt die gleichseitige Behandlung lokaler Punkte zur deutlichen Schmerzverstärkung. Daher werden bei dieser Indikation die Lokalpunkte nur kontralateral auf der nicht betroffenen Gesichtshälfte behandelt und kein Reizstrom angewandt.*

- Lokalpunkte:
  - Stirn-Ast Di 4, LG 20, Le 3, Gb 14, Tai Yang (Ex-KH 5), Bl 2
  - Oberkiefer-Ast Di 4, LG 20, Di 20, Ma 3, Dü 18, Le 3

- Unterkiefer-Ast Di 4, LG 20, Le 3, Ma 4, Ma 5, Ma 6, KG 22
- Achsen-Fernpunkte: Di 4, Ma 44, OP 37 HWS, OP Trigeminuszone, OP 11 Wange, OP Kiefergelenk, OP 33 Os frontale, psychotrope Punkte (z. B. Antiaggressionspunkt, Vegetativum I)

Kiefergelenksbeschwerden

Kennzeichen

Die Beschwerden: oft Muskelverspannungen der Kaumuskulatur, manchmal gleichzeitig mit Tinnitus und Bruxismus.

Punkte

- Lokalpunkte: Ma 7, Dü 19, Gb 2, 3E 21, Dü 18
- Achsen-Fernpunkte: 3E 21, GB 41
- Symptomatische Punkte Kiefer:
  - Analgetische Punkte: Di 4, Ma 44
  - Windstörungen: Gb 20, Bl 40, LG 16
  - Gb 34 (MP Sehnen, Muskeln)
- Punkte nach Disharmonie
- zusätzlich:
  - Entspannungstechniken (Jacobson)
  - Akutape, ggf. HWS-Tape
  - OP 37 HWS, OP Kiefergelenk, OP 55 Shen Men, OP Antiaggressionspunkt

7.2 Erkrankungen des Immunsystems/ Infektanfälligkeit

Die Wandlungsphase Metall spielt eine wichtige Rolle bei den chronischen Störungen wie Asthma oder COPD. Zusätzlich von Bedeutung sind äußere pathogene Faktoren für die Krankheitsverläufe. Erfahrungsgemäß kommen nur selten Patienten mit akuten fieberhaften Infekten zur Akupunkturbehandlung, weshalb hier der Schwerpunkt auf die chronischen Infekte und die Störungen des Immunsystems gelegt wird.

Leichte Infekte können oft mitbehandelt werden, wenn der Patient wegen anderer Indikationen behandelt wird.

7.2.1 Akute Infekte der oberen Luftwege

Kennzeichen

Äußere pathogene Faktoren (meist Kälte und Feuchtigkeit); Invasion in die Lunge

Lokalpunkte

- Bl 2, Gb 14, Ex-KH 3, Ex-KH 5, Di 20, Ma 3, Dü 18
- Dü 17 Hals, Rachen
- OP 14 äußere Nase, OP 16 innere Nase, OP 101 Lunge

Symptomatische Punkte

- Analgetische Punkte: Di 4, Ma 44
- Windstörungen: Gb 20, Bl 40, LG 16
- Wind und Feuchtigkeit lösen: Gb 39, Mi 9
- pathogene Faktoren eliminieren: 3E 5, Lu 10
- MP der Lunge: KG 17
- Ma 40 bei übermäßiger Schleimproduktion
- OP 101 Lunge, OP ACTH, OP 55 Shen Men

Disharmonie

Da es sich hierbei um eine akute, äußere Erkrankung handelt, verursacht durch pathogene Faktoren, besteht keine Disharmonie oder Innen-Störung.

7.2.2 Chronische Erkrankungen

Wind-Kälte-Invasion in die Lunge

Kennzeichen

- starkes Frösteln (Schüttelfrost), Abneigung gegen Kälte
- Gliederschmerzen
- Zunge: weißer, dünner Belag

Punkte
- Kälte beseitigen über Bl 13 (Shu-Punkt Lunge)
- Lu 7 befreit die Körperoberfläche von Kälte
- Gb 20 vertreibt Wind

Lungen-Qi-Leere

Kennzeichen
- Müdigkeit, Erschöpfung
- spontanes Schwitzen am Tag
- Zunge: blass, dünner, weißer Belag

Punkte zur Behandlung der Disharmonie
- dorsaler Shu-Punkt und Mu-Punkt der Lunge: Bl 13 und Lu 1
- Yuan, Tonisierungspunkt Lu 9
- Qi tonisieren: Ma 36, Mi 6, KG 6

Lungen- und Milz-Qi-Mangel

Kennzeichen
- Abgeschlagenheit
- geschwollenes Gesicht und Gliedmaßen
- Völlegefühl
- Zunge: blass geschwollen, Belag weißlich, Schleim ohne Hitze-Zeichen

Punkte
- Lu 9, Bl 13 tonisieren die Lunge
- Mi 3, Ma 36 tonisieren die Milz
- Mi 9 leitet Feuchtigkeit aus, Ma 40 beseitigt Schleim
- OP 101 Lunge, OP 22 Endokrinium, OP 29 b Point de Jérôme, OP 55 Shen Men

Allergische Rhinitis und allergische Konjunktivitis

Lokalpunkte akut
- je nach Beschwerdelokalisation:
  - Auge Ex-KH 3, Bl 2, Ex-KH 5
  - Nase Di 20, Ex-KH 3, Bl 2, Ma 3, OP 16 Innere Nase
  - Gaumen Dü 17, OP 15 Pharynx

Symptomatische Punkte

- Di 4 eliminiert äußere pathogene Faktoren
- Di 11, Mi 6 imunmodulierend
- Lu 5 sedierend für Lunge
- Mi 10 Blut-Hitze
- Gb 20 Windstörung
- Mi 10 bei Blut-Hitze (akute Konjunktivitis, Rhinitis)
- Ma 40 bei Schleim

Disharmonie

Allergie ist kein einheitliches Syndrom in der Chinesischen Medizin. Im Therapieplan werden im Intervall (präsaisonal) Lunge und das Wei Qi gestärkt. Hierüber erreicht man eine Reduzierung der Beschwerden in der Saison. Bei akuten Beschwerden erfolgt eine symptomatische Therapie, wobei die äußeren pathogenen Faktoren Berücksichtigung finden: Wind vertreiben, Hitze klären, Trockenheit vertreiben.

- Bl 13 (Shu), Lu 9 (Tonisierung), KG 17 (MP Atemorgane)
- Di 11, Ma 36, Mi 6 tonisieren Dickdarm und Lungen-Qi, Abwehr-Qi
- Gb 20 vertreibt Wind
- LG 12 stärkt die Lunge und das Wei Qi
- Lu 7 reguliert Lungen-Qi, vertreibt pathogene Faktoren
- OP 13 Nebenniere, OP 22 Endokrinium, OP 78 Allergie

Allergisches Asthma bronchiale/COPD

Asthma hat keine Entsprechung in der Chinesischen Medizin, es wird nach den vorherrschenden Symptomen behandelt. Xiao Chuan „Keuchen und nach Atem ringen“ beschreibt besser die COPD; Asthma tritt nur im Zustande der akuten Infektexazerbation auf. Ziel der Akupunkturtherapie ist die langfristige Stabilisierung des Asthmas und nicht die Coupierung einer akuten Atemnotsituation. Patienten sind oft im Pubertätsalter oder junge Erwachsene.

Bei Asthma liegt meist eine kombinierte Schwäche der Yin-Organe Lunge, Milz, Niere vor. Die Triggerfaktoren, die zu akuten Verschlechterungen führen, sind äußere pathogene Faktoren oder Emotionen. Durch die Schwäche des Lungen-Qi ist das Wei Qi schwach und nicht in der Lage, äußere pathogene Faktoren (Wind, Kälte, Feuchtigkeit) abzuwehren.

Die Milz-Qi-Schwäche zeigt sich durch Ansammlung von Feuchtigkeit und ggf. Schleim. Besonders deutlich wird dies, wenn gleichzeitig Ekzeme der Neurodermitis vorliegen.

Der fehlende Austausch von Qi zwischen Lunge und Niere führt zur Nieren-Schwäche.

Behandlung bei akuten Beschwerden (Lokalpunkte)

- Ex-R 1 (Ding Chuan), KG 17 (Gb 21, Lu 1 korrekte Nadellage beachten!), Pe 6, OP 31 Asthma
- Lu 10, Lu 5 bei Hitzezeichen
- Ma 40 bei Schleim

Behandlung bei akuten Beschwerden:

- Ex-B 1, KG 17, OP 31 Asthma

Disharmonie

Auch allergisches Asthma stellt kein einheitliches Krankheitsbild dar. Die Akupunkturtherapie hat hauptsächlich das Ziel, Anfallshäufigkeit und -stärke zu reduzieren. Dies kann gut mit der Behandlung einer Pollinose kombiniert werden.

Kennzeichen der intermittierenden Form

Bei intermittierenden Formen mit Zeiten von Beschwerdefreiheit und Auslösung über Allergene treten trockener Reizhusten ohne Schleim auf. Es gilt dann: Lungen-Qi stärken, Wei Qi tonisieren.

Punkte

- Bl 13 (Shu; hier auch als Schröpftherapie), Lu 9 (Tonisierung), KG 17 (MP Atemorgane)
- Di 11, Ma 36, Mi 6 tonisieren Dickdarm und Lungen-Qi, Abwehr-Qi
- LG 12 stärkt die Lunge und das Wei Qi
- OP 101 Lunge, OP ACTH, OP Vegetativum I, OP 55 Shen Men, OP 78 Allergie

Kennzeichen der chronischen Form

- Die chronische Form ist gekennzeichnet durch ständige Beschwerden mit wechselnder Intensität. Kennzeichen sind Husten mit Auswurf,

Schleim auch bei COPD. Es kommt zu einer Verschlechterung bei nasskaltem Wetter, begleitet von Infekten der Nasennebenhöhlen und blockierter Nasenatmung. Es gilt dann: Lunge und Milz tonisieren, ggf. Hitze-Schleim ausleiten.

Punkte
Infektexazerbation: Di 4 eliminiert äußere pathogene Faktoren und entfernt Hitze, Lu 1 (Mu der Lunge), Lu 5 (Sedierung), KG 17 (MP der Atmungsorgane), Ma 40, Schleim Mi 6, NNH.

Im Intervall: Bl 13 (Shu), LG 14 (befreit Oberfläche), KG 17 (MP Atmungsorgane), Di 11, Ma 36 stärken Lu und Wei Qi, 3E 5 eleminiert äußere pathogene Faktoren, Lu 7 harmonisiert Lungen-Qi, Mi 3 (Yuan Milz).

7.3 Erkrankungen des Respirationstraktes

Die Wandlungsphase Metall mit den Atemwegsorganen, dem Dickdarm und der Haut hat die weiteste energetische Varianz von Beschwerden. Akute Infekte werden vom Einfluss äußerer pathogener Faktoren verursacht. Akute Exazerbationen von chronischen Lungenkrankheiten wie COPD oder Asthma sowie Neurodermitis zeigen Yang-Fülle-Störungen, während die nicht akuten Phasen dieser Erkrankungen von einer Yin-Leere gekennzeichnet sind. Gleiches gilt für die Colitis ulcerosa. Feuchtigkeitsansammlungen werden durch eine Milz-Leerestörung verursacht.

7.3.1 Akute Infekte der oberen Luftwege

Die akuten Infekte der oberen Luftwege stellen selten den Behandlungsanlass zur Akupunktur dar, können aber bei anderen Indikationen mitbehandelt werden.

Kennzeichen
Äußere pathogene Faktoren, Invasion in die Lunge

Lokalpunkte

- Bl 2, Ex-KH 3, Sinus frontalis
- Gb 14, Ex-KH 5 bei Augendruck, Konjunktivitis
- Di 20, Ex-KH 3 befreit die Nase (vorderes magisches Dreieck)
- Ma 3, Dü 18 Sinus maxillaris, Nase
- OP 14 äußere Nase, OP 16 innere Nase, OP 101 Lunge

Wind-Kälte-Invasion in die Lunge

Kennzeichen

- starkes Frösteln (Schüttelfrost), Abneigung gegen Kälte
- verstopfte Nase wechselt mit wässrigem Fließschnupfen
- Gliederschmerzen
- wenig Durst, lieber warme Getränke
- Urin heller als normal, Stuhl weich
- Zunge: weißer, dünner Belag
- Puls: oberflächig, langsam

Punkte

- Kälte beseitigen über Bl 13 (Shu-Punkt Lunge; hier auch als Schröpftherapie)
- Lu 7 befreit die Körperoberfläche von Kälte
- Gb 20 vertreibt Wind

Wind-Hitze-Invasion in die Lunge

Kennzeichen

- viel Niesen, kaum Sekret eher gelb
- heißer Kopf, Durst auf kalte Getränke
- Urin dunkler als normal, Stuhl fester
- Zunge: gelber, dünner Belag
- Puls: oberflächig, schnell

Punkte

- Hitze beseitigen, Wind vertreiben, (Lu 5 [Sedierungspunkt] oder Lu 6 [Xi-Punkt])
- Lu 11 bluten lassen (Hitze ausleiten)
- Gb 20 vertreibt Wind

Symptomatische Punkte
- Analgetische Punkte: Di 4, Ma 44
- Windstörungen: Gb 20, Bl 40, LG 16
- Schleim: Ma 40
- klare Sekrete: Mi 9
- Wind und Feuchtigkeit lösen: Gb 39, Mi 9
- Pathogene Faktoren eliminieren: 3E 5, Lu 10
- MP der Lunge: KG 17
- OP 101 Lunge, OP ACTH, OP 55 Shen Men

Disharmonie
Da es sich hierbei um eine akute, äußere Erkrankung handelt, verursacht durch pathogene Faktoren, besteht keine Disharmonie oder Innen-Störung.

7.3.2 Chronische Erkrankungen

Sinusitis

Lokalpunkte
- Sinusitis frontalis: Ex-KH 3 (Yin Tang), Bl 2, Gb 14
- Öffnung der Nase: Di 20, Ex-KH 3
- Sinusitis maxillaris: Ma 3, Dü 18

Symptomatische Punkte
- Di 4 beseitigt Schmerz, eleminiert äußere pathogene Faktoren
- Di 11, Mi 6 Immunmodulation
- Ma 40 Schleim
- mögliche Disharmonie

Lungen-Qi-Leere

Kennzeichen
- Müdigkeit, Erschöpfung
- spontanes Schwitzen am Tag
- Zunge: blass, dünner, weißer Belag

Punkte

- dorsaler Shu-Punkt und Mu-Punkt der Lunge: Bl 13 und Lu 1
- Qi tonisieren: Ma 36, Mi 6, KG 6
- Tonisierungspunkt der Lunge: Lu 9

Lungen- und Milz-Qi-Mangel

Kennzeichen

- Abgeschlagenheit
- geschwollenes Gesicht und Gliedmaßen
- Völlegefühl
- Zunge: blass geschwollen, Belag weißlich, Schleim ohne Hitze-Zeichen

Punkte

- Lu 9, Bl 13 tonisieren die Lunge
- Mi 3, Ma 36 tonisieren die Milz
- Mi 9 leitet Feuchtigkeit aus, Ma 40 beseitigt Schleim
- OP 101 Lunge, OP 22 Endokrinium, OP 29 b Point de Jérôme, OP 55 Shen Men

Allergische Rhinitis und allergische Konjunktivitis

(s. Kap. 7.2.2)

Allergisches Asthma bronchiale

(s. Kap. 7.2.2)

7.4 Gynäkologische Erkrankungen

Dysmenorrhöe

In der Chinesischen Medizin gibt es zwei häufige Disharmoniemuster, die zur Dysmenorrhö führen:

- **Leber-Qi-Stagnation** mit Störung des Flusses von Blut und Qi, charakterisiert durch krampfartige Schmerzen vor der Blutung (PMS, ggf. mit menstrueller Migräne), die mit Beginn der Blutung abnehmen.

- **Nieren-Yang-Leere** mit dumpfen Schmerzen, unregelmäßigen, eher verlängerten Zyklen, die durch Wärme gebessert werden. Oft Kältegefühl, heller, reichlicher Urin.

Lokalpunkte

- KG 3, KG 4, Ma 29

Symptomatische Punkte

- Di 4, Ma 44 wirken analgetisch
- Mi 4 öffnet den Chong Mai, Luo-Punkt
- Le 13 (MP Zang-Organe)
- Mi 1 beendet akute Uterusblutungen
- OP 58 Uterus, OP 55 Shen Men, OP 26 a Thalamus

Disharmonie

- Leber-Qi- und Blut-Stagnation:
  - Di 4, Le 3 (Vier Tore)
  - Le 8, Le 14 (Mu der Leber), LG 20
  - Mi 8 harmonisiert die Menstruation und den Blutfluss
  - Mi 4 (ÖP Chong Mai)
- Nieren-Yang-Leere mit Blut-Mangel:
  - Bl 23 Shu
  - KG 4, Mi 6 nähren Blut und Yin, wärmen den Uterus (WT)
  - Ni 3 (Yuan), stärkt das Yin (WT)
  - Mi 10 stärkt das Blut

Klimakterische Beschwerden

Nach Vorstellung der Chinesischen Medizin besteht ein aufsteigendes Leber-Qi, weil die Kontrolle der Leber bei Nieren-Yin-Mangel fehlt. Das Therapieprinzip ist Absenken des Leber-Qi und Tonisieren des Nieren-Yin.

Lokalpunkte und symptomatische Punkte

- je nach Symptomatik

Disharmonie

- LG 20, Le 3, Pe 6 führen Leber-Qi nach unten
- He 7 beruhigt das Shen
- KG 4, Mi 4 harmonisieren den Uterus
- LG 4, Bl 23, Ni 3, Ni 7 tonisieren Nieren-Yin
- KG 6 allgemeiner Tonisierungspunkt
- OP 23 Gonadotropinpunkt, OP gestörtes Wirbelsäulensegment, OP 29 b Point de Jérôme, OP Vegetativum I, Antidepressionspunkt

7.5 Geburtshilfe

Akupunktur während und nach der Schwangerschaft, zur Geburtsvorbereitung und unter der Geburt wird häufig von Hebammen durchgeführt, die nach entsprechender Ausbildung bei diesen Indikationen mit Akupunktur behandeln können.

Hyperemesis gravidarum

Ihr liegt ein aufsteigendes (rebellierendes) Magen-Qi zugrunde.

Symptomatische Punkte

- LG 20, Pe 6, Ma 36 führen das Qi nach unten
- He 7, KG 20 beruhigen das Shen
- KG 12 (MP Fu-Organe)
- OP 85 Ösophagus, OP 87 Magen, OP 29 b Point de Jérôme

Geburtsvorbereitung

Nach den Studien von Herrn Dr. Römer, Heidelberg, hat sich folgendes Behandlungskonzept als wirksam erwiesen:

- ab der 36. Schwangerschaftswoche Therapie einmal wöchentlich mit
  - Ma 36, Gb 34, Mi 6, Bl 67 beidseits
  - Nadelung im Sitzen auf der Liege mit Knierolle

Schmerzlinderungen unter der Geburt

- Frühphase zur Entspannung: LG 20, Ex-KH 3, OP 55 Shen Men (Bewegung und Baden möglich)
- Analgesie: Di 4, Ma 44, ggf. lokal KG 4, Ma 29
- OP 58 Uterus, OP 51 Vegetativum, sensible Punkte je nach Schmerzareal
- in Seitenlage bei Rückenschmerzen: Bl 27 – 30, LG 2
- Mi 6 Entspannung kleines Becken
- LG 20, Ma 36, Mi 6, Di 4, Le 3

Laktationsstörungen

Kennzeichen bei Qi- und Blut-Mangel

- wenig bis keine Milch, Mammae weich schmerzlos, Zunge blass, Puls schwach

Punkte

- Bl 20 Pi Shu, KG 17, Ma 36, Ma 18, Ma 25 + WT chinesische Phytotherapie

Kennzeichen bei Leber-Qi-Stagnation

- Milchstau, Mammae schmerzhaft, gespannt; Zunge: rötlich, dünner gelblicher Belag

Punkte

- LG 20, Pe 6, KG 17, Ma 18, Gb 34, Gb 41, Mi 6
- OP 42 Thorax, OP 44 Mammae, OP 97 Leber

Mastitis

Leber-Qi-Stagnation, Behandlung wie bei entsprechender Laktationsstörung.

Plazentalösungsstörungen

- Mi 1 bei starker Blutung, Ex-BF 11 (Duyin; empirisch Planzentalösung), Gb 21 unterstützt durch Qi Absenkung

- zwei Ursachen können bestehen: Qi-Mangel bei Schwäche, Blut-Stase im Uterus bei Krämpfen
  - Qi-Mangel: KG 4, KG+WT, Mi 6
  - Blut-Stase: Di 4+Le 3, Mi 6, KG 4

Psychische Störungen im Wochenbett

Kennzeichen bei Qi- und Blut-Mangel

- bei depressiver Verstimmung Interesselosigkeit, Blässe, Kältegefühl

Punkte

- LG 20, He 7, KG 6, KG 4, Mi 10, Ma 36, Ni 3, Mi 4

Kennzeichen bei Leber-Qi-Stagnation

- Depression mit unterdrückter Wut, Völlegefühl in Thorax und Abdomen

Punkte

- LG 20, KG 17, He 7, Pe 6, Mi 6, Ma 36, Le 3, Ni 3
- OP Vegetativum I, OP Frustrationspunkt, OP Antiaggressionspunkt, OP55 Shen Men

7.6 Urologische Erkrankungen

In der Chinesischen Medizin besitzen auch Männer zumindest ein energetisches Pendant zum Uterus, den sog. Dan Tian. Daher können die urologischen und gynäkologischen Beschwerden oft gleich behandelt werden.

Dysurie, Zystitis

Kennzeichen

Häufiger Harndrang mit erschwerter und schmerzhafter Miktion. In der Chinesischen Medzin ist dies bei chronischen Beschwerden einer Nieren- und Milz-Yang-Schwäche zugeordnet. Im akuten Zustand tritt Hitze ggf. mit Schleim hinzu.

Lokalpunkte

- KG 3, Ma 29

Symptomatische Punkte

- bei Hitze: Di 4, 3E 5, Mi 6, Le 2, Bl 22
- bei Blutbeimengung: Mi 10
- bei Feuchtigkeit: Mi 9
- bei Schleim: Ma 40
- Bl 28 Shu, KG 3 (Mu Blase)
- OP 95 Niere, OP 92 Blase, OP 80 Urethra

Disharmonie

- Blasen-Yang-Leere
  - mit Harntröpfeln oder Stressinkontinenz, Nykturie
  - Bl 28 (Shu), KG 3 (Mu; WT)
  - Bl 67 (Tonisierungspunkt)
  - Ni 3 Nieren-Yang tonisieren
  - Mi 6
- Blasen-Yin- und Yang-Leere
  - mit Inkontinenz Kälteempfindlichkeit, häufige Miktion
  - Bl 28, Bl 23 (Shu), LG 4 (Ming Men), KG 3 (Mu der Blase; WT)
  - Bl 67, Ni 7 Tonisierungspunkte
  - L20, Di 4, He 7 regulieren Miktion

Prostatitis

Kennzeichen

Akut durch pathogene Faktoren Feuchtigkeit und Hitze, bei chronischer Prostatitis Nieren-Yang-Mangel

Lokalpunkte

- KG 3, Ma 29
- Feuchte Hitze ausleiten:
  - Di 4, Lu 7, Mi 10, Mi 9, Mi 6, Ni 6
- Nieren-Yang tonisieren:
  - Lu 7, Ni 6, KG 4, L4, Bl 23, Ma 36, Ni 3
  - KG 4, Bl 23, Mi 6, Ni 3, Lu 7, Ni 6
- OP 93 Prostata, OP 26a Thalamus, OP 95 Niere, OP 55 Shen Men

7.7 Augenerkrankungen

Glaukom

Nach Ansicht der Chinesischen Medizin handelt es sich um eine Windstörung des Kopfes, verbunden mit aufsteigendem Leber-Feuer oder Leber-Qi-Stagnation. Die Behandlung mit Chinesischer Medizin ersetzt nicht die Behandlung und Kontrolle durch den Augenarzt, sondern unterstützt dessen Therapie.

Lokalpunkte

- Bl 2, Ma 2, Ma 3, 3E 23, Ex-KH 3, Ex-KH 5, Gb 14

Symptomatische Punkte

- Pe 6, He 7
- Gb 20 Wind, Gb 34 Leber-Wind, LG 14
- Leber-Feuer dämpfen und absenken
- LG 20, Di 4+Le 3 (Vier Tore; Le 2), Le 14 (Mu Leber), Ma 36
- OP 8 Auge, OP 97 Leber

Visusschwäche

Ursächlich ist in der Chinesischen Medizin ein Leber-Qi-Mangel, die Leber sollte tonisiert werden.

Lokalpunkte

- Ex-KH 3, 3E 23

Symptomatische Punkte

- Di 4, LG 20, Gb 20

Disharmonie

- Bl 18 (Shu), Le 3 (Yuan), Gb 43 (Tonisierung), Ma 36
- OP 8 Auge, OP 97 Leber, OP 13 Nebenniere

7.8 Hals-, Nasen- und Ohrenerkrankungen

Schwindel

Zeichen von Leber-Wind oder aufsteigendem Leber-Yang und wird über das Absenken des Leber-Qi behandelt.

„Schleim benebelt die Sinne" bezeichnet eine Milz-Yang-Leere-Störung mit Konzentrationsstörungen und ist durch gleichzeitige Abdominalsymptome gekennzeichnet. Schleim führt zu Schwere sowohl des Kopfes als auch des Denkens.

Lokalpunkte

- 3E 21, Gb 2, Ex-KH 5

Symptomatische Punkte

- Gb 20, LG 16 als Windpunkte, Le 2 bei Leber-Wind
- 3E 3 Fernpunkt Ohr
- Disharmonie Leber-Wind: LG 20, Le 3 (Le 2), Gb 20, Gb 43
- Milz-Yang mit Schleim: Mi 6, Bl 20, Ma 40, Ma 36
- OP Schwindellinie, OP 29 a Reise- und Nauseapunkt, OP gestörtes Wirbelsäulensegment

Chronische Sinusitis

Nach Vorstellung der Chinesischen Medzin liegt ihr ein Lungen- und Milz-Qi-Mangel zugrunde. Sie ist charakterisiert durch Nasenobstruktion, häufige Erkältungen mit weißem oder wässrigem Ausfluss. Sie kommt alternativ bei einem Lungen-Yin-Mangel mit trockener Nase mit Borken und Störung des Geruchssinnes vor.

Lokalpunkte

- Sinusitis frontalis: Ex-KH 3, Bl 2, Gb 14, Di 20
- Sinusitis maxillaris: Ex-KH 3, Di 20, Ma 3

Symptomatische Punkte

- Di 4, Ma 44 bei Schmerzen
- Mi 6, Ma 40 bei Schleim
- Disharmonie: Lungen-Milz-Qi stärken
- Lu 9 (Tonisierungspunkt), Di 11 Wei Qi (Immunsystem) stärken, Bl 13 (dorsaler Shu-Punkt Lunge), Bl 20 (dorsaler Shu-Punkt Milz), Ma 36, Mi 3 (Yuan)
- Lungen-Yin-Schwäche: Lu 9, Lu 7, Ni 6 öffnet KG, tonisiert Lu und Ni
- Bl 13 (dorsaler Shu-Punkt), Bl 43 tonisiert Lu
- OP ACTH, OP 55 Shen Men, OP 33 Os frontale, OP 12 Tragusgipfel

Tinnitus

Hier liegen zwei gegensätzliche Disharmonien vor:

- Bei jüngeren Patienten mit einem intermittierenden hohen Ton, der bei Stress lauter wird, die Patienten sehr stört und auch aggressiv macht, kann von einem aufsteigendem Leber-Yang und pathogenem Faktor Wind ausgegangen werden.
- Bei älteren Patienten mit konstantem Geräusch, oft auch Hochton-Schwerhörigkeit, Verstärkung abends und in der Nacht, geht man von Nieren-Yin-Mangel aus.

Lokalpunkte

- Gb 2 (Wind, Kälte) 3E 21 (Fülle), Dü 19 stärkt das Ohr
- 3E 3 regionaler Fernpunkt
- Gb 20 Windpunkt

Disharmonie

- aufsteigendes Leber-Yang:
  - LG 20, Di 4, Le 3, Pe 6 bringen das Yang nach unten
  - Gb 43 klärt Hitze, Wind unterstützt Auge und Ohr
- Nieren-Yin tonisieren:
  - Lu 7, Ni 7, KG 6
- OP 95 Niere, OP 9 Innenohr, OP 55 Shen Men, OP 22 Endokrinium, OP Schwindellinie

7.9 Innere und psychovegetative Gesundheitsstörungen

7.9.1 Erkrankungen des Verdauungssystems

Gastritis

Eine Gastritis wird in der Chinesischen Medizin als Magen-Hitze bzw. -Feuer bezeichnet, bei Sodbrennen oder Refluxösophagitis als aufsteigendes Magen-Feuer. Ursächlich sind eine Disharmonie zwischen Milz und Magen, zu heiße Nahrung oder eine Leber-Qi-Stagnation oder aufsteigendes Leber-Qi.

Die Ernährungsursache der Symptomatik sollte in der Anamnese erfragt werden und die auslösenden Faktoren beseitigt werden.

Lokalpunkte

- KG 12 (Mu Magen, MP Fu-Organe), Ma 21
- Di 4 bei Schmerz und Hitze
- Pe 6 reguliert das Abdomen, senkt gegenläufiges Qi ab
- Ma 36, Mi 6, Le 13 harmonisieren Leber und Milz
- Bl 20, Bl 21 (Shu Milz und Magen)
- OP 87 Magen, OP Vegetativum I, OP 55 Shen Men, OP 100 Herz, OP 29 b Point de Jérôme

Colon irritabile mit Diarrhö

Die Besonderheit dieses Krankheitsbildes ist die häufig wechselnde Beschwerdesymptomatik (Windcharakter) – häufig kommen Diarrhö, Obstipation, schleimige Stühle, Tenesmen vor. Ausprägung und Wechsel sind oft von emotionalen Faktoren abhängig.

Kennzeichen

- bei Leber-Qi-Stagnation, mit Anspannung, Völlegefühl, prallem Bauch, oft mit aufsteigenden Beschwerden
- bei Milz-Qi-Schwäche mit chronischen Beschwerden, Müdigkeit, dumpfen Schmerzen, Meteorismus, eher Adipositas
- bei Milz-Yang-Schwäche zusätzlich Kälte, Nässe

Lokalpunkte

- KG 12 (MP der Fu-Organe), Ma 25 (Mu des Dickdarms), Mi 15

Symptomatische Punkte

- Ma 37 (unterer He)
- Di 4, Ma 44 bei Tenesmen
- Mi 4 bei gleichzeitiger Menstruationsstörung; ÖP Chong Mai
- Gb 20, Gb 31 Windpunkte
- Ma 40 bei schleimiger Diarrhöe
- OP Dickdarm, OP ACTH, OP 100 Herz, OP 55 Shen Men, OP Vegetativum I, OP Antiaggressionspunkt, OP Antidepressionspunkt

Disharmonie

- Leber-Qi-Stagnation: Gb 34, Le 3 besänftigen die Leber
- Ma 36, Mi 6, Le 13 harmonisieren Leber und Milz
- Pe 6 führt das Leber-Qi nach unten
- bei Milz-Qi-Schwäche: Mi 6, Ma 36, Bl 20, Mi 3 (Shu), Yuan, Le 13 (MP der Zang-Organe)

Morbus Crohn, Colitis ulcerosa

Es handelt sich hierbei nicht um typische Krankheitsbilder der Chinesischen Medizin. Diese chronischen Autoimmunerkrankungen werden nach ihren akuten Symptomen behandelt, die meist von äußeren pathogenen Faktoren ausgelöst werden. Die zugrunde liegende Disharmonie betrifft meist eine kombinierte Leere von Lunge und Niere. Diese kann im Intervall verstärkt behandelt werden.

Lokalpunkte

- KG 12, Ma 21, Ma 25, Mi 15

Symptomatische Punkte

- Ma 37 (unterer He)
- Di 4, Ma 44 bei Tenesmen
- Mi 4 bei gleichzeitiger Menstruationsstörung; ÖP Chong Mai
- Gb 20, Gb 31 Windpunkte
- Ma 40 bei schleimiger Diarrhö, Mi 10 bei Blut-Hitze

- Mi 10 bei Blut-Hitze
- LG 14 entspannt Yang
- Le 3, LG 20 führt Qi nach unten
- OP Dickdarm, OP ACTH, OP 100 Herz, OP 55 Shen Men, OP Vegetativum I, OP Antiaggressionspunkt, OP Antidepressionspunkt

Disharmonie

- Lunge- und Nieren-Yang-Schwäche bei Kältezeichen
- Bl 13 (Shu), Lu 9 (Yuan), Lu 7 (ÖP KG), Ni 6 befeuchtet Schleimhäute
- KG 6 (allgemeiner Tonisierungspunkt)
- Ni 7 (Tonisierungspunkt)

7.9.2 Herz-/Kreislauferkrankungen

Akupunktur ist geeignet, um funktionelle Herzbeschwerden zu behandeln. Der Ausschluss einer organischen, potenziell bedrohlichen Herzerkrankung ist vor einer Akupunkturbehandlung durchzuführen.

Palpitationen

Emotionale, oft anhaltende Belastungen führen zu einer Stagnation des Qi-Flusses der Leber und des Herzens. Die Palpitationen sind oft begleitet von Beklemmungsgefühlen im Thorax, Tachykardie und Nervosität.

Symptomatische Punkte (akut)

- LG 20 ggf. mit Ex-KH 1
- Pe 6, He 7 beruhigen Shen
- OP 21 Herzpunkt, OP 100 Herz, OP 34 Graue Substanz

Disharmonie

- LG 17 bewegt Qi im Thorax
- Bl 15, Bl 18 (Shu des Herzens und der Leber)
- He 5 stärkt He-Qi
- Bl 15 (Shu), LG 17, LG 14 bewegen Qi im oberen Erwärmer, beruhigen das Herz
- Ma 36, Mi 6, KG 6 tonisieren Qi

Hypertonie

Eine Behandlung der Hypertonie ausschließlich mit Akupunktur ist möglich, muss dann aber häufig bis täglich durchgeführt werden. Eine Ausnahme bildet die Hypertonie im Klimakterium. Hier ist bei der Behandlung der klimakterischen Beschwerden auch mit einer Besserung der oft milden Hypertonie zu rechnen (Behandlung s. Kap. 7.4).

Hypertonie ist ein häufiges Symptom und kann uns helfen, die Disharmonie eines Patienten zu erkennen und diese zu behandeln. Nach erfolgreichem Abschluss inklusive Verhaltensänderung mag dann auf eine antihypertensive Therapie verzichtet werden können.

Wechselnde Blutdruckwerte bedeuten (Leber-)Wind.

Aufsteigendes Leber-Yang

Kennzeichen
Sehr angespannter Patient, bei Aufregung rotes Gesicht, rote Augen, Blutdruckspitzen, aggressive Sprache, raue Umgangsformen.

Symptomatische Punkte
- Gb 20, Gb 34
- Di 4 + Le 3 (Vier Tore), Le 2 bei akuter Hypertonie
- LG 20, LG 14 entspannen Yang
- He 7, Bl 62 beruhigen Shen
- Pe 6 senken aufsteigendes Qi ab
- OP 19 Hypertonuspunkt, OP 55 Shen Men, OP 51 Vegetativum I, OP 97 Leber, OP 95 Niere, OP 100 Herz

Nieren-Yin-Mangel und Herz-Yang-Fülle

Kennzeichen
Disharmonie zwischen Feuer und Wasser. Junge Patienten, groß, athletisch, Kopfhaarverlust und Rückenprobleme, hohe diastolische RR-Werte.

Symptomatische Punkte
- Lu 7, Ni 6, KG 3
- Di 4, He 7, Bl 62 beruhigen Shen

7.10 Hauterkrankungen

7.10.1 Neurodermitis (gerötete trockene Ekzeme)

Neurodermitis ist die äußere, Asthma die innere Manifestation der gleichen Immunerkrankung. Sie können wie Geschwister kombiniert auftreten oder jeweils einzeln. Es ist eine Yang-Fülle bei Yin-Leere der Lunge. Bei Neurodermitis, gerade bei Kindern, treten nächtliche Unruhe mit Schlafstörung und vermehrter Juckreiz auf. Dies spricht zusätzlich für eine Herz-Yang-Fülle. In sehr akuten Phasen kommt eine Blut-Hitze hinzu. Das Hautbild wechselt rasch. So sollten auch die Punkte geändert werden. Insgesamt sollen bei der chronischen Erkrankung die Lunge und das Wei Qi tonisiert werden. Eine Sedierung erfolgt nur bei akuter Exazerbation.

Symptomatische Punkte

- LG 20, He 7, Le 3 Herz-Fülle, Shen beruhigen
- Mi 10 kühlt Blut-Hitze
- Lu 5, Bl 40 kühlt die Hitze der vier Beugen
- Di 11, Ma 36, Mi 6 harmonisieren das Immunsystem, tonisieren Lunge
- LG 14 befreit die Oberfläche
- Lu 7, KG 17 harmonisiert Lungen-Qi
- Bl 13, Lu 9 tonisiert die Lunge
- OP 13 Nebenniere, OP ACTH, OP Allergiepunkt, OP 55 Shen Men, OP 51 Vegetativum I

Behandlungspraxis

Teil 4

8 Weiterbildungsordnung, Fallseminare und Praxiskurse

Ab 2008 gilt die neue Weiterbildungsordnung in allen Bundesländern und regelt auch die Zusatzweiterbildung Akupunktur. Zurzeit kann Akupunktur nur für chronische Knie- und LWS-Schmerzen abgerechnet werden, und dies auch nicht von allen niedergelassenen Ärzten, sondern nur von bestimmten Fachgruppen. Diese Regelung legen die regionalen KVen fest. Für viele Patienten wird Akupunktur somit eine IGeL-Leistung sein.

Mit den Privatversicherungen kann jede Akupunkturbehandlung zur Schmerztherapie abgerechnet werden (GOÄ Ziffer 269, 269a). Jede Akupunkturbehandlung außerhalb des EBM muss nach GOÄ abgerechnet werden.

Die Weiterbildungsordnung enthält drei Teile:

- Theorie
- Praxiskurse
- Fallseminare

Die Ausführungsbestimmungen sind im (Muster-)Kursbuch der Bundesärztekammer niedergelegt. Dieses Muster-Kursbuch muss von der zuständigen Landesärztekammer verabschiedet werden und wird damit zum Kursbuch. Es beschreibt ausführlich die Ausbildungs- und Prüfungsinhalte. Ebenfalls von der Bundesärztekammer ist ein (Muster-) Logbuch zu jeder Ausbildung und Zusatzweiterbildung erstellt worden, in dem der Ausbildungsverlauf dokumentiert werden kann.

8.1 Kursweiterbildung/ theoretische Grundlagen

Theoretische Grundlagen werden in Kursen in den Teilen A–E vermittelt, ebenso die praktische Nadelbehandlung. Die Teile A–E sollen von den Anbietern gleich gestaltet werden, um einen Wechsel zu ermöglichen. Die Kursanbieter müssen von der Ärztekammer zugelassen sein, bei der die Prüfung abgelegt werden soll.

8.2 Praxiskurse

Teil F der Weiterbildungsordnung kann erst nach der Kursweiterbildung beginnen und hat die eigene Behandlung von Patienten unter Supervision eines Weiterbildungsberechtigten zum Inhalt.

8.3 Fallseminare

Teil G ist sowohl Teil der Weiterbildung als auch anschließend neben Qualitätszirkeln eine Maßnahme der Qualitätssicherung der KVen. Hier werden eigene Patientenfälle anhand von Unterlagen im Kollegenkreis mit einem Moderator besprochen. Den Arbeitsbogen des Bonner Qualitätszirkels/Fallseminars haben wir als Beispiel abgedruckt (**Abb. 8.1**), er eignet sich auch zum Vorbereiten der Patienten zur Behandlung.

Das Kursbuch findet sich im Internet unter
www.bundesaerztekammer.de/downloads/mkakupunktur.pdf,

das Logbuch unter
www.bundesaerztekammer.de/downloads/mlogbcakupunktur.pdf.

Arbeitsbogen Patientenvorstellung

Patient: ______________________

westl. Diagnose: ______________________

Hauptbeschwerden: ______________________

Anamnese:

Auffällige Untersuchungsbefunde:

Zunge: ______________________

Puls: ______________________

Positive Alarmpunkte: ______________________

Was bessert?

TCM Diagnose	TCM therapeutische Prinzipien

1. Behandlung

Nahpunkte: ______________________

Fernpunkte:

Symptomatische Punkte:

Punkte zur Behandlung der Disharmonie:

Ergänzungen des Plenums:

Abb. 8.1 Beispiel Arbeitsbogen.

9 Information der Patienten zur Akupunktur/ Praxisorganisation

Vor der erstmaligen Akupunkturbehandlung müssen die Patienten über das Verfahren informiert und über mögliche Nebenwirkungen aufgeklärt werden. Dies muss schriftlich in der Patientenakte dokumentiert werden. Erfolgt die Abrechnung für Indikationen außerhalb des EBM entsprechend der Gebührenordnung der Ärzte, muss auch eine Kostenübernahmeerklärung des Patienten erfolgen.

Aufklärungsbogen

Eine unterschriebene Einverständniserklärung oder ein Aufklärungsbogen wird dringend empfohlen. Unverzichtbar ist die schriftliche Dokumentation über Zeitpunkt und Inhalt der Aufklärung in der Patientenakte.

Aufklärungspflicht besteht für Hämatome, kleine Blutungen an der Einstichstelle und einen möglichen Kreislaufkollaps auch nach dem Ziehen der Nadeln.

Folgende Punkte sollte ein Aufklärungsbogen im Einzelnen beinhalten:

- **Kurze einführende Erläuterungen zur Akupunktur:**
  - Ablauf der Behandlung
  - Kleidung bei der Behandlung
  - Lagerung bei der Behandlung
  - Zeitdauer der Behandlung
  - Möglichkeit des Patienten, sich während der Liegezeit zu melden
- **Frage nach Gerinnungsstörungen und Medikamenten**
- **Hinweis auf erwünschte Phänomene:**
  - Muskelkater bei Behandlung von Myogelosen
  - De Qi und Schmerz erklären
  - Entspannung erläutern
- **Nebenwirkungen:**
  - Hämatome an der Einstichstelle

- Gefahr des Kreislaufkollaps, v. a. beim Aufstehen nach der Behandlung, weil im Liegen behandelt wird
- Die Akupunktur kann sogenannte „überschießende" Reaktionen auslösen, die vom Patienten als unangenehm empfunden werden.
- übermäßige Entspannung
- Beeinträchtigung der Verkehrstauglichkeit
- Vorübergehende vegetative Reaktionen wie Schwitzen, Schwächegefühl oder Schlafstörungen
- Vorübergende Nervenreizungen evtl. mit Schmerz und Sensibilitätsstörung an der Einstichregion

Anamnese und Behandlungsverlaufbogen

Die Dokumentation der Akupunkturbehandlung ist unerlässlich. Dies betrifft

- die Anzahl der gesetzten und gezogenen Akupunkturnadeln,
- die genadelten Akupunkturpunkte,
- evtl. auftretende Besonderheiten im Rahmen der Akupunkturbehandlung.

Im Rahmen der EBM-Behandlungen werden von vielen KVen Qualitätssicherungsbögen verlangt.

9.1 Umgang mit dem Patienten unter der Behandlung

Merke *Erklärung des Behandlungsablaufs vor Beginn fördert das Vertrauen des Patienten.*

Bei erstmaliger Therapie – insbesondere wenn es der erste Patientenkontakt ist – hat der Patient viele Fragen. Ob eine erste Behandlung dann sofort erfolgt oder erst terminiert wird, hängt sowohl von der Erkrankung als auch vom Praxisterminplan ab.

- Der Therapeut händigt dem Patienten beim Erstkontakt einen Erklärungs-/Aufklärungsbogen seiner Praxis zur Akupunkturbehandlung aus. Dies erleichtert die notwendige Aufklärung vor der ersten Akupunkturbehandlung. Der Patient wird über Qualitätsstandards informiert.
- Die körperliche Untersuchung und die Diagnostik der Chinesischen Medizin erfolgen vor der ersten Behandlung. Die Einleitung der schulmedizinischen Abklärung des Beschwerdebildes muss gewährleistet sein. Ist sie bisher nicht erfolgt, muss sie eingeleitet werden, die Akupunkturbehandlung darf aber ohne Verzögerung beginnen, wenn sie keine andere erforderliche Therapie verzögert.

Nadelangst, ausgeprägte Sensibilität

Angst vor der Nadeltherapie lässt sich durch die entsprechenden Fragen des Patienten erkennen. Häufig verbirgt sich hinter der Nadelangst eine ausgeprägte Sensibilität des Patienten. Liegen bereits Akupunkturerfahrungen vor, hat der Patient möglicherweise bereits erlebt, dass der für ihn gewählte Reiz zu stark oder schmerzhaft war. Ein Kriterium der passenden Reizstärke ist das De-Qi-Gefühl (dumpf, warm, kribbelnd, schwer).

Bei ängstlichen oder sensiblen Patienten sollten Nadeln nur in Absprache mit dem Patienten (atemsynchron) gesetzt werden. Sinnvoll ist eine Gewöhnungsphase mit geringer Nadelzahl, die Vertrauen in die Therapie schafft.

Psychische Traumen

Patienten mit Trauma-Erfahrungen müssen bei der therapeutischen Anwendung invasiver Reize besonders respektvoll behandelt werden.

Behandlungsdauer/Zeitdruck

- Patienten sollten vor Behandlungsbeginn über die Therapiezeit aufgeklärt sein.
- Bei Zeitdruck sollte der Behandlungstermin besser verlegt werden.
- Ziel ist es, eine angenehme Entspannung zu erreichen. Es ist hierbei egal, ob der Patient in Ruhe die Stille genießt oder z. B. seine mitgebrachte Musik bzw. Hörbücher hört.

Beachte *Bewegung der Extremitäten mit Nadeln – wie beim Lesen oder Telefonieren – löst oft schmerzhafte Nadelsensation aus!*

9.2 Praxisorganisation zur Akupunktur

Für Akupunkturbehandlungen empfiehlt sich folgende Organisation:
- Sprechzeiten planen: Der Raum sollte dem Patienten 45 Min. zur Verfügung stehen. Damit wird vermieden, in der Behandlungszeit vorher festgelegt zu sein. Der Patient muss dann auch nicht von der Liege „fliehen".
- Nadelverweildauer liegt in der Regel zwischen 25 und 30 Min. (außer Akuttherapie).
- Zwischen erster Behandlung und Folgebehandlung eines Patienten sollte unterschieden werden, um ausreichend Zeit für die Anamnese und Untersuchung zu haben.
- Es sollte Zeit und Raum für Akutbehandlung von Patienten eingeplant werden (z. B. akute Migräne). Daher ist es meist nicht möglich, Akupunktur nur zu bestimmten festgelegten Zeiten anzubieten.

Merke *Die geplante Behandlungszeit sollte durch eine Zeituhr beim Personal kontrolliert werden.*

9.3 Gestaltung des Akupunkturraumes

Räumlichkeit

- Für die Akupunkturbehandlung ist dem Patienten ein Behandlungsraum zur alleinigen Benutzung zur Verfügung zu stellen. Nur so ist ein Mindestmaß an Datenschutz und die Wahrung der Intimsphäre gewährleistet. Offene Behandlungskabinen sind abzulehnen und erfüllen nicht den Mindeststandard einer lege artis durchgeführten Akupunkturbehandlung.
  - Die unter den Nadeln erwünschte Entspannung tritt so besser ein.
- Der Raum sollte gut temperiert sein, da die Patienten ca. 30 Min. in Unterwäsche liegen. Eine Wärmelampe sorgt bei Indikation für lokale Wärmezufuhr.
- Für das Aus- und Anziehen sollte genügend Zeit zur Verfügung stehen (Garderobe, Spiegel, Schuhanzieher).
- Der Platz für Zusatzgeräte (Wärmelampe, Laser, Hilfsmittel) sollte geplant sein.
- Nadeln verschiedener Längen, Nadelabwurf und Tupfer sollten im Raum verfügbar sein.
- Im Hygieneplan der Praxis sollte der Umgang mit Liegen, Auflagen, Lagerungsmitteln und Nadeln nach der Behandlung geregelt sein.
- Eine Rufeinrichtung für den Patienten muss vorhanden sein, damit der Patient sich bei unvorhergesehenen Ereignissen sofort melden kann.

Liege und Hilfsmittel

- Die Patientenliege sollte ausreichend bequem für die Liegezeit sein.
  - Sie sollte breiter als der Standard sein (80 – 100 cm), damit sich der Patient besser drehen kann.
  - Ein Nasenschlitz und ein verstellbares Kopfteil sind sinnvoll.
  - Die Liegenhöhe sollte dem Behandler entspanntes Arbeiten ermöglichen, aber dem Patienten auch einen einfachen Aufstieg z. B. durch Hocker oder Höhenverstellung.

  - Die Liege sollte einen angenehmen Wechselbezug haben, z. B. eine Papierrolle.
- Als Lagerungshilfen werden ein kleines, festes Kopfkissen oder eine Nackenrolle sowie eine Halbrolle benötigt.
- Zum Zudecken eignen sich nur leichte Decken, die die Nadeln nicht irritieren (Patienteneigene Seidentücher, Waschfaserlaken).
- Dem Patienten sollte ggf. eine standfeste Fußbank und ein Stuhl zum An- und Ausziehen zur Verfügung stehen.

9.4 Behandlungsablauf

- Man sollte sich einen festen Ablauf Diagnostik – Syndromdiagnostik – Untersuchung angewöhnen.
- Wichtig ist, auch bei Folgebehandlungen Änderung zum Vorbefund zu erfragen.
- Die Nadelentfernung kann dem Praxispersonal übertragen werden.
  - Das Personal muss hierzu aber vorher angeleitet worden sein.

Merke *Akupunktur ist keine delegierbare Leistung!*
Der Arzt muss sicherstellen, dass
- *alle Nadeln entfernt werden,*
- *die Nadeln richtig entfernt und entsorgt werden.*

9.5 Dokumentation

Die Akupunkturtherapie muss wie jede invasive Therapie schriftlich in der Patientenakte dokumentiert werden (s. **Abb. 8.1**).

Es muss für jede Behandlung nachweisbar sein, welche Nadeln gesetzt wurden und ob während des Aufenthaltes in der Praxis irgendwelche Besonderheiten aufgetreten sind (Reaktion auf geänderte Symptome, Auftreten von Beschwerden, auch ohne direkten Zusammenhang mit der Akupunktur). Auch Beschwerden im Zusammenhang mit der Akupunktur, die bei einem erneuten Besuch geschildert werden, müssen dokumentiert werden.

Wir empfehlen folgendes Vorgehen:

- Festlegung der westlichen und der chinesischen Diagnose
- Komplette Dokumentation der Punkte der Erstbehandlung
- Bei den Folgebehandlungen nur die Änderungen gegenüber der Erst- oder Vorbehandlung
- Reaktion der Patienten auf die Vorbehandlung beim nächsten Termin
- Änderung der Symptome, ggf. mit Zunge und Puls

Merke *Bei Abrechnung im EBM sind die Qualitätssicherungsmaßnahmen Ihrer KV zu verwenden (Information über regionale KV).*

Anhang

10 Literatur

10.1 Geschichte der Akupunktur und Chinesischen Medizin

- Dorfer L, Moser M, Spindler K, Bahr F, Egarter-Vigl E, Doh G: 5200-Year-Old Acupuncture in Central Europe? (Letter) Science 1998; 282.
- Eckman P: In the Footsteps of the Yellow Emperor: Tracing the History of Traditional Acupuncture. China Books & Periodicals; 1996.
- Gernet J: Die chinesische Welt. Frankfurt am Main: Suhrkamp; 2008.
- Ots T: Medizin und Heilung in China. Berlin: Reimer; 2007.
- Reston J: Now, Let Me Tell You About My Appendectomy in Peking. New York Times; 1971.
- Schottenhammer A (Hrsg.): Auf den Spuren des Jenseits: Chinesische Grabkultur in den Facetten von Wirklichkeit, Geschichte und Totenkult. Frankfurt: Peter Lang; 2003.
- Unschuld PU: Medizin in China. München: C.H. Beck; 2001.
- Unschuld PU: Zwischen Tradition und Moderne – die Konzeption einer Medizin in der chinesischen Antike des 2. Jhd. vor bis 2. Jhd. n. Chr. In: Fiedermutz-Laun A, Pera F, Peuker E, Diederich F (Hrsg.): Zur Akzeptanz von Magie, Religion und Wissenschaft. Münster – New York: LIT-Verlag; 2002.
- Unschuld P: Huichun. München: Prestel; 1995.
- Unschuld U, Huang Di Nei Jing Su Wen: Nature, Knowledge, Imagery in an Ancient Chinese Medical Text. University of California Press; 2003.

10.2 Wissenschaftliche Grundlagen der Akupunktur

- Bossy J, Maurel JC, Godlewski G: Macroscopic substratum of acupuncture points. Bull Assoc Anat 1975; 59: 357 – 62.
- Chiquet M: Regulation of extracellular matrix gene expression by mechanical stress. Matrix Biology 1999; 18: 417 – 26.
- Dung HC: Anatomical features contributing to the formation of acupuncture points. Am J Acupuncture 1984; 12: 139.
- Hecker HU: Lehrbuch und Repetitorium Ohr-, Schädel-, Mund-, Hand-Akupunktur. 3., erw. Aufl. Stuttgart: Hippokrates; 2002.
- Hecker HU, Peuker ET, Steveling A, Kastner J: Lehrbuch und Repetitorium Akupunktur. 2. Aufl. Stuttgart: Hippokrates; 2002.
- Hecker HU, Peuker ET, Steveling A, Kastner J, Liebchen K: Taschenlehrbuch der Akupunktur. Körperpunkte, Ohrpunkte, Triggerpunkte. 3. Aufl. Stuttgart: Hippokrates; 2006.
- Heine H: Anatomische Struktur der Akupunkturpunkte. Dtsch Zschr Akup 31: 26 – 30; 1988.
- Langevin HM, Churchill DL, Wu J, Badgers GJ, Yandow JA, Fox JR, Krag MH: Evidence of connective tissue involvement in acupuncture. FASEB 2002; 16: 872 – 4.
- Ma YT, Ma M, Cho ZH: Biomedical acupuncture for pain management. Elsevier St. Louis; 2005.
- Middlekauff HM: Acupuncture in the Treatment of Heart Failure. Cardiology in Review 2004; 12: 171 – 3.
- Ogataa A, Sugenoyaa J, Nishimuraa N, Matsumotoa T: Low and high frequency acupuncture stimulation inhibits mental stress-induced sweating in humans via different mechanisms. Autonomic Neuroscience: Basic and Clinical 2005; 118: 93 – 101.
- Peuker ET, Filler TJ, Hecker HU, Steveling A: Anatomie Atlas Akupunktur. Stuttgart: Hippokrates; 2004.
- Pischinger A, Heine H: Das System der Grundregulation. Stuttgart: Haug; 2004.
- Plummer JP: Anatomical findings at acupuncture points. Am J Chin Med 1980; 8: 170 – 80.
- Rabischong P, Niboyet J, Terral C, Senelar R, Casez R: Bases experimentales de l'analgesie acupunctureale. Nouv Presse Med 1975; 28: 2021 – 26.

11 Abbildungsnachweis

- Abb. 4.2, 4.16, 4.26: Hecker HU, Peuker ET, Steveling A, Kluge H: Handbuch Traditionelle Chinesische Medizin. Stuttgart: Haug; 2003.
- Abb. 4.14, 4.15, 4.18, 4.20, 5.7, 5.10: Hecker HU, Peuker ET, Steveling A, Kastner J: Lehrbuch und Repetitorium Akupunktur. 2. Aufl. Stuttgart: Hippokrates; 2002.
- Abb. 4.28: Klinke R, Pape HC, Silbernagl S (Hrsg.): Physiologie. 5. Aufl. Stuttgart: Thieme; 2005.
- Abb. 6.1, 6.2, 6.3, 6.4, 6.5, 6.6, 6.7, 6.8, 6.9, 6.10, 6.11, 6.12, 6.13: Hecker HU, Stevelling A, Peuker ET: Lehrbuch und Repetitorium Ohr-, Schädel-, Mund-, Hand-Akupunktur. 3. Aufl. Stuttgart: Hippokrates; 2002.
- Abb. 4.27: Nickel K, Velling P, Mall M: Ganzheitliches Praxismarketing. Mit naturheilkundlichen Angeboten Vertrauen schaffen und Patienten binden. Stuttgart: Haug; 2005.
- Fotos 4.19 a–c und Kap. 5: Ullrich + Company, Renningen; Leitbahneinzeichnungen in den Fotos von Kap. 5: Christine Lackner, Ittlingen
- Abb. 4.6–4.13: Lothar Velling, Palma de Mallorca
- Abb. 4.24, 7.1: Christine Lackner, Ittlingen
- Alle anderen Abbildungen stammen von den Autoren.

12 Sachverzeichnis

12.1 Allgemeines Sachverzeichnis

G

H

I

J

K

S

T

12.2 Körperakupunkturpunkte

Wandlungsphase Metall

Wandlungsphase Erde

Wandlungsphase Feuer

Wandlungsphase Wasser

Wandlungsphase Holz

Außerordentliche Leitbahnen

Extrapunkte

12.3 Akupunkturpunkte (chinesische Nomenklatur)

B

C

D

Notizen

Notizen

Notizen

Übersicht: Steuerungspunkte

Steuerungspunkt / Leitbahn	1. antiker Punkt: Quell-Punkt	2. antiker Punkt: Quelltopf-Punkt	3. antiker Punkt: Bach-Punkt	4. antiker Punkt: Fluss-Punkt	5. antike Punkt: Meer-Punkt
Yin	**Holz**	**Feuer**	**Erde**	**Metall**	**Wasser**
Lunge	Lu 11	Lu 10	Lu 9 T	Lu 8	Lu 5 S
Perikard	Pe 9 T	Pe 8	Pe 7 S	Pe 5	Pe 3
Herz	He 9 T	He 8	He 7 S	He 4	He 3
Milz	Mi 1	Mi 2 T	Mi 3	Mi 5 S	Mi 9
Leber	Le 1	Le 2 S	Le 3	Le 4	Le 8 T
Niere	Ni 1 S	Ni 2	Ni 3	Ni 7 T	Ni 10
Yang	**Metall**	**Wasser**	**Holz**	**Feuer**	**Erde**
Dickdarm	Di 1	Di 2 S	Di 3	Di 5	Di 11 T
3-Erwärmer	3 E 1	3 E 2	3 E 3 T	3 E 6	3 E 10 S
Dünndarm	Dü 1	Dü 2	Dü 3 T	Dü 5	Dü 8 S
Magen	Ma 45 S	Ma 44	Ma 43	Ma 41 T	Ma 36
Gallenblase	Gb 44	Gb 43 T	Gb 41	Gb 38 S	Gb 34
Blase	Bl 67 T	Bl 66	Bl 65 S	Bl 60	Bl 40

S = Sedierungspunkt
T = Tonisierungspunkt